内科疾病诊治要点及习题系列丛书

消化病分册

主　编　张国艳

编　者　尤　鹏　王雪梅　王晶桐
王智峰　冯桂健　刘玉兰
朱元民　何晋德　张　冲
张珊珊　张媛媛　张黎明
陈　宁　陈国栋　姚　健
赵景涛　彭　涛　蒋　绚

北京大学医学出版社

图书在版编目（CIP）数据

内科疾病诊治要点及习题系列丛书——消化病分册/张国艳主编. —北京：北京大学医学出版社，2008

ISBN 978-7-81116-295-0

Ⅰ. 内… Ⅱ. 张… Ⅲ. ①内科—疾病—诊疗②消化系统疾病—诊疗 Ⅳ. R5 R57

中国版本图书馆 CIP 数据核字（2008）第 068972 号

内科疾病诊治要点及习题系列丛书——消化病分册

主　　编：张国艳
出版发行：北京大学医学出版社（电话：010-82802230）
地　　址：（100191）北京市海淀区学院路 38 号 北京大学医学部院内
网　　址：http://www.pumpress.com.cn
E - mail：booksale@bjmu.edu.cn
印　　刷：北京地泰德印刷有限公司
经　　销：新华书店
责任编辑：曹　霞　　**责任校对**：金彤文　　**责任印制**：张京生
开　　本：880mm×1230mm 1/32　**印张**：15　**字数**：425 千字
版　　次：2008 年 11 月第 1 版 2008 年 11 月第 1 次印刷 **印数**：1－3000 册
书　　号：ISBN 978-7-81116-295-0
定　　价：32.00 元

内科疾病诊治要点及习题系列丛书

系列丛书主编　陈　红

系列丛书副主编　陈江天

北京大学医学部
科学出版基金资助出版

序　言

内科学是临床医学中一门重要的专业课，涉及面广，知识更新速度较快。近年来内科学涵盖的各亚专业学科无论是基础理论，还是临床诊治技术都取得了长足的进展。为了给医学生、低年内科医师，以及其他专业的医师提供一本能全面反映内科领域进展、通俗易读的参考书，我们组织了相关内科专业的专业人员，编写了《内科疾病诊治要点及习题系列丛书》。

本套丛书包括心血管病分册、呼吸病分册、消化病分册、血液病分册、风湿病分册、肾脏病分册、内分泌及代谢病分册七个分册。本套丛书以临床实际工作的需求为基调，结合国内外内科学的最新进展，对内科各系统进行了较为全面的梳理，不但涵盖了内科学的主要内容，而且就内科学中的重点、难点等做了重点论述。为了巩固和检验学习效果，我们还专门针对重点、难点和考点等编写了习题，全部习题配有参考答案。

这套丛书内容精练，文字通俗易懂，具有较强的科学性、实用性和新颖性。本丛书不仅适用于医学各专业的医学生、临床研究生、住院医师、进修医生，也适用于参加考研和医师晋升考试的广大考生。

本套丛书编写时间短、工作量大，书中难免有遗漏和疏忽之处，欢迎广大读者批评指正，以利今后更正、补充和完善。

陈　红

2007 年 7 月于北京

前　言

时至今日，临床医学各专科飞速发展，书本上、网络上的文献资料浩如烟海，但对一些疾病的治疗效果并非理想，对青年医师（包括研究生）培养也并不如意，其原因之一还是基本功（包括人文科学）问题。本书的编写宗旨是将内科消化系统的临床基本知识和进展加以整理综合，把简洁实用的知识和经验教授给内科和消化专业的年轻医师，让他们能够尽快成材。

本书内容包括内科消化系统疾病和综合征的问答题870项，其中消化系统综合征16项，作为自我考察和评判的选择题432道；消化疾病的诊疗常规7则，带有可查阅的手册性质。以上内容涵盖了消化系统疾病的基本知识和内科诊疗方法，起到规范这些疾病诊疗流程的作用。

本书另一个特点是结合了该专业的基本知识和最新进展。除胃肠动力疾病和幽门螺杆菌诊治内容有较多篇幅外，还解读了胃肠动力疾病的罗马Ⅲ标准，还有一些较新颖内容如其他系统疾病（白血病、甲状腺功能亢进等疾病）的消化系统表现，也有消化系统疾病的消化系统外表现，消化系统综合征也包含较全，这些都值得一读。

本书是由消化内科老、中、青年医师（主要是中青年骨干）通力合作、凝其心血撰写而成，意在倾心付出、教学相长。由于经验和水平有限，难免有疏漏、错误和繁简不当之处，渴求读者们不吝批评与点拨，以期再版时改正。

赵景涛

目 录

第一部分

消化病知识问答

第一章　食管疾病

第一节　食管的功能及动力方面检测

1. 如何认识食管?

食管位于消化道的上端，其上端由食管上括约肌（UES）与咽部及口腔相连，下段由食管下括约肌（LES）连接胃部。食管本身长约25cm。门齿至食管-胃交接部的齿状线长度约为40cm±2cm，但它随身材高矮而有所增减。正常食管黏膜内衬鳞状上皮，鳞状上皮与贲门部柱状上皮相交处即为齿状线（SCJ），正常SCJ与食管-胃交界处（EGJ）以及膈食管裂孔（DH）位置相当，SCJ－EGJ间以及SCJ－DH间距离不超过2cm（在内镜诊断Barrett食管和食管裂孔疝中有意义）。吞咽时，舒张的食管腔前后径约2cm，左右径约3cm。食管壁从里向外由黏膜层、黏膜下层、固有肌层和外膜层组成，没有浆膜层。UES在静息时呈收缩状态，并形成一高压带阻止空气进入食管。LES在静息时亦呈收缩状态，其收缩形成的高压带可阻止胃内容物进入食管。

2. 食物是如何通过食管进入胃内的?

食管虽不及胃和小肠的消化功能那样重要，但也不是一条单纯通过食物的肌性管道。食物（尤其是固体食物）在口腔内通过咀嚼和唾液混合形成食团，下咽时在舌的推动和咽缩肌的帮助下进入咽部。此时屏气，会厌软骨挡住气管，同时UES舒张，食团顺利通过UES进入食管上段。UES在舒张0.5～1.0s之后，随即收缩，形成舒张后压，亦给食团以推动力。食团由食管肌壁的蠕动（速度约2～4cm/min）及重力作用向远端运动。而LES早已舒张（自下咽开始LES舒张可达5～10s）以迎接食团。食管有规律地协调运动，使食团顺利进入胃中。LES 舒张之后也出现舒张后压，随即维持一个大于胃内压力的功能压（约 15～25mmHg），以防胃内食物返回食管。

3. 食管具有哪些功能?

食管具有相当重要的运动功能，正常状态下，它不仅能使液体、固体食物顺利通过进入胃内，还有阻止胃内食物及胃酸、胆汁、肠液等反流入食管的功能，其功能失调将引起吞咽困难和胃-食管反流病。

食管的运动功能主要是靠食管的上下括约肌（UES 和 LES）和食管体肌层的协调运动实现的。在全消化道六处括约肌中，食管就拥有两处（其他消化道括约肌是幽门括约肌、Oddi 括约肌、肛门内外括约肌；回盲瓣起括约肌的作用，但本身不是括约肌）。除括约肌的开放和屏障功能外，食管体部尤其是体部下段的压力对食管的排空（即清除功能）也起着重要作用。

4. 如何检查和评价食管?

食管的检查方法主要有以下几种：

（1）X 线检查：主要是检查食管的器质性病变，如食管的憩室、溃疡、狭窄、肿物、食管裂孔疝（hiatal hernia）、食管静脉曲张、食管-气管瘘等。也可以检查食管的运动功能如排空（用钡餐透视的方法观察固体排空情况），又如弥漫性食管痉挛（DES）及贲门失弛缓症（achalasia）等。

（2）内镜检查：用胃镜可以检查食管的黏膜病变如炎症、溃疡、肿瘤、憩室、食管静脉曲张和静脉瘤、贲门黏膜撕裂、食管裂孔疝、Barrett 食管以及出血等。超声内镜可检查食管壁的厚度和黏膜下肿物。

（3）运动功能检查：①X 线检查。②食管测压和 pH 监测：食管测压检查 UES、LES 及食管体部的功能压力、舒张状况；食管 pH 值监测（通常是 24 小时）检查食管内的酸碱状态，以判断胃-食管的反流（GER）；它们至今仍然是食管动力检测的金标准。③核素扫描：可检查食管的排空和反流，但较少应用。

（4）其他：如 X 线连续摄影术，可以观察吞咽时咽部的运动情况和反呛机制。还有 CT 检查等，可以评价食管癌与周围脏器的关系以及是否发生纵隔转移等。

5. 正常食管的内镜表现是什么？

正常食管腔中可有少量黏液（浅表食管腺分泌），黏膜呈淡粉红色或淡桔红色，光滑柔润。黏膜下可透见小血管网，食管上、中段血管网呈树枝状，下段（齿状线以上）呈栅状。有时可见小白斑，白斑处上皮的棘细胞层增厚（糖原性棘皮症），与炎症或肿瘤无关，但需与念珠菌感染鉴别。正常食管收缩时可见数条纵行皱襞。食管下端稍膨出，颜色较灰白，齿状线是食管的鳞状上皮与胃黏膜的柱状上皮交接处的分界线（镜下胃黏膜比食管黏膜更红）。

6. 食管的运动功能检查能解决什么问题？

当患者主诉有反酸、烧心、反胃（即餐后漾食）、咽下不适或胸骨后疼痛、咽部异物感等表现，而 X 线钡餐造影及内镜不能发现明显的病变时，常需要借助运动功能检查来协助诊断。通过食管测压、pH 监测、酸灌注试验（Bernstein's test）、酸清除试验及 Bilitec 2000 型胆汁监测仪等可对食管运动功能疾病进行诊断。如胃-食管反流病（尤其是非糜烂性食管反流病，即内镜阴性的 GERD）、环咽部功能障碍、胡桃夹食管以及许多系统性疾病如糖尿病、淀粉样变、系统性硬化症、巴西锥虫病（Chagas 病）等引起的食管运动功能紊乱。

7. 食管的运动功能如何判定？

食管的运动功能主要是指食管通过功能和抗反流的功能，它可以通过以下方法测定。

（1）咽水试验：是最简单的检查液体通过功能的方法，方法是看表计算受试者从吞咽液体（水或饮料）开始至听诊器在剑突下听到液体流过的声音所需要的时间，正常为 5～10 秒。如时间明显延长或听不到瀑布样声音（仅有细碎小声音）即为液体排空功能不良。此方法对功能性疾病比对器质性病变更为敏感。

(2) 吞钡造影：是检查食管对固体食物的通过功能。通常在立位咽下钡粥后，钡剂很快通过食管滑入胃内。如果吞钡后 15 分钟仍有钡剂存留于食管内，即为固体排空功能不良。

(3) 食管测压：通过液体灌注式测压导管（或气囊导管）经鼻孔插入胃内后逐渐拉出，可以测出 LES、食管体部（EB）和 UES 各处的压力和松弛情况，以及 EB 的收缩振幅和传导速度。

(4) 食管 pH 监测：应用便携式 pH 监测仪进行食管（或食管＋胃）24 小时 pH 监测。在正常进餐和活动的条件下观察食管内 pH 变化，由此可测知空腹、进餐、餐后以及立位和卧位时的胃-食管酸碱反流次数和程度。

(5) 核素扫描：应用核素 $^{99m}Tc-SC$ 进行食管通过功能测定和胃-食管反流测定，亦可反映食管的运动功能，但因设备和价格原因，临床较少应用。

8. 食管测压、pH 值监测有哪些指标及其正常值范围是什么？

食管测压和食管 pH 值监测的指标及其正常值范围见表 1－1（表中 LES 为食管下括约肌，EB 为食管体部，UES 为食管上括约肌）。但注意，碱反流测定标准大致同酸反流，但因受碱性唾液咽下的影响，故此法不太可靠（如数值明显增高，可以参考），必要时可用 Bilitec 2000 型胆汁测定仪进一步检查碱反流。

表 1-1　食管测压和食管 pH 值监测的指标

LES	功能压（LESP）		15～25mmHg
	舒张压		高于胃内压
	长度（LESL）		3.5cm±0.5cm
	松弛时间（吞咽时）		5～10 秒
	松弛后压		2 倍功能压
EB	压力	上段	30～40mmHg
		中段	30～35mmHg
		下段	60～70mmHg
	传导速度	上段	3.0cm/s
		中段	4.0cm/s
		下段	4.0cm/s
UES	静息压（UESP）		30～100mmHg
	舒张压		接近 0
	舒张后压		2 倍静息压
	长度（UESL）		2～4cm
	舒张时间		0.5～1.0s
食管 pH 监测	酸反流次数（pH＜4 的次数）		＜50 次/24h
	长反流次数（＞5 分钟/次）		≤2 次/24h
	食管内 pH＜4 的时间百分比		＜4%（24h）
	酸反流指数（score）		＜12.7（国外＜14.7）

9. 食管 pH 监测有哪些适应证？

（1）非心源性胸痛。

（2）症状性胃食管反流病。

（3）反流症状严重且疗效不满意。

（4）非典型的反流病：如哮喘、咽炎等。

（5）评价手术疗效。

10. 除神经调节外，有哪些因素对 LES 压力有影响？

影响 LES 压力的因素很多，大致可分为两大类：

(1) 引起 LES 压力下降的因素：酸、胰泌素、CCK、胰高血糖素、VIP（血管活性肠肽）、胰岛素、一氧化氮、阿托品、硝苯地平、硝酸甘油，以及吸烟、饮酒、高脂餐等。

(2) 引起 LES 升高的因素：抗酸剂、胃泌素、胃动素、P 物质、蛙皮素、多潘立酮、西沙必利、蛋白质餐等。

11. 何谓一过性下食管括约肌松弛？

下食管括约肌是由食管远端横纹肌短距离增厚形成。一过性下食管括约肌松弛是与吞咽无关、自发的完全性括约肌松弛并伴有下括约肌压力迅速下降的现象。

第二节　食管动力性疾病

1. 常见的食管运动功能障碍的表现形式是什么？其危害是什么？

(1) 胃-食管反流病（GERD）：是最常见的食管动力障碍，以西方人为多见，但近年我国发病率有逐渐增高趋势。常造成反流性食管炎（RE）。欧美报告 RE 并发溃疡约 2%～7%，合并出血约 1.2%，穿孔约 0.2%，食管狭窄约 4%～20%，发展为 Barrett 食管者约 10%～15%。亚洲人 90%的 GERD 较轻，常有典型症状而内镜下无异常，属于非糜烂性食管反流病（NERD）。

GERD 可引起明显反酸、烧心、反胃，甚至胸骨后疼痛（非心源性胸痛）和咽下不适（但不影响食欲）。严重者引起卧位呛咳，诱发肺部感染或哮喘，尤以老年人和小儿多见。

如果患有食管裂孔疝，则毫无例外地发生 GERD，且常为较重的反流，以老人年多见，症状不易缓解。

(2) 贲门失弛缓症（achalasia）、环咽肌功能障碍也较多见，弥漫性食管痉挛（DES）和胡桃夹食管（nutcracker E.）相对少见。它们主要引起食管源性胸痛、咽下困难和反食，日久则体重、健康状况及生活质量下降。

2. 食管动力疾病的病因有哪些？

食管动力疾病的病因尚不完全清楚，大致可分以下几类：

（1）中枢和周围神经病变：如脑血管卒中、椎-基底动脉供血不足、脑炎、颅脑外伤、脑部肿瘤、Wilson 病、脊髓灰质炎及周围神经脱髓鞘病变等均可影响食管的神经支配，引起吞咽困难、反呛等。

（2）食管肌肉病变：人的食管肌肉与许多哺乳动物（猫、猴、猪、马、负鼠）一样，上段为骨骼肌，下段为平滑肌，中段为两种肌肉交织部分。多种肌肉病变均可波及食管，如强直性肌营养不良、多发性肌炎、皮肌炎、重症肌无力、代谢性肌病、硬皮病等均可引起食管动力障碍。

（3）系统性疾病：全身代谢性疾病或自身免疫性疾病等，如糖尿病、淀粉样变、黏液性水肿、红斑狼疮、干燥综合征、结节病、Chagas 病等亦侵及食管平滑肌，引起食管动力异常。

（4）原发性动力异常：临床最为多见。一些食管本身的动力障碍原因尚不清楚，如原发 UES 异常（UESP 增高或降低；UES 松弛延迟，过早关闭等）、易激性食管、弥漫性食管痉挛、胡桃夹食管和咽异感症等，如同肠易激综合征（IBS）一样，可能有较复杂的病理生理机制，包括精神心理因素。

3. 环咽肌是指哪部分？有什么功能？

环咽肌即功能上的食管上括约肌（UES），在解剖上是咽下缩肌的横行纤维与甲咽肌、软骨质的下咽部和环状软骨共同组成环咽部。其功能是维持 2～4cm 长的高压区，构成咽部与食管体部的分界。环咽肌是食管上段的屏障，阻止食管和胃的内容物逆流入咽喉部，亦阻止呼吸时气体进入食管。环咽肌在吞咽时舒张，并向口端移位 2～3cm，容许食物通过。

4. 哪些全身疾病可引起食管动力障碍？

很多全身疾病，包括代谢性疾病和自身免疫性疾病均可引起食管动力紊乱，见表1-2。

表1-2 引起食管动力障碍的全身疾病

疾病	症状	食管测压异常
糖尿病	多无症状，少数咽下困难	EB下段蠕动波波幅下降，重复收缩双峰波增加，重者DES、LESP下降
淀粉样变	不明显	UESP及LESP下降，EB蠕动波波幅下降，可有同步收缩，可有食管贲门失弛缓症
甲状腺功能亢进	不明显	EB蠕动加快，EDS出现
黏液性水肿	咽下困难	UES松弛不全，LESP下降
帕金森病	口咽部咽下困难	UES功能障碍（不协调）
系统性硬化	咽下不适或烧心（<50%患者）	EB收缩力下降，LESP下降明显（至0）
红斑狼疮	不明显	UES，LES运动减少，LESP下降，极少数有DES
干燥综合征	咽下困难（>50%患者）	EB上段蠕动下降，吞咽时食管功能障碍（占36%患者）
多发性肌炎、皮肌炎、营养不良性肌强直、重症肌无力	咽下困难	UESP下降，EB上1/3蠕动减少或波幅下降，或缺少蠕动（EB运动紊乱）
球（延髓）麻痹、假性球麻痹	咽下困难，反呛	咽部与UES运动不协调，EB蠕动波减少，重复收缩及自主性非传导收缩出现
锥虫病（Chaga's病）	咽下困难	LESP上升，舒张（LESR）减少，类似食管贲门失弛缓症
酒精中毒	醉酒、呕吐	EB原发蠕动振幅下降，同步收缩，LESP下降（慢性中毒非蠕动性收缩增加）

5. NO 与消化系统疾病有何关系？

（1）食管运动障碍性疾病：NO 为抑制性神经递质，贲门失迟缓症的发生与 NO 合成酶的减少及内源性 NO 合成减少有关。GERD 的发生与 NO 释放过多有关。NO 也参与弥漫性食管痉挛的发生。

（2）肝脏疾病：有研究表明，慢性肝病患者血浆中 NO 代谢产物增加的水平与病情程度相平行。肝肺综合征（即进展期肝病、动脉缺氧和肺内血管扩张三联征）的发生亦与 NO 有关。

（3）肠道炎症及肿瘤：NO 参与炎症性肠病及肠道肿瘤的发生。

6. 环咽肌功能障碍的表现是什么？

环咽肌压力或松弛功能失常，可造成吞咽障碍，主要有以下几种：

（1）环咽部失弛缓症：该部压力过高，不能松弛。其特点为不能启动吞咽，食团咽不下，液体下咽 1 秒钟内出现鼻呛。

（2）咽异感症：系环咽部提前舒张（舒张延长）或由痉挛样收缩所致。过去诊断为“梅核气”或“癔症”，实为一种动力障碍。

（3）Zenker 憩室：环咽部提前关闭，咽部压力升高，致咽下缩肌的斜行和横行纤维之间的薄弱咽壁向后膨出形成憩室，吞咽时伴有“咯咯”声。

（4）进餐时咳嗽、肺部感染：与环咽部压力不足，食物反流有关。

7. 环咽部功能障碍如何诊断？

除引起环咽部功能障碍原发病的诊断外，功能障碍本身的检查主要靠两种方法。

（1）X 线活动摄影术（cineradiography）：以每分钟 25 张的摄影速度，连续观察吞钡时口、咽和上段食管的运动过程，由此可以发现咽部动力紊乱（吞咽启动延迟、持续时间延长、反流或重复吞咽等）、咽部淤滞、咽隐窝存留和误吸等。

（2）咽部及环咽部测压：食管测压导管拉出至 3～16cm 之间，即可测到环咽部和咽部压力波形。由此可知，环咽部压力、松弛时间的异常和特殊波形（如松弛前后的痉挛波）以及咽部和环咽部收缩的协调性。

8. 环咽部功能障碍如何治疗？

（1）病因治疗：部分环咽部功能障碍为继发性，应针对其原发病进行治疗，如脑卒中、帕金森病、肌无力型甲亢、甲减及多发性肌炎等，同时应保证患者的营养摄入。

（2）药物治疗：对于弛缓障碍型可使用调节神经药物或钙离子通道阻滞剂。对于有 GERD 症状者（可能为环咽部功能障碍的原因），应主要治疗 GERD。

（3）器械治疗：对神经损伤所致，患者通过吞咽功能训练及温度刺激（如冷刺激舌腭弓根部）提高其敏感性，激发正常吞咽。对失弛缓型可以采用气囊或探条扩张术。

（4）手术治疗：环咽肌切开术能去除环咽肌高压区并缓解 Zenker憩室，但在有反食和肺吸入的患者则属禁忌。

9. 什么情况下应怀疑弥漫性食管痉挛？

弥漫性食管痉挛（DES）和贲门失弛缓症（achalasia）都是引起非心源性胸痛和咽下困难的主要原因。

DES 胸痛的特点是可由进餐或精神紧张引起，多与活动无关。胸痛时间较长，可达 1～2 小时或半日。

咽下困难和反食也很突出，感觉食物似存留于食管中段，需饮水才能缓解。有时食物自口反出。食物中不含胃酸。反食可使胸痛缓解。

此外也可有胸骨后烧灼感、头晕、心悸（心动过缓）、出汗等。

10. DES 靠什么诊断？

（1）咽水试验：从咽下至剑下听到流水声的时间明显延长（可至 1 分钟以上）或听不到清楚的流水声。

（2）钡餐检查：吞钡后食管外形呈波状，严重时呈螺旋形或串珠状（同轴性狭窄），亦可有假憩室，下段食管蠕动波减弱。

(3) 食管测压：测压异常主要在食管体部，表现为体部压力升高，同步性收缩（食管各段同时收缩而不是依照顺序收缩），重复收缩（一次吞咽后有三次以上的重复收缩波，并无推动作用）；LES压力升高，松弛不全（可发展为贲门失弛缓症）。对胆碱能类药（乙酰甲胆碱等）、胃泌素（gastrin）和胆囊收缩素（CCK）有高敏反应。

11. DES如何治疗?

DES是一种功能性疾病，需先向患者讲明以消除其紧张及顾虑。嘱改善饮食习惯，细嚼慢咽，避免生冷及刺激性食物，戒除烟酒，慎用多潘立酮等药物。

如有胸痛不适，可用解除平滑肌痉挛药物，如钙离子通道阻滞剂和硝酸甘油类，此类药物可使括约肌弛缓，但不破坏正常运动。阿托品类抗胆碱能药物效果不肯定，也可加用镇静药物如艾司唑仑、罗痛定（rotundine，左旋四氢帕马丁）辅助治疗。

内镜下气囊或水囊扩张食管，可使食管蠕动恢复正常。A型肉毒素黏膜下注射亦有近期和远期效果（参见贲门失弛缓症）。如有顽固性症状，以上方法不能奏效时，可应用食管下段肌层纵行切开术，经胸手术不切开黏膜，效果可能优于扩张法。

12. 胡桃夹食管是怎么回事?

胡桃夹食管（nutcracker E.）是一种食管原发性动力障碍，至今机制不明。本病可引起与贲门失弛缓症类似的胸痛和咽下困难，并可有烧心和胃部灼热感。食管测压显示于食管体下段高幅收缩波（＞180～200mmHg），且时间延长（＞6 秒），但为蠕动性（非同步收缩）。此测压改变具有多变性，需多次观察与贲门失弛缓症及非特异性食管动力紊乱区别。酸灌注或 Tensilon 注射可诱发胸痛发作。治疗上基本同 DES 和贲门失弛缓症。

13. 贲门失弛缓症的临床特点是什么?

特发性贲门失弛缓症（idiopathic achalasia）是原发性食管动

力障碍，导致功能性食管梗阻。其本质是 LES 松弛障碍，临床表现主要是咽下困难和反食。咽下困难出现最早（占病例的 80%～95%），可为间断性，因情绪刺激和进食刺激性食物而加重。有时下咽液体食物较固体更显困难。当食管内潴留大量食物时即可发生反食（占病例 90%），混有大量黏液或唾液，但无胃酸。反食可造成气管吸入，扩张的食管还可压迫气管造成干咳、气急和声嘶。此外可引起胸痛，常为闷痛或刺痛，亦可呈放射性，甚至含服硝酸甘油有效，类似心肌梗死或主动脉夹层动脉瘤。日久可引起食管炎、食管溃疡、食管憩室甚至食管癌；并可有营养不良，体重下降及肺吸入疾病。临床上应首先除外心源性胸痛。

14. 贲门失弛缓症的 X 线造影特点是什么？

食管钡餐造影是诊断贲门失弛缓症极为有用的检查，早期即显示钡剂较难通过贲门，因而食管排出时间延长。以后食管中、上段逐渐扩张变粗，直径可达 3～6cm 以上，其内可见液平面。食管蠕动消失。食管下段收缩成鸟喙状，边缘光滑，与食管癌不同。

15. 贲门失弛缓症的测压诊断依据是什么？

贲门失弛缓症的病因是肠肌神经丛（ENS）的神经节细胞和迷走神经背核细胞变性、萎缩，导致食管体平滑肌中 VIP 神经纤维数量减少，因此引起 LES 松弛障碍。

食管测压特点为：①食管下 2/3 不出现蠕动波（食管体可有同步收缩）；②LESP 上升（可＞60mmHg）；③LESL 延长；④LES 不能舒张；⑤乙酰甲胆碱试验阳性（强烈节段性收缩）；⑥对 gastrin高敏反应。①～④为主要条件，⑤⑥为次要条件，诊断需 2 个主要条件加 1 个次要条件。

16. 贲门失弛缓症如何治疗？

该病治疗有几种方法，可视情况分别选用：

(1) 一般治疗：因该病患者（尤其年轻人）常有紧张、焦虑等情绪因素和进食生冷等不良饮食习惯，故需嘱其放松情绪，心态平和，纠正饮食习惯，少食多餐，细嚼慢咽，戒掉烟酒。并可适当给予镇静药物。

(2) 药物治疗：硝酸酯类药（硝酸甘油、硝酸异山梨酯等）可降解而产生 NO，使 LES 松弛。钙离子通道阻滞剂（硝苯地平、硫氮草酮等）可抑制钙离子向细胞内流，而松弛 LES。抗胆碱能神经药（阿托品等）通过阻断 M 胆碱能受体而松弛平滑肌。

(3) 器械治疗：目前以气囊扩张术的效果最好。如服药不佳时宜尽早应用，常常扩张一次即有效（75%患者疗效可维持 5 年以上），如不满意可间断施行 2～3 次，气囊扩张术最严重的并发症是穿孔（发生率 3%～9%）。需要注意的是有 25%患者可发生反流性食管炎。

(4) 手术治疗：经典的为 Heller 手术，即经胸纵行切开食管下段肌层 5～7cm（不切开黏膜），术后 80%患者咽下困难消失，体重增加，但有 10%～46%患者发生反流性食管炎。可用贲门肌切开术加贲门加强手术，效果更好，极少发生反流性食管炎者。

17. 贲门失弛缓症治疗方面有什么进展？

(1) 腹腔镜下改良 Heller 手术：应用腹腔镜经腹做食管肌切开术，手术简化，损伤减少，易为患者接受。

(2) 内镜下肉毒杆菌毒素（botulinum toxin）注射：A 型肉毒毒素是一种神经-肌肉胆碱能阻断剂，可降低 LES 兴奋性胆碱能神经支配，故可松弛 LES。方法为在 LES 区域一圈中选 4 个点（四个象限），每点黏膜下注射 A 型肉毒毒素 20U（共 80U）。研究发现近期和中期均有良好效果，必要时可隔期重复（换点）注射。

18. 咽异感症是一种独立的疾病吗？

咽异感症（pharyngeal abnormal sensation），又称癔球症（globus hystericus）或“梅核气”，是许多中青年患者，尤其是女性患者易发生的不适症状。患者常诉咽喉部异物（似有球、梗、毛刺等，不能咽下，又吐不出），但吞咽毫无妨碍。此症状发生的原因迄今未明确，相当多的人于焦虑生气后发生，或伴有一定心理障碍，因此常将之划归神经官能症范畴。

近年来的研究发现许多原因可以引起咽异感症，列举如下：

（1）咽喉部疾病：如慢性咽炎、慢性扁桃体炎、咽部乳头状瘤、会厌囊肿、Zenker 憩室等。

（2）消化系统疾病：对大量咽异感者进行电视荧光 X 线摄影术（VFG）及食管测压检查发现许多患者存在咽、食管运动障碍，最多是环咽肌功能障碍，还有 20%以上存在胃食管反流，还有胃十二指肠炎症、溃疡，贲门失弛缓症、食管裂孔疝等。

（3）颈椎病变：颈椎骨关节炎、骨质增生、颈椎关节强直亦可导致咽部吞咽压力改变，引起咽异感症。

（4）还有一些少见原因如鼻窦炎、甲状腺瘤、甲状腺功能减退、缺铁性贫血、低钾血症、重症肌无力，更年期综合征等亦可引起该病。

因此目前还难以明确咽异感症为一种独立疾病，也没有固定的治疗方法。但此症状能引起患者的不适和忧虑，故也不可简单地归为神经症，应尽可能寻找病因，除外耳鼻喉和颈椎的病变后，宜集中检查咽部，USE 和 LES 运动功能检查，必要时作胃镜及食管、胃 pH 检测。争取查出原发病因，给予治疗。确定无器质性和功能性疾病时，给予精神及心理治疗。

第三节　胃食管反流病

1. 什么是胃食管反流病?

胃食管反流病是指胃十二指肠内容物反流入食管而产生烧心、反酸等症状，可以引起反流性食管炎，以及咽喉、气道等食管以外的组织损害。

2. 什么是食管抗反流屏障？与胃食管反流病发生的关系？

正常时，胃食管交界的解剖结构有利于抗反流，它包括下食管括约肌（LES）、膈肌、膈食管韧带、食管与胃之间的锐角（His 角）等，其中最主要的是 LES 的功能状态。正常人静息时 LES 是高压区，压力约为 10～30mmHg。这一高压带的维持和食管下段平滑肌群（特别是环状肌）以及胃食管连接部的结构和功能有一定关系。另外许多因素可使 LES 压力下降，如某些胃肠激素（胆囊收缩素、胰高血糖素、血管活性肠肽等）、高脂食物、腹内压增高以及胃内压增高等均可使 LES 压力降低或一过性 LES 松弛时间延长，导致胃食管反流。

3. 食管黏膜抵抗力包括哪些？

食管黏膜抵抗力在黏膜上皮与反流物接触时提供保护作用，包括：①上皮前防御：有表面黏液、不移动水和表面 HCO_3^-；②上皮防御：包括细胞角质层，此角质层借腔面细胞膜的双层脂质及其细胞间的连接结构组成一个防止 H^+ 及其他分子自由穿透组织的渗透性屏障；另外食管黏膜上皮的缓冲作用等也参与上皮屏障的组成；③上皮后防御：主要是通过血液供应调节组织酸碱平衡，为正常细胞供氧，排除有害代谢产物，为细胞间质提供 HCO_3^- 等。上述屏障的破坏可导致胃食管反流的发生。

4. 什么是碱性反流性食管炎？

有胃大部切除史、食管空肠吻合术后或有过多十二指肠液反流存在时，非结合型胆盐、胰酶也可成为主要的攻击因子，从而导致食管黏膜的损害，故又称碱性反流性食管炎。对于碱性反流性食管炎，已有专门的测定方法，但费用较高。以下几点对诊断碱性反流有帮助：①有贲门手术史，反流物常有胆汁；②内镜检查可见食管内有胆汁及胆汁斑；③胃液酸度测定 $pH>4$；④胃内与食管内 pH 连续监测均提示为碱性；⑤胆汁测定仪测定提示有胆汁反流。

5. 反流性食管炎的病理表现是什么？

①食管鳞状上皮增生，包括基底细胞增生超过 3 层和上皮延伸；②黏膜固有层乳头向表面延伸，达上皮层厚度的 2/3，浅层毛细血管扩张、充血和（或）出血；③上皮层内中性粒细胞和淋巴细胞浸润；④黏膜糜烂或溃疡形成，炎性细胞浸润，肉芽组织形成和（或）纤维化；⑤胃食管连接处以上出现 Barrett 食管改变。

6. 胃食管反流病的反流症状及反流物刺激食管引起的症状有哪些?

胃食管反流病的反流症状主要有反酸、反食、嗳气等，多出现在餐后特别是饱餐后、平卧或躯体前屈时。在咽喉部及口腔内留着一种酸味和苦味，也可造成口臭及味觉减退。反流物刺激食管引起的症状主要有烧心、胸痛、吞咽痛等。反流物也可刺激机械感受器引起食管痉挛性疼痛，有的胸痛酷似心绞痛。部分患者有吞咽痛和吞咽困难，常为间歇性、非进行性加重，进固体或流食时均可出现，系食管动力异常造成。

7. 什么是烧心?

烧心指胸骨后或剑突下烧灼感，常在餐后出现，躯体前屈或用力屏气时加重。

8. 胃食管反流病的食管外表现有哪些?

胃食管反流病的食管外表现主要包括咳嗽、哮喘、咽喉炎、咽部异物感等。个别患者可反复发生吸入性肺炎，甚至出现肺间质纤维化。部分胃食管反流病患者常常没有明显的消化系统表现而仅仅表现食管外症状如胸痛、咳嗽、哮喘等，需要消化科医生及其他相关科室如心血管、呼吸等科室的医生对此病有充分的认识，能够在排除其他疾病后及时地识别此病，使病人能够得到及时的治疗。

9. 反流物引起哮喘的原因是什么?

反流物引起的哮喘常无季节性，常有阵发性、夜间咳嗽和气喘。此因反流物吸入呼吸道，刺激支气管黏膜引起炎症和痉挛，或因反流物刺激食管黏膜感受器，通过迷走神经反射性引起支气管痉挛所致。

10. 胃食管反流病可能出现的并发症有哪些?

(1) 上消化道出血：食管炎症糜烂可致少量出血，如发生溃疡甚至穿孔可致大量出血。

(2) 食管狭窄：炎症导致纤维结缔组织增生可引起食管良性狭

窄。正常食管管径约 2cm，对硬食物出现持久吞咽困难则其管径约小于正常管径的 1/2。食管良性狭窄一般不会引起对液体咽下困难。

（3）Barrett 食管：Barrett 食管（BE）是指食管下段复层鳞状上皮被单层柱状上皮所替代的一种病理现象。

（4）食管腺癌：其发生与 Barrett 食管（BE）关系密切。

11. 内镜下如何对反流性食管炎进行分级？

约半数以上胃食管反流病患者内镜下可见食管黏膜充血、糜烂、溃疡等病变，称为糜烂性食管炎或反流性食管炎。反流性食管炎内镜下分级有几种方法，临床上主要根据洛杉矶分级标准。

（1）洛杉矶分级：

A 级：一处或多处黏膜破坏不超过 5mm，病变不超过两个黏膜皱襞顶端。

B 级：一处或多处黏膜破坏，至少有一处超过 5mm，病变不超过两个黏膜皱襞顶端。

C 级：一处或多处黏膜破坏，病变连续达到或超过两个黏膜皱襞顶端但不超过食管 75%的周长。

D 级：一处或多处黏膜破坏，至少达到食管黏膜 75%的周长。

（2）Savary - Miller 分级：

Ⅰ级：贲门上方一处或多处非融合性的黏膜损害，红斑伴或不伴有渗出或表浅糜烂。

Ⅱ级：融合性糜烂、渗出性病变，但未完全累及食管圆周一周。

Ⅲ级：融合性糜烂、渗出性病变，已完全累及食管圆周一周，导致食管壁炎性浸润，但未引起狭窄。

Ⅳ级：黏膜糜烂发展为溃疡、纤维化、狭窄、食管短缩和瘢痕化伴 Barrett 食管等。

（3）烟台分级：

0 级：为正常黏膜。

Ⅰ级：食管下段黏膜呈点状或条状发红、糜烂，但无融合现象。

Ⅱ级：是指食管黏膜呈条状发红、糜烂，并有融合，但非全周性。

Ⅲ级：为病变广泛，黏膜糜烂融合呈全周性，或溃疡存在。

12. 什么是非糜烂性反流病？

相当部分患者有胃食管反流病的症状，而内镜下无阳性发现，此类胃食管反流病称非糜烂性反流病（non－erosive reflux disease，NERD）。NERD的诊断主要通过症状、胃镜、食管测酸测压以及排除其他疾病及正规PPI试验性治疗诊断。非糜烂性反流病应与功能性烧心鉴别（详见功能性疾病章节）。

13. 如何做PPI试验性治疗？

PPI试验性治疗的剂量是一般常规治疗剂量的两倍（如奥美拉唑20mg bid、兰索拉唑30mg bid等），疗程7～14天。

14. 什么是24小时食管pH监测？

食管pH监测是将一个微型腔内pH传感器直接送入食管内，然后由体外记录装置记录pH变化。食管内pH连续监测是指一定时间内连续测定食管内pH变化，以确定是否存在胃食管反流，区分生理性胃食管反流和病理性胃食管反流以及确定临床症状与胃食管反流的关系。为避免出现假阳性或假阴性，检查前应停用一段时间制酸剂和促胃肠动力药。

15. 什么是病理性反流？

24小时食管pH监测常用6种参数为：①总pH＜4的时间百分率（%）；②直立位pH＜4时间百分率（%）；③卧位pH＜4的时间百分率（%）；④反流次数；⑤pH＜4长于5分钟的次数；⑥最长反流时间。正常人食管pH＜4的总时间占监测时间的百分率文献报道不一，约为1.2%～5%左右，主要发生在站立位。有人认为正常人pH＜4长于5分钟的次数小于3次，而反流发作最长时间不大于9分钟，如超过上述标准为病理性反流。

16. 食管测压检查对胃食管反流病的意义是什么?

食管测压检查能显示 LES 压和一过性 LES 松弛，对了解 LES 的功能状态有一定价值，但由于在正常人与胃食管反流者二组测得的 LES 压值有重叠，对诊断胃食管反流病仅作为辅助性诊断方法。

17. 何谓顽固性胃食管反流病?

指在正规 PPI 治疗过程中，仍然存在持续性反酸、烧心等胃食管反流症状的现象。临床少见。

18. 顽固性胃食管反流病与哪些因素相关?

（1）食管运动功能不全和（或）食管酸清除功能障碍。

（2）食管裂孔疝。

（3）食管狭窄和短食管。

（4）个体对 PPI 类药物反应的差异。

（5）夜间酸突破。

（6）与 Hp 感染的关系：Hp 感染能抑制胃酸的分泌。

（7）胆汁反流。

19. 胃食管反流病的药物治疗有哪些?

（1）抑酸药物：抑酸剂可抑制胃酸分泌，从而降低胃蛋白酶活性，减少酸反流物对食管黏膜的损伤。可选用 H_2 受体拮抗剂或质子泵抑制剂，质子泵抑制剂疗效显著优于 H_2 受体拮抗剂，特别对重度胃食管反流病人，应首选该药以缓解症状。其副作用为长期服药造成高胃泌素血症、细菌感染、吸收不良、骨质疏松等。

（2）促动力药物：可增加 LES 压，改善食管蠕动功能，促进胃排空，减少反流，改善症状。可与抑酸药物联用。

（3）黏膜保护剂：可增加黏膜对酸性胃内容物损害作用的抵抗力，增加黏膜血流量，促进黏膜上皮的修复。

20. 胃食管反流病的治疗方案是什么?

胃食管反流病初始治疗的最佳策略是使用质子泵抑制剂，然后逐步递减治疗强度（step down 方案）。具体包括应用足量质子泵抑制剂 2～3 个月，治愈和控制反流后逐步减少剂量，或改为 H_2 受体拮抗剂/促动力剂维持。对于 NERD 患者的长期治疗方案可采取按需治疗方案，采用足够的治疗剂量，当临床症状消除后停药 6 个月到 1 年，或当症状复发时再使用足够的剂量进行治疗，或可间歇 2～3 天给药 1 次，严重时也可每天给 1 次，总之，以能控制症状为原则。

21. 胃食管反流病的一般治疗有哪些？

首先应改变生活方式和饮食习惯。避免餐后平卧和睡前 2 小时进食。睡时将床头抬高 10～20cm，可减少胃食管反流，肥胖者需减轻体重，忌烟忌酒，慎用或停用抗胆碱能药物、多巴胺受体激动剂、钙离子拮抗剂等以避免降低 LES 压。告诫患者不要穿紧身衣和束紧腰带，以避免增加腹压，诱发反流。

22. 胃食管反流病的抗反流术指征有哪些？

（1）严格内科治疗无效。

（2）有严重并发症且内科治疗无效。

23. 胃食管反流病的内镜及手术治疗有哪些？

（1）内镜治疗：经口腔内折叠术、内镜下射频消融术、内镜注射治疗术。

（2）腹腔镜下胃底折叠术。

（3）外科手术：全胃底折叠术、部分胃底折叠术、贲门固定术。

食管裂孔疝

1. 什么叫食管裂孔疝？有哪些临床分型？

食管裂孔疝是指部分胃囊经膈食管裂孔进入胸腔所致的疾病。

（1）滑动型裂孔疝：约占食管裂孔疝的 85%～90%，常在平卧位出现，站立位消失。由于膈下食管段、贲门部经松弛的膈食管裂孔滑入胸腔，使正常的食管-胃交接锐角（His 角）变成钝角，而食管下段正常的反流机制又受到破坏，故多并发不同程度的胃食管反流而出现症状。

（2）食管旁裂孔疝：膈食管裂孔的左前缘薄弱或缺损，而膈食管膜尚未破坏，通常表现为胃底大弯侧从食管的左前方疝入胸腔。腹膜和胃-结肠大网膜也可以被牵拉，通过扩大的食管裂孔而进入纵隔，形成完全性疝囊。此型由于保持正常的解剖位置和正常生理括约肌作用，故胃食管反流发生较少，但巨大食管旁疝可发生嵌顿。

（3）混合型裂孔疝：指前两型裂孔疝同时并存，较少见。

（4）裂孔疝伴短食管：不管卧位或站位，贲门固定在膈上，疝囊呈钟型。可以是慢性食管炎的结果，也可以是食管下段切除后把胃囊拉入胸腔作食管-胃吻合术所致。

2. 食管裂孔疝的临床表现有哪些？

最常见的症状是胸骨后烧灼感和反胃、胸痛。疼痛可放散至背部、颈部、颌部、上胸、左肩及左臂。常于饱食后 1/2～1 小时发生，可类似心绞痛。疼痛在平卧、弯腰、下蹲、咳嗽、饱食后用力憋气时被诱发或加重，站立、半卧位、散步、呕吐食物或酸水后可减轻，多在 1 小时内自行缓解。其他相关症状有：咽下困难，上消化道出血，有心前区疼痛、胸闷、心前区紧束感等心脏症状，咽部异物感；巨大食管裂孔疝还可压迫心、肺和纵隔，产生气急、心悸、咳嗽、发绀、肩痛和颈侧痛等症状。

3. 食管裂孔疝应如何诊断及鉴别诊断？

年龄较大，肥胖体型，具有腹压增高的条件和上述症状者，应警惕本病。主要辅助检查有 X 线钡餐造影和内镜检查。目前认为本病主要靠 X 线检查确诊。检查时需行加压诱发试验，另外，由于膈上疝囊并非固定存在，一次检查阴性尚不能除外本病，需要时应多次重复检查。内镜检查并不作为诊断本病的常规方法，但也是重要的参考诊断，内镜下可表现为：①齿状线上移，距膈裂孔压迹 3cm 以上，可见红色胃黏膜疝入食管腔内；②反转胃镜观察可见贲门口松弛，附近胃底黏膜充血；③贲门食管胃角变钝；④胃底变浅或消失；⑤食管下段可有充血和糜烂。

本病应与心绞痛、心肌梗死、胃炎、消化性溃疡、上消化道肿瘤、胆道疾病以及胃肠或咽喉神经官能症等鉴别。出现咽下困难应与食管癌鉴别。但本病的咽下困难发生在吞咽之末，而不是在其始；呈长期间歇发作，而非进行性恶化，症状可突然出现，持续几分钟、几小时或几天，也可突然消失或逐渐缓解。

Barrett 食管

1. 什么叫 Barrett 食管？

Barrett 食管（BE）是指食管下段复层鳞状上皮被单层柱状上皮所替代的一种病理现象。BE 上皮化生≥3cm 者称长段型 BE（LSBE），<3cm 者称短段型 BE（SSBE），尚有舌状、星状和岛状分布者。

2. Barrett 食管的内镜下表现如何？如何进行病理分型？

正常情况下鳞状上皮和柱状上皮交界处（SCJ）和胃食管连接部（EGJ）位于同一部位。SCJ 临床上称齿线。BE 时直视下齿线向口端方向移位，食管远段鳞状上皮被柱状上皮所取代，见有橙红、紫红或鲜红色柱状上皮黏膜区，该区有充血、水肿、糜烂、溃疡，溃疡基底覆盖炎性坏死物构成的假膜，后期可见食管狭窄。内镜检查时若在胃食管连接部上方活检取得柱状上皮，则诊断无疑。

BE 的组织分型最早于 1976 年被 Paull 提出并证实为三型：胃底型、贲门型和特殊肠化生型。胃底型分布在 BE 远段近贲门处；贲门型和贲门上皮相似，有胃小凹和黏液腺；特殊肠化生型分布于鳞状细胞和柱状细胞交界处，此型癌变风险最大。BE 还可发生不典型增生。

3. Barrett 食管应如何治疗？

由于酸反流在 BE 发生及其恶变过程中有重要作用，BE 应加强抗酸治疗，防治胃食管反流。对反流较重病人可采取头高脚低位，亦可同时给予促动力药物治疗。保守治疗无效可手术纠正胃食管反流。如有轻到中度不典型增生应在积极抗酸治疗同时，6～12个月复查内镜，必要时可行内镜下黏膜切除、激光热疗、光动力疗法或手术治疗。对于重度不典型增生必要时应考虑外科治疗。

反流所致非心源性胸痛

1. 食管源性胸痛的原因有哪些?

食管源性胸痛是非心源性胸痛的常见原因，约占50%。胃食管反流病、贲门失迟缓、弥漫性食管痉挛、食管裂孔疝、食管癌、食管憩室、胡桃夹食管以及一些非特异性食管动力障碍均可造成胸痛。

2. 食管源性胸痛应如何鉴别诊断?

诊断食管源性胸痛应与心源性胸痛（尤其是心绞痛和心肌梗死)、肺源性胸痛（主要是急性肺动脉栓塞和气胸)、肌肉骨骼异常所致胸痛（如肋软骨炎、肋间神经痛）及其他消化系统疾病（如消化性溃疡、胆绞痛、急腹症）所致胸痛相鉴别。对于急性胸痛，首先要注意除外一些危及生命的疾病，如心肌缺血、主动脉夹层动脉瘤、肺栓塞和食管破裂等，应详细询问病史并及时行相关检查。

第四节　食管肿瘤

食管良性肿瘤

1. 食管良性肿瘤如何分类?

根据肿瘤发生的部位分为腔内和壁内两大类。壁内肿瘤主要为平滑肌瘤、囊肿、纤维瘤、纤维肌瘤、脂肪瘤、神经纤维瘤、部分血管瘤、错构瘤和软骨瘤等。腔内肿瘤主要有息肉、黏液瘤、纤维脂肪瘤、乳头状瘤和部分血管瘤等。肿瘤又可分为有蒂和无蒂两种，前者来源于黏膜下层，后者多源于黏膜层。

2. 食管平滑肌瘤有哪些特征？

平滑肌瘤是最普遍的食管良性肿瘤，约占良性肿瘤的 50%～60%，好发于 20～60 岁者，男性多于女性，可发生于食管的任何部位。食管平滑肌瘤早期可无任何症状，主要症状有咽下困难、呼吸困难、声音嘶哑、胸骨后疼痛等，常反复发作，部分可合并食管裂孔疝、食管憩室、食管癌等。对于高度怀疑食管平滑肌瘤者食管镜应避免活检，因活检难以到达肌层，对诊断帮助不大，活检后黏膜炎症，粘连，反而影响手术剥离。但若肿瘤表面不整，呈分叶状，黏膜粗糙，不规则甚至溃烂则必须活检。超声内镜检查可观察肿瘤大小、形态、回声、来源、浸润情况。

3. 食管息肉有哪些特征？

食管息肉在食管良性肿瘤中的发病率仅次于食管平滑肌瘤，男多于女，男女之比为 2∶1，中老年多见，好发于食管上段。临床表现主要为咽下困难、胸骨后疼痛、呕血和呼吸困难等，部分长蒂息肉可呕出，有时阻塞喉部可造成窒息。诊断主要通过食管 X 线钡餐造影和食管镜检查。治疗上可行内镜下摘除术，巨大息肉须手术切除。

食管恶性肿瘤

1. 食管恶性肿瘤包括哪些？

食管恶性肿瘤中食管癌占绝大多数，其次是发生率较低的食管肉瘤和癌肉瘤，其他如食管恶性黑色素瘤、食管恶性淋巴瘤、食管粒细胞瘤或肌细胞瘤等发病率极低，系罕见疾病。

2. 食管癌的病因和发病机制是什么？

食管癌的确切病因目前尚不清楚，一般认为可能与人们的居住环境、饮食习惯、生活方式等因素有关，是多种因素综合作用的结果。

（1）饮食因素：长期进食粗糙、质硬、辣椒、醋、蒜等刺激性食物；进食过快、过烫、饮用浓茶、烈酒、吸烟等可能与食管癌的发生有关。膳食中缺乏动物蛋白质、脂肪、新鲜蔬菜、水果等，或营养不平衡，维生素A、C、E、核黄素、烟酸摄入不足亦与食管癌的发生有关。

（2）食管黏膜长期受刺激和损害，这些损害将引起食管上皮的异形增生，故在贲门失弛缓、慢性食管炎、食管白斑、食管憩室、食管裂孔疝等疾病患者中食管癌发病率较高。

（3）亚硝胺类化学物和真菌毒素以及某些微量元素如钼、硒、锌、镁等元素的缺乏可能与食管癌的发病有关。

（4）环境和遗传等多种因素引起食管癌的发生。遗传和环境因素造成某些抑癌基因如Rb、P53基因的失活，某些原癌基因如H-ras、C-myc、hsl-1等的激活，最终导致食管上皮细胞发生癌变。

（5）一些研究认为，人乳头瘤病毒与食管癌的产生有一定关系。

3. 怎样对食管癌进行病理分型？

早期食管癌一般分为：①隐伏型；②糜烂型；③斑块型；④乳头型。其中以斑块型最多见。中晚期食管癌的病理形态通常为髓质型、蕈伞型、溃疡型、缩窄型、腔内型。此外尚有少数病例的病理形态不能明确分型，成为未定型。临床上髓质型多见，恶性程度最高。

4. 怎样对食管癌进行组织学分类？

食管癌中90%以上是鳞状细胞癌。少数为腺癌，起源于Barrett食管或食管异位胃黏膜柱状上皮。有时鳞状细胞癌与腺癌在同一病灶中称为鳞腺癌。极少数为恶性度较高、进展较快的未分化小细胞癌。

5. 食管癌的转移途径是什么？

中早期食管癌主要是壁内扩散，上段食管癌可侵犯喉、气管等颈部器官，中段食管癌常累及支气管、肺门、奇静脉、胸导管和胸主动脉等处。下段食管癌可浸润至肺下静脉、心包、膈肌和贲门。食管癌主要通过淋巴管转移。晚期可通过血行转移至肺、肝、肾、骨、肾上腺、脑、脊柱等处。食管癌种植转移较少见。

6. 我国对食管癌怎样进行临床病理分期?

1976 年全国食管癌防治会议上根据食管癌的病变长度、浸润深度、淋巴结转移状况及器官转移等制标指定了临床分期标准，将食管癌分为早、中、晚三期，详见表 1-3。

表 1-3　食管癌的临床病理分期

分期	病变长度	病变范围	转移状况
早期 0	不定	限于黏膜层（原位癌）	无
Ⅰ	<3cm	侵及黏膜下层（早期浸润癌）	无
中期 Ⅱ	3～5cm	侵及部分肌层	无
Ⅲ	>5cm	侵及部分肌层或外侵	区域淋巴结转移
晚期 Ⅳ	>5cm	明显外侵	远处淋巴结转移或有器官转移

7. 食管癌的临床表现是什么?

食管癌的早期症状为胸骨后不适、烧灼感或疼痛，进食时有停滞感或轻度梗阻感，这些症状以吃干硬、粗糙食物或刺激性食物时明显。下段食管癌可出现剑突下或上腹不适，呃逆和嗳气等。早期症状通常比较轻微，时轻时重，其间歇时间长短不一，部分患者早期无症状。

中晚期症状包括吞咽困难、食物反流、疼痛、出血以及某些肿瘤外侵表现，包括：声音嘶哑、纵隔炎、纵隔脓肿、肺炎、肺脓肿、气管食管瘘、心包炎等，中末期常出现消瘦、脱水、衰竭等恶病质表现。

8. 食管癌的实验室和特殊检查有哪些?

食管癌的实验室和特殊检查包括：食管脱落细胞学检查、X 线检查、CT 检查、内镜检查、超声内镜检查等。其中内镜下对病灶做刷检或活组织检查可获得确诊，有助于大体分型，是食管癌早期诊断的重要手段。而CT检查可了解食管与邻近器官的关系，明确肿瘤是否外侵及外侵的范围，对确定放疗靶区、制定手术方案具有指导意义。

9. 食管癌的治疗方法有哪些?

食管癌的治疗主要包括外科治疗、放射治疗、化学治疗、综合治疗及内镜治疗等。

(1) 手术治疗：0～Ⅱ期和部分Ⅲ期患者，按TNM分期的0～Ⅱb和部分Ⅲ期患者均适合行食管癌根治手术，对有明显外侵和远处转移的患者，也应尽可能地行姑息性切除，消除其局部症状。最近对于那些放疗后复发、食管癌切缘残留等，也主张再次手术并取得良好的效果。影响食管癌外科治疗效果的因素很多，如患者的年龄、心肺功能和营养状况等会影响手术的施行。上段食管癌手术创伤大、难度高，应严格掌握适应证。肿瘤长度在7cm以上者切除率将明显下降；食管癌外侵程度和淋巴结转移状况都将影响手术结果。

(2) 放射治疗：凡全身状况中等、食管未完全梗阻、胸段食管癌无远处转移、无气管侵犯、无穿孔出血者和病灶≤7cm者，均可进行根治性放射治疗。目前食管癌放射治疗病例大多为估计无法手术切除，有手术禁忌证或拒绝手术者。部分病例则是旨在进行缓解食管梗阻、减轻疼痛、改善生活质量、延长生命的姑息性放疗。对有恶病质、食管穿孔、食管气管瘘、纵隔炎、纵隔脓肿及大出血的病例，应禁忌放射治疗。

(3) 化学治疗：外科手术和放疗是治疗食管癌的主要方法，但辅助化疗能明显增加中晚期患者的癌肿切除率和延长生存期。

(4) 以手术为主的多种方式综合应用已成为治疗食管癌的方向，综合治疗的目的是将放疗、化疗和手术治疗的优点结合起来，提高切除率，减少残留和复燃，从而提高生存率。目前放射治疗和手术治疗联合应用的方法在临床上较为常见。

(5) 内镜治疗：随着内镜介入治疗的开展，内镜治疗已成为晚期食管癌姑息性治疗的主要手段之一，部分技术如剥离活检等还应用于早期食管癌的根治。主要治疗手段包括：食管癌的激光治疗，食管癌的高频电治疗，食管癌的微波治疗，食管癌的冷冻治疗，食管癌的局部注射治疗，食管癌支架置入术等。

第五节　食管其他疾病

食管憩室

1. 什么叫食管憩室？如何分类？

食管憩室为与食管腔相通的囊状突起。按发病部位可分为咽食管憩室、食管中段憩室和膈上食管憩室。按发生机理不同可分为牵引性、内压性及牵引内压性憩室。按憩室壁构成可分为真性憩室（含食管壁全层）和假性憩室（缺少食管壁肌层）。还可有先天性和后天性憩室之分。

2. 什么叫咽食管憩室（Zenker 憩室）？

咽食管憩室系咽食管连接区的黏膜和黏膜下层在环状软骨近侧的咽后壁肌肉缺陷处膨出而成，又称 Zenker 憩室，可表现为吞咽时咽部异物感或阻塞感、吞咽时有声音、咽下困难、食物反流等。夜间食物反流可导致支气管炎、肺炎、肺不张、肺脓肿等。呼吸时带有口臭。憩室囊袋扩大并下垂至颈椎左侧，能在颈部触及一个柔软的肿块。还可压迫喉返神经导致声嘶，压迫颈交感神经产生Horner综合征。继续增大可造成完全梗阻，并发憩室炎、溃疡、出血、穿孔、纵隔炎和鳞癌。

3. 食管憩室应怎样诊断？

除临床表现外，食管憩室诊断主要依靠食管 X 线吞钡检查。由于小憩室可被充钡的食管所掩盖，应移动体位进行观察。Zenker 憩室采取左侧斜位易见，因好发后壁左侧，尤其头部转向左侧时更易显见。应用食管镜检查应在直视下进行，以免误入憩室内引起穿孔。

4. 食管憩室应怎样治疗?

Zenker 憩室症状不重，又无并发症，可保守治疗，采用水囊或气囊扩张疗法，并嘱患者餐后俯卧和反复做吞咽或咳嗽动作可有助于憩室内的潴留物回到食管内。并发憩室炎可吞咽抗生素药水。若保守无效或有并发症需切除憩室。对无症状的食管中段或膈上憩室，无需治疗。对中段憩室并发食管炎和/或憩室炎可行抑酸、消炎等保守治疗。若出现穿孔、脓肿或瘘管形成以及膈上憩室出现咽下困难和疼痛或癌变时，需手术治疗。

食管 Crohn 病

食管 Crohn 病的临床及内镜下表现是什么？如何治疗?

在 Crohn 病病人中，食管很少作为单一累及器官。儿童中食管受累者较多。临床可表现吞咽疼痛，吞咽困难，胸骨后疼痛，上腹烧灼感，恶心，体重减轻等。食管吞钡 X 线检查和内镜检查可发现食管溃疡、增殖性改变、息肉、炎症性狭窄、窦道及瘘管等。病理学显示全层炎症，部分病人可找到非干酪性肉芽肿，且在黏膜下层较易见到。食管 Crohn 病可先用 5 -氨基水杨酸、激素或免疫抑制剂治疗，但一般收效甚微。在严重病例或有瘘管形成的患者需用外科手术治疗。

化脓性食管炎

1. 化脓性食管炎的发病机制是什么?

致病因子多为革兰阴性菌。常在食管壁损伤的基础上出现，可见于机械、异物的损伤、穿孔等。进食粗糙和刺激的食物，且速度过快，或大量酗酒可损伤食管黏膜，易造成细菌性食管炎。食管化脓性炎症多为单个或多个黏膜下脓肿，也可表现食管蜂窝组织炎。也可累及周围器官，造成食管气管瘘、食管纵隔瘘等。

2. 化脓性食管炎的应如何诊断？

化脓性食管炎临床主要表现胸骨后疼痛、颈部痛、吞咽疼痛、咽下困难等，病变广泛可出现发热、寒战。血常规可见白细胞增高，中性粒细胞百分比增高。内镜检查可见局部黏膜充血、水肿、覆以黄色脓性分泌物及大小不等的脓肿。分泌物可培养出化脓性细菌。但内镜检查急性期应谨慎，以防穿孔。病理活检可见大量中性粒细胞浸润。

3. 化脓性食管炎应如何治疗？

应根据药敏实验选用抗生素，多选用广谱抗生素。也可局部应用氨基糖苷类抗生素口服。对食管脓肿可应用内镜下脓肿切开引流术。当出现食管纵隔瘘时应行外科手术治疗。

霉菌性食管炎

1. 什么叫霉菌性食管炎？

霉菌性食管炎是霉菌侵入食管黏膜所致的疾病。感染霉菌包括白色念珠菌、曲霉菌、组织胞浆菌、芽生菌及隐球菌等，90％以上是白色念珠菌感染。

2. 霉菌性食管炎常见于哪类病人？

只有机体出现下列病理生理情况时才会出现霉菌性食管炎：①细胞介导的免疫功能受损；②食管运动功能失调；③食管黏膜局部受损。所以霉菌性食管炎多见于：①患有淋巴瘤、白血病或其他肿瘤，并接受放射或抗肿瘤药物治疗的病人；②接受抗生素或糖皮质激素治疗者；③患糖尿病、再生障碍性贫血、营养不良等病人；④罕见于健康者接受抗生素治疗的病人，除非有食管功能性失弛缓症或器质性梗阻的病人。

3. 霉菌性食管炎的内镜表现是什么？

内镜检查是确诊该病的唯一方法，内镜下表现黏膜充血、糜烂、水肿、溃疡、表面覆白斑或伪膜。用镜身摩擦斑块可脱落露出鲜红色基底。可进行活检及细胞刷涂片及培养。涂片必须见到霉菌菌丝，活检组织见菌丝侵入上皮方可确诊。

4. 霉菌性食管炎应怎样治疗?

制霉菌素是应用最广的局部抗霉菌药，具有抑菌和杀菌作用，它可与霉菌细胞膜的类固醇结合，改变膜的通透性，导致菌体缩小和细胞膜内氨基酸丢失以致死亡。制霉菌素肠道吸收很少，不会引起菌群失调。亦可应用克霉唑局部用药。口服可用氟康唑、酮康唑、伊曲康唑等。严重病例可用氟康唑、两性霉素 B 静滴。但两性霉素副作用较大，应小心慎用，注意毒性反应。

食管结核病

1. 食管结核的感染途径有哪些?

①吞咽带菌痰液而感染，特别是当有营养不良，食物长期停留在食管形成停滞性食管炎或有霉菌感染、癌瘤存在时；②咽喉结核向下扩散至食管；③食管邻近淋巴结结核破溃或脊柱结核直接蔓延而来；④血行播散而来；⑤逆行淋巴蔓延。

2. 食管结核的病理分型如何?

分为①溃疡型：表现为单发或多发，大小不等的溃疡，溃疡潜在，通常只累及黏膜和黏膜下层，但有时也可穿透肌层进入食管周围组织，甚至形成气管食管瘘。②增殖型：整个食管壁甚至纵隔组织均有显著的纤维变性反应，造成管腔狭窄。狭窄近端有小溃疡形成，含有结核结节。③颗粒型：较少见，黏膜层有大量粟粒性肉芽肿，黏膜上可见许多灰白色小结节，有时可形成溃疡。

3. 食管结核应怎样诊断?

凡结核病人，特别是咽喉和肺结核病人出现咽下困难和咽下疼痛时，应怀疑有食管结核。食管结核在钡餐检查时可见管壁僵硬，管腔狭窄，溃疡及由于周围粘连或肿大的纵隔淋巴结的压迫造成食管外形不规则或憩室形成。内镜检查表现环堤样隆起的浅表溃疡，基底可呈灰白色，四周呈现多个小结节状，黏膜粗糙、糜烂。也可见黏膜肿胀、肥厚。甚至见肿物向腔内突出和管腔狭窄。有时可见多个黄色小点状隆起，或可见瘘口、憩室。也可见外压性改变，腔内黏膜正常。内镜表现无特异性，有时需多次活检才可找到干酪坏死型肉芽肿。

腐蚀性食管炎

1. 什么是腐蚀性食管炎？

由于误服或有意吞服强酸或强碱而引起的食管灼伤称之为腐蚀性食管炎。碱性腐蚀剂有强烈的吸水性，能与脂肪起皂化作用并使蛋白溶解，从而导致黏膜水肿、溃疡和组织坏死，甚至可能引起食管穿孔；酸性腐蚀剂可使蛋白与角质溶解或凝固，呈界限明显的组织损伤，因此，强碱对食管的损害较强酸更为严重。

2. 食管腐蚀伤应如何处理？

①急性期处理：急性期无食管穿孔时，应给予蛋清或植物油、牛奶等保护食管黏膜，暂停或减少进食。静脉补充足够的水分及营养，并镇静止痛治疗。但吗啡、哌替啶不宜常规应用以防掩盖穿孔的临床表现。可酌情应用抗生素。②瘢痕期治疗：灼伤 2～3 周后，组织愈合，瘢痕开始形成，出现吞咽困难，此时应作食管镜检查，如有早期狭窄征象，可行食管扩张术，经扩张术无效者，可行外科手术治疗。

放射性食管炎

1. 什么叫放射性食管炎？

放射性食管炎是在颈部、胸部肿瘤放射治疗过程中，放射线所造成的食管组织损伤。常出现于颈部、胸部肿瘤如食管癌、胸腺瘤、淋巴瘤、肺癌、乳腺转移癌等接受放射治疗后。接受放射量在 20～60Gy 以上易出现食管炎，尤其 60Gy 以上更易发生。

2. 放射性食管炎的临床及内镜表现有哪些？

临床表现包括：吞咽困难、胸骨后疼痛、恶心，可出现消化道出血，甚至穿孔。如吞咽困难发生在3～18个月后，此时炎症波及肌层导致瘢痕形成产生食管狭窄。

内镜下表现：食管黏膜充血、水肿、渗出、糜烂、溃疡、瘘管，病程长者可出现狭窄，蠕动减弱，甚至可以癌变。活组织病理检查为非特异性炎症反应。

3. 放射性食管炎应如何治疗？

（1）去除致病因素，暂停或减少放射治疗及检查。

（2）流质或半流质饮食，疑有穿孔者可禁食。

（3）可应用促动力剂、制酸剂、黏膜保护剂以及中药锡类散等；炎症严重者可应用抗生素预防感染；出血者予以止血，必要时输血；必要时还可在用抗生素同时，应用糖皮质激素以减轻其炎症过程。

（4）对药物治疗无效的食管狭窄，可用食管探条扩张。

食管孤立性静脉曲张

1. 何谓食管孤立性静脉曲张（solitary venous dilatation，SVD）？

又称食管孤立性静脉瘤。表现为食管中上段孤立性蓝色小隆起，为局限性扩张的黏膜下静脉，与门静脉高压无关。

是由于上中段食管上皮或黏膜下的部分固有静脉丛发生先天性或后天性闭塞、狭窄引起的食管局部不连续的孤立性或散在性的静脉扩张。

2. SVD在临床及内镜下有何表现？

一般无症状，少数有急速增大或破裂出血，少数可逐渐增大、缩小或消失。

内镜下80％局限于食管中上部，20％位于下部。多数单个，少数多个。扩张静脉大多直径在1cm以内，一般不超过2cm，超过 2cm 要考虑门脉高压因素。多为孤立的半球形，少数为椭圆形、纽扣形。

下行性食管静脉曲张

1. 何谓下行性食管静脉曲张（downhill esophageal varices，DEV）？常见病因有哪些？

由于上腔静脉、奇静脉系统的阻塞，血流经门静脉系统入腔静脉，导致食管静脉曲张，血流方向由口侧向贲门下。

常见病因有肺癌、纵隔肿瘤、甲状腺肿瘤、胸骨后甲状腺等。

2. DEV 的常见临床表现有哪些？

原发病表现：如肺癌、纵隔肿瘤、甲状腺肿瘤等。

上腔静脉阻塞综合征的表现：头面颈部水肿、颈静脉充盈、胸壁上部浅静脉扩张，静脉压增高所导致的头痛、头晕等。食管静脉曲张导致的吞咽困难、出血等。

艾滋病相关食管表现

艾滋病相关的食管表现主要特点是什么？

艾滋病相关机会感染的特征主要是各种病原体的复合感染。相关病原体主要是巨细胞病毒、单纯疱疹病毒、念珠菌、卡氏肺孢子虫、非典型抗酸杆菌等。念珠菌食管炎的表现多无特异性，当病人表现吞咽困难并出现鹅口疮时，高度提示念珠菌感染的可能。食管镜是念珠菌食管炎的确诊手段。食管双重对比造影对显示浅表层黏膜的病变敏感性较高，早期的病例也可显示黏膜斑的形态、大小、分布特点和累及范围，而常规食管造影则可显示食管的蠕动，张力、排空等情况，必要时可同时使用上述两种方法。

第二章　胃部疾病

第一节　胃、十二指肠的解剖及生理

1. 胃的大体解剖结构怎样?

胃是一个中空的消化管，呈J形，大部分位于左季肋部，小部分位于中上腹部，其近端上接食管，远端下接十二指肠球部，成人胃容量约为1.5～2L。

胃分为贲门部、胃底、胃体、胃窦部四部分，入口为贲门，出口为幽门。贲门部最固定，位于膈食管裂孔下方1～2cm，约相当于第10胸椎水平左侧；幽门位于约第1腰椎水平右侧。

胃的右上缘为胃小弯，其左下与胃小弯相对应的是胃大弯。胃小弯（约中下1/3交界部）有一与胃角相对应的角切迹；大、小弯之间前侧有胃前壁，后侧有胃后壁。

胃的绝大部分为单层腹膜包裹（胃-食管交界部小部分呈裸露状态），腹膜以双层从小弯侧延续至肝形成肝-胃韧带（小网膜的组成部分），同样以双层从胃大弯侧和胃底向周边延续形成胃-结肠韧带和大网膜、胃-脾韧带、胃-膈韧带。

胃前壁与肝脏、膈、腹前壁相邻，胃后壁是小网膜囊前壁的组成部分，胃大弯与横结肠相邻。

2. 怎样对胃进行解剖分区及其分区意义是什么?

胃单层柱状上皮与食管鳞状上皮交接处由于黏膜色泽的不同而形成一环形齿状线（大多犬牙交错）。正常情况下，齿状线位于约相当于膈食管裂孔水平（若位于上方应小于2cm）。

齿状线下方胃的入口即为贲门，贲门部黏膜内分布有贲门腺。在贲门部水平划一水平线，水平线以上呈穹隆状的胃结构即为胃底，胃底在进食时进行容受性舒张以便储存食物，其黏膜内分布有泌酸腺。从胃角切迹切线水平划一垂线大致就是胃体和胃窦的分界线，此分界线与胃底之间的胃结构即为胃体，与幽门之间的胃结构即为胃窦；胃体是胃的最大组成部分，其黏膜内分布有泌酸腺；胃窦黏膜内分布有幽门腺。胃窦部可再分为近端的幽门窦和远端的幽门管，幽门管处的肌层变厚形成幽门括约肌。

3. 简述胃的血液供应以及血液和淋巴回流

胃的血液供应起源于腹腔动脉干的分支：肝总动脉、胃左动脉、脾动脉，它们或它们的分支分别在胃大弯的下部 2/3 和胃小弯各形成一条动脉弓。

胃小弯动脉弓由胃左动脉和胃右动脉组成（胃右动脉从肝总动脉或肝总动脉分出的胃十二指肠动脉分出）。胃大弯侧动脉弓由胃网膜左动脉（脾动脉的分支）和胃网膜右动脉（胃十二指肠动脉的分支）组成，胃网膜左、右动脉末端相汇处常相互吻合（有的不吻合）。胃短动脉（脾动脉的分支）供应胃底及上部胃大弯。

胃的静脉与其相应动脉伴随而行，回流到门静脉或其分支（脾静脉或肠系膜上静脉）。胃左、右静脉引流胃小弯血流（胃左静脉亦被称为胃冠状静脉，回流到门静脉或脾静脉）。胃网膜左、右静脉引流部分胃大弯的血流；胃网膜右静脉汇入胃结肠静脉，随后汇入肠系膜上静脉；胃网膜左静脉汇入脾静脉。引流胃底和上部胃大弯的胃短静脉回流到脾静脉。贲门部静脉（回流到门静脉系统）与食管下端的食管静脉（回流到上腔静脉）在贲门食管交接部吻合形成静脉网。

胃的绝大部分淋巴液经过胃周边的中间淋巴结最后回流到腹腔干淋巴结。

4. 胃的神经支配是什么？

胃受自主神经支配，由交感神经和副交感神经组成。

交感神经主要起自 $T_6 \sim T_8$ 脊神经的节前纤维，节前纤维进入两侧腹腔干神经节与其内的神经元形成突触，腹腔干神经节中的神经元发出节后纤维形成腹腔丛伴随腹腔动脉走行而支配胃，沿交感神经伴行有传入神经纤维。

沿食管下行的左、右迷走神经在食管远端形成远端食管丛，并在贲门附近发出前、后迷走神经干，在此神经干中包含有副交感神经的节前纤维和传入神经纤维。支配胃的副交感神经节前纤维进入胃壁分别与黏膜下神经丛和肌间神经丛的神经元细胞形成突触，从胃壁的神经丛神经节细胞发出的副交感神经节后纤维支配胃的分泌和肌肉运动。

5. 胃壁的组织学结构是什么？

胃壁从里向外有四层，分别是黏膜层、黏膜下层、固有肌层、浆膜层。沿胃纵轴胃腔侧有纵行皱襞分布，胃扩张后可以展平。

（1）黏膜层从里向外由三层组成，分别是表层黏膜上皮、固有层、黏膜肌层。①表层黏膜细胞分布于全胃，更新时间约 72 小时（帮助理解急诊胃镜的时间），分泌黏液和碳酸盐离子；表层黏膜细胞延续进入胃小凹（亦称为胃隐窝），每一胃小凹中约有 4～5 个胃腺的开口，故胃小凹是胃腺外分泌物进入胃腔的门户。②固有层由结缔组织和许多腺体构成，腺体之间分布有白细胞（淋巴细胞、浆细胞、中性粒细胞、嗜酸性粒细胞、肥大细胞）、纤维母细胞、内分泌样细胞以及淋巴、血管、神经纤维等。③黏膜肌层，较薄，黏膜因炎症破溃时有无此层的破坏是区分溃疡或糜烂的病理组织学标记。

（2）黏膜下层位于黏膜层下方，由致密的结缔组织（胶原纤维和弹力纤维）组成，其内分布有淋巴细胞、浆细胞、小动脉、小静脉、淋巴管、黏膜下神经丛等。

（3）固有肌层由三层组成，内层斜行、中层环行、外层纵行，它们在不同部位呈不均匀分布，环行肌层在幽门部增厚形成幽门括约肌，在环肌层和纵肌层之间分布有肌间神经丛。

（4）浆膜层即脏层腹膜。

6. 胃腺由哪几种腺体组成？不同腺体的组成细胞有何功能？

胃腺由三种腺体组成，分别是贲门腺、胃底腺、幽门腺。①贲门腺分布于贲门部，为分支管状腺，主要由黏液细胞、内分泌细胞、未分化细胞组成。②胃底腺，亦称泌酸腺或壁细胞腺，分布于胃底和胃体，由壁细胞、主细胞、内分泌细胞、颈黏液细胞、未分化细胞组成。壁细胞分泌盐酸和内因子。主细胞分泌胃蛋白酶原，胃蛋白酶原在胃底腺腺腔的酸性环境中转化为胃蛋白酶。颈黏液细胞可分化为表层黏膜细胞、壁细胞、主细胞和内分泌细胞。③幽门腺分布于胃窦和幽门，由黏液细胞组成

黏液细胞分泌黏液和碳酸盐在胃黏膜表面形成黏液层。

内分泌细胞包括D细胞（分泌生长抑素抑制胃泌素分泌）、肠嗜铬细胞（即EC细胞，分泌5-羟色胺）、肠嗜铬样细胞（即ECL细胞，分泌组胺）等。

7. 简述十二指肠的大体解剖结构、血供、淋巴回流及神经支配

十二指肠围绕胰腺头部走行，呈C形，上接胃幽门，下连空肠，成人十二指肠长约30cm，按其走行过程中转折弯曲处为标记分为四部分：①第一部分长约5cm，向右后上方走行，其起始部是十二指肠球部。第一部分后方有胃十二指肠动脉、胆总管、门静脉，前方有胆囊。②第二部分（即降部）长约7～10cm，经右肾门前方向下走行。在降部正后壁中点稍下方有十二指肠乳头，Vater壶腹位于其内。十二指肠乳头同侧上方约2cm处有副乳头开口。③第三部分（即水平部）长约10cm，经下腔静脉前方、肠系膜上静脉后方从右向左横向穿过腹主动脉与肠系膜上动脉之夹角。④第四部分（即升部）长约5cm，向上方走行于腹主动脉左侧，其远端的Treitz韧带是十二指肠与空肠的分界标志。

十二指肠肌层由内层的环行层和外层的纵行层组成。除球部外，十二指肠黏膜形成许多环行皱襞，黏膜呈绒毛状外观（由于有发达的微绒毛）。大部分十二指肠位于腹膜后方（第一部分近端有腹膜包裹）。

十二指肠的血供来源于胰十二指肠上动脉（胃十二指肠动脉的分支）和胰十二指肠下动脉（肠系膜上动脉的分支），它们在末端相互吻合。十二指肠的静脉与其动脉伴行，回流至门静脉或肠系膜上静脉。

十二指肠的淋巴引流与其动脉伴行，首先引流至胰十二指肠淋

巴结，随后向上回流至肝门淋巴结，向下引流到肠系膜上淋巴结。

交感神经和副交感神经共同支配和调控十二指肠。

8. 简述胃的运动功能及其调节

胃大致可分为两个功能区，近端容受区和远端蠕动区（肌性区），胃的运动功能受内源性和外源性神经、体液的共同调节，内源性神经主要调节远端胃，外源性神经主要调节近端胃。胃的起搏点位于胃大弯中部，能自动除极，电收缩耦联引起胃的收缩呈环形和纵行扩展。胃的内源性神经元由黏膜下神经丛和肌间神经丛构成，外源性神经元通过突触对内源性神经元发生作用。

胃运动的兴奋性递质有乙酰胆碱、神经激肽（P 物质、神经激肽 A）、5 -羟色胺等。抑制性递质有鸦片样物质、生长抑素、血管活性肠肽（VIP）、三磷腺苷、一氧化氮等。

进食过程中，胃底进行容受性舒张，储存食物，食物的消化以化学消化为主（胃酸和胃蛋白酶的作用）。胃窦的强力收缩和蠕动主要对食物进行机械性消化，将食物研磨成 1～2mm 大小的颗粒，才能通过幽门排出。胃内容物的排空顺序一般为先液体排空，然后小粒食糜排空，较大颗粒食糜经再研磨然后排空。幽门可区分不同粒子，最后排空纤维素和脂肪，依靠胃窦部动力排除所有食物。

9. 胃黏膜中主要有哪几种内分泌细胞，它们与壁细胞的分泌活动有何关系?

胃黏膜中存在的内分泌细胞有 D 细胞、肠嗜铬（EC）细胞、肠嗜铬样（ECL）细胞、胃泌素（G）细胞。D 细胞和 EC 细胞分布于全胃，ECL 细胞分布于泌酸腺，G 细胞分布于幽门部。

ECL 细胞分泌的组胺和 G 细胞分泌的胃泌素直接刺激壁细胞分泌，G 细胞分泌的胃泌素刺激 ECL 细胞分泌组胺。

D 细胞分泌的生长抑素直接抑制 ECL 细胞和 G 细胞分泌，故生长抑素间接抑制壁细胞分泌。

10. 胃酸的分泌是如何调节的?

胃酸分泌的调节受正、反两方面因素的协同调节，这样既有利于发挥其生理功能又不至于引起黏膜损伤。

（1）胃酸分泌增加：①壁细胞膜上三种受体兴奋可引起胃酸分泌，它们是组织胺 H_2 受体、乙酰胆碱 M_3 受体、胆囊收缩素 B 受体（CCK_B）。组胺主要来源于 ECL 细胞和黏膜中的肥大细胞，兴奋组胺 H_2 受体。乙酰胆碱来源于节后神经元，兴奋乙酰胆碱受体。胃泌素来源于胃窦和十二指肠的 G 细胞，兴奋 CCK_B 受体。②食物中蛋白分解产物氨基酸，尤其是丙氨酸和酪氨酸刺激 G 细胞分泌胃泌素。③胃泌素释放肽（GRP）神经元分泌 GRP 引起 G 细胞分泌胃泌素。④ECL 细胞有乙酰胆碱受体和 CCK_B 受体，乙酰胆碱和胃泌素刺激 ECL 分泌组胺。⑤乙酰胆碱对 D 细胞分泌有抑制作用而间接引起胃泌素分泌增加。⑥胃泌素的分泌受胃酸的负反馈调节，当胃酸 pH 值小于 3 时 G 细胞分泌胃泌素减少，反之则引起胃泌素分泌增加。

（2）胃酸分泌减少：①胆囊收缩素（CCK）作用于 D 细胞上的 CCK_A 受体引起 D 细胞释放生长抑素增加，食物中的脂肪和蛋白质刺激 CCK 细胞分泌 CCK。②D 细胞分泌生长抑素间接抑制胃酸分泌。③前列腺素抑制胃酸分泌。④肠 S 细胞分泌的胰泌素抑制胃酸的分泌。⑤此外还有胰高血糖素类似物、VIP（血管活性肠肽）等对胃酸分泌有抑制作用。

11. 什么是质子泵？质子泵抑制剂（PPIs）的作用机理是什么？

质子泵即 H^+-K^+-ATP 酶，是壁细胞膜上胃酸分泌的最后通道，由 α 和 β 两个亚单位组成。ATP 提供能量，质子泵顺序进行磷酸化和去磷酸化使 H^+-K^+ 相互交换，将 H^+ 泵出壁细胞。

PPIs 是硫氧化物前体药物，在 pH 约等于 1 时，PPIs 在壁细胞分泌小管中的浓度高达 1 000 倍。分泌小管中的 PPI 被质子化而活化，变成阳离子亚磺酰胺；阳离子亚磺酰胺与质子泵 α 亚单位上半胱氨酸的巯基共价结合形成半胱氨酰亚磺酰胺，使质子泵失去活性而阻断 H^+-K^+ 交换，PPIs 能对抗任何刺激胃酸分泌的刺激物的作用。

12. 怎样进行胃酸分析，并解释 BAO、PAO、MAO？

用胃管抽吸胃酸是最简单、最常用、最实用的测定胃酸分泌的方法，对抽吸出的胃酸进行分析有两种方法：①其一是测定其 pH 值，再将其换算成 H^+ 离子浓度；②其二是用 NaOH 将胃酸滴定至 pH 值＝7 所需要的 NaOH 量即代表胃酸中可滴定酸含量。目前临床上常用五肽胃泌素刺激试验进行胃酸分析，评定指标是基础胃酸分泌量（BAO）、最大胃酸分泌量（MAO）、高峰胃酸分泌量（PAO），单位是 mmol/h。

BAO 是胃酸分泌在不受任何外来因素影响的情况下单位时间内胃酸的排出量，它随每个个体和昼夜节律的不同而波动；一天 24 小时中，人胃酸分泌于 5～11 时处于最低水平，14～23 时处于最高状态；一般男性的 BAO 较女性高。空腹胃腔中胃液量约 10～70ml，pH 值约 0.9～1.8。BAO 正常值是：2～5mmol/h。

最大酸分泌可用 MAO 或 PAO 进行评价。注射五肽胃泌素（6μg/kg 体重）后立即、连续、分别收集每 15 分钟内（共 1 小时，四个样本）胃酸的排出量进行分析。MAO 是连续四个 15 分钟（四个样本）的胃酸分泌总量。PAO 是四个样本中连续两个最高胃酸分泌的总量×2。正常值：MAO 是 15～20mmol/h，PAO 是 13～29mmol/h。

BAO＞5mmol/h 为高酸，MAO＜5mmol/h 为低酸。

13. 食物怎样刺激胃酸分泌？

进食可引起胃酸大量分泌，但进食后胃腔的 pH 值与胃酸分泌量并不平行。这是由于食物中蛋白质等成分的缓冲作用，进食的开始阶段尽管胃酸分泌逐渐增加，但胃腔的 pH 值却逐渐上升（这可以解释空腹痛的十二指肠溃疡患者进食可缓解），待食物充分缓冲胃酸后胃腔 pH 值才开始下降，一般于餐后 2 小时胃内容物 pH 值恢复至最低水平。

食物刺激胃酸分泌主要有三种机制：头相迷走神经刺激、食物对胃的扩张、胃肠黏膜对食物的化学反应。

（1）头相迷走神经刺激：食物的气味、外观或想起、听到某种可口食物通过人的眼、耳、鼻、口等器官传入信号直接兴奋大脑皮层，大脑皮层发出的信息经下丘脑-脑干-延髓通路，引起迷走神经背侧核的兴奋，从而通过迷走神经刺激胃酸分泌。其经典的实验手段就是假饲。

（2）胃扩张：胃扩张通过长途迷走-迷走反射和短途胃内反射刺激胃酸分泌。实验方法是用气球或不含营养成分的液体扩张胃可引起胃酸分泌增加，扩张胃体引起胃酸分泌，而扩张胃窦对胃酸分泌有抑制作用。

（3）胃肠黏膜对食物的化学刺激：蛋白质及其分解产物对胃酸分泌有强烈的刺激作用；碳水化合物和脂肪抑制胃酸分泌；咖啡、葡萄酒、啤酒、茶、牛奶、软饮料可刺激胃酸分泌增加。

14. 胃蛋白酶原怎样分泌及其活性与胃酸的关系是什么？

主细胞分泌胃蛋白酶原伴随胃酸的分泌而分泌，其分泌调节机制与胃酸相同。胃蛋白酶原有两种，分别称为胃蛋白酶原Ⅰ（PGⅠ）和胃蛋白酶原Ⅱ（PGⅡ），胃酸中PGⅠ占绝大部分，而PGⅡ只占20%左右。三种胃腺都分泌PGⅡ，而PGⅠ只有泌酸腺才能分泌。在酸性环境中，胃蛋白酶原被转化成具有活性的胃蛋白酶，最适合两种胃蛋白酶原活化的pH值为1.8～3.5；当pH≈5时，胃蛋白酶原发生可逆性失活；当pH＞7时，发生不可逆性变性失活。

15. 胃黏膜表面的黏液层怎样保护胃黏膜？

胃黏膜的表层黏膜细胞分泌黏液和HCO_3^-共同形成黏液层。①黏液层（黏液胶）含95%水分和5%糖蛋白（黏液素），以黏附层和可溶层两种物理形态存在。黏附层中黏液素紧贴黏膜表面，只含有黏液成分。可溶层由黏液素与胃腔中的液性成分混合而成，可被冲洗掉。②黏液层和黏液层中的HCO_3^-共同屏障胃酸中的H^+和胃蛋白酶反弥散作用：由于黏液层中HCO_3^-的作用，反弥散到黏液层中的H^+迅速被HCO_3^-中和，因此黏液层近黏膜侧的pH接近7，可使反弥散的胃蛋白酶迅速失活。

16. 维生素 B_{12} 怎样吸收及内因子在其吸收中的作用？

内因子（IF）是一种糖蛋白，由壁细胞分泌，其分泌调节机制与胃酸相同，随胃酸的分泌而分泌。胃酸中存在 IF 和 R 结合蛋白两种维生素 B_{12} 结合蛋白。维生素 B_{12} 的转运过程如下：①在胃蛋白酶的作用下，食物中与蛋白质结合的维生素 B_{12} 释放，在酸性环境下游离维生素 B_{12} 迅速与 R 结合蛋白结合形成 R-维生素 B_{12} 复合体；②在十二指肠和空肠的碱性环境中，胰蛋白酶使 R-维生素 B_{12} 复合体解离，游离维生素 B_{12} 迅速与 IF 结合形成 IF-维生素 B_{12} 复合体；③IF-维生素 B_{12} 复合体被回肠的特异受体结合吸收。故胃酸缺乏、胰腺外分泌功能不全、回肠末段疾病等均可引起维生素 B_{12} 缺乏。

第二节　胃炎及消化性溃疡

急性胃炎

1. 什么是急性胃炎？

急性胃炎是由多种病因（主要有急性应激、药物等化学性损伤、急性细菌感染等）引起的胃黏膜急性炎症。急性胃炎一般发病急，多有明显的上腹部症状和体征。因病因不同而可有不同的临床表现（如急性应激性溃疡有上消化道出血表现，急性胃肠炎有腹泻等）。内镜检查可能有胃黏膜充血、水肿、糜烂、浅溃疡形成、出血等表现，但有的病因明确的病例可不必进行内镜检查（如急性胃肠炎）。目前急性胃炎分类并不统一，但可以用急性药物性胃炎、急性化脓性胃炎等来表达。

2. 什么是应激性急性胃炎？其可能的致病机制是什么？

应激性急性胃炎是由严重创伤、大手术、大面积烧伤、脑血管意外、多脏器功能衰竭、休克、重症感染等应激状态所致，也称应激性溃疡，主要表现为胃黏膜糜烂或浅溃疡形成及出血，病变主要位于胃底和胃体，属于急性糜烂出血性胃炎。烧伤所致者称Curling溃疡，中枢神经系统病变所致者称Cushing溃疡。其发病主要是急性应激所致胃黏膜的损伤因子增强和保护因子削弱所致，可能机制是：①应激致肾上腺皮质分泌肾上腺皮质激素增加；②应激致胃黏膜缺血、缺氧，黏液和碳酸氢盐分泌减少，黏膜前列腺素合成不足；③十二指肠-胃反流，胆汁和胰液中的胆盐、溶血卵磷脂、磷脂酶A、胰酶等直接破坏黏膜屏障；④受损黏膜屏障不足以对抗氢离子和胃蛋白酶的反弥散。

3. 非甾体类抗炎药（NSAIDs）、酒精、十二指肠-胃反流等所致的化学性急性胃炎的致病机制是什么？

NSAIDs是最常引起胃黏膜损伤的一大类药物，其致病机制主要是：①系统作用，通过抑制环氧合酶（COX）的作用而抑制前列腺素的产生；②局部作用，大多数NSAIDs在胃酸性环境中呈非离子状态，易于进入黏膜细胞，引起细胞损伤。

酒精是有机溶剂，高浓度酒精可直接引起黏液层和黏膜的损伤和破坏。

十二指肠-胃反流液中的胆汁和胰液含有胆盐、溶血卵磷脂、磷脂酶A、胰酶等，它们可直接破坏胃黏膜屏障。

NSAIDs、酒精及反流所致病变主要位于胃窦部。

NSAIDs相关性胃黏膜损伤

1. NSAIDs相关性胃黏膜损害的机制是什么？

（1）NSAIDs抑制环氧化酶的活性使内源性前列腺素E合成障碍。

（2）NSAIDs代谢过程中产生大量H^+，造成黏膜屏障功能受损。

（3）NSAIDs诱导产生的氧自由基及细胞因子造成组织细胞的破损。

2. NSAIDs相关性胃黏膜损害的临床特点有哪些？

（1）胃窦与胃角易受损。

（2）老年患者消化道症状不典型。

（3）病变愈合时间与服药时间正相关。

慢性胃炎

1. 什么是慢性胃炎？

慢性胃炎是胃黏膜的慢性炎症，主要由幽门螺杆菌（*H. pylori*）感染所致，多为全胃炎但以胃窦炎症为主。黏膜层中以慢性炎症细胞即淋巴细胞和浆细胞浸润为主，有的患者可出现固有腺体萎缩和肠化生等改变，慢性胃炎的发病随年龄增加而升高。

2. 慢性胃炎如何分类？

慢性胃炎的分类方法较多，目前并不完全统一，它们各有其优缺点。但不管哪一分类，目前在慢性胃炎的诊断中要注意三个问题：①内镜表现；②病理组织学表现；③寻找病因，特别是寻找是否存在幽门螺杆菌。

（1）Whitehead分类：分为浅表性胃炎和萎缩性胃炎，较为简练，仍在我国广泛应用。

（2）Strikland分类：根据病变部位和免疫机制将萎缩性胃炎分为：①A型，即胃体萎缩性胃炎；②B型，即胃窦萎缩性胃炎。该分类用于描述萎缩性胃炎较为理想。

（3）新悉尼系统分类：将胃炎分为非萎缩性、萎缩性、特殊类型胃炎三大类。由组织学和内镜两部分组成，其描述是：病因（如幽门螺杆菌感染性）＋病变部位（内镜所见，如胃窦）＋萎缩有无（内镜、病理组织学所见，如萎缩性）＋黏膜病变形态（内镜所见，如糜烂），即描述为幽门螺杆菌感染性-胃窦-萎缩性-糜烂性胃炎。病理组织学应对黏膜的炎症、炎症活动性、萎缩、肠化生、幽门螺杆菌感染程度进行分级，一般分为无、轻、中、重四级。

3. 慢性胃炎的主要病理组织学改变是什么？并对相关概念进行解释？

慢性胃炎的主要病理改变是：

（1）黏膜层有较多慢性炎症细胞（淋巴细胞、浆细胞）浸润。

（2）可有慢性活动性炎症改变，即在慢性炎症细胞浸润基础上有较多中性粒细胞浸润。

（3）慢性浅表性胃炎无腺体萎缩。

（4）慢性萎缩性胃炎有腺体萎缩。

（5）可伴有上皮化生、不典型增生等改变。

（6）若有幽门螺杆菌感染，多位于胃黏膜上皮表面和胃小凹，尤其是胃小凹。

化生主要有两种，肠化生和假幽门腺化生，是由于长期慢性炎症所致。

肠化生是指肠腺样腺体替代了胃固有腺体，即胃腺上皮中出现多少不等的肠杯状细胞。肠上皮化生可见于慢性胃炎，亦可见于胃溃疡及胃癌旁组织，也可见于 Barrett 食管，并且认为 Barrett 食管肠化生与腺癌关系密切。肠上皮化生即有向胃癌发展的倾向，又有向正常黏膜转化的趋势。

假幽门腺化生是指在正常的泌酸区出现幽门腺样腺体，需根据活检部位才能做出判断。假幽门腺化生不仅见于慢性胃炎患者，也可见于生理功能退化的老年人。

异型增生是细胞在再生过程中出现过度增生和丧失分化，偏离正常的结构和功能，细胞形态出现异型性，腺体结构紊乱。异型增生是胃癌的癌前病变，重度异型增生可能需要手术治疗。

4. 慢性胃炎的病因是什么？

慢性胃炎的病因有：①幽门螺杆菌感染：是慢性胃炎的最主要病因。②自身免疫和遗传因素：主要与 A 型萎缩性胃炎有关，患者血液中存在壁细胞抗体和内因子抗体等自身抗体，恶性贫血患者的家族成员中亦易出现萎缩性胃炎表现。③十二指肠液反流：反流的胆汁和胰液直接损伤黏液层和黏膜。④胃黏膜损伤因子：过多摄入粗糙、过冷、过热、高盐或刺激性食物以及酗酒和服用 NSAIDs 类药物，黏膜淤血缺氧如右心衰竭、肝硬化门脉高压等。

5. 幽门螺杆菌感染引起慢性胃炎的机制是什么?

幽门螺杆菌感染引起慢性胃炎的可能机制是：①幽门螺杆菌的产物可直接损伤胃黏膜，如尿素酶分解尿素产生的氨、空泡毒素、酶类等；②幽门螺杆菌感染诱导上皮细胞产生 IL－8，进而诱发和放大炎症反应而损伤胃黏膜；③幽门螺杆菌通过抗原模拟或交叉抗原机制诱导黏膜自身免疫反应损伤胃上皮细胞；④幽门螺杆菌感染激发的免疫反应可损伤胃黏膜细胞，但不能有效清除定植的幽门螺杆菌而呈慢性过程。

6. 慢性胃炎有何临床表现?

约 70%～80%的慢性胃炎可无症状（但到医院就诊者多有症状）。一般慢性浅表性胃炎症状相对较轻，萎缩性胃炎伴大细胞贫血者相对较重。慢性胃炎的症状缺乏特异性，主要表现为消化不良症状，可出现上腹不适、饱胀、上腹痛（多为钝痛，有的为烧灼痛），部分患者伴有食欲不振、嗳气、反酸、恶心、上腹烧灼感等，这些症状在不同患者可或多或少出现，症状的轻重与内镜和病理组织学所见并不完全平行。慢性胃炎体征多不明显，有的有上腹压痛（范围较大，约成人手掌大小）。萎缩性胃炎伴大细胞贫血者在以上症状基础上多有全身表现，如乏力、舌炎（舌质猩红）、贫血貌、黄疸（巨幼红细胞溶解所致）。

7. A、B 型萎缩性胃炎各有何特点?

A 型萎缩性胃炎：①胃酸分泌下降（泌酸腺减少所致）；②壁细胞抗体和内因子抗体多为阳性；③血清胃泌素水平升高（负反馈所致）；④可有大细胞贫血（恶性贫血）表现（维生素 B_{12} 缺乏所致）；⑤病因主要与自身免疫有关；⑥可伴有其他自身免疫性疾病；⑦伴大细胞贫血（恶性贫血）者可有血清乳酸脱氢酶（LDH）和 α-羟丁酸脱氢酶（α－HBDH）明显升高（可能是溶血所致）。

B 型萎缩性胃炎：①胃酸分泌正常或略降低；②壁细胞抗体和

内因子抗体多为阴性；③血清胃泌素下降或正常（G细胞受累所致）；④无大细胞贫血表现；⑤病因与幽门螺杆菌感染、胆汁反流、NSAIDs类药物、酒精等有关，主要与幽门螺杆菌感染有关；⑥极少伴有自身免疫性疾病。

8. 有哪些辅助检查手段可帮助诊断慢性胃炎以及其实用性如何？

可辅助诊断慢性胃炎的检查措施如下：

（1）内镜检查+病理组织学检查：对慢性胃炎的诊断有确诊意义。

（2）幽门螺杆菌检查：应作为常规，可以明确大部分慢性胃炎患者的病因。

（3）血常规：一般不作为常规，但对怀疑有贫血者可初步了解是否有大细胞贫血。

（4）血清胃泌素、血清壁细胞抗体、血清内因子抗体、血清维生素 B_{12} 和叶酸推测、有助于萎缩性胃炎的诊断。

（5）胃液分析：目前临床很少应用。

（6）24小时胃内pH值监测：可初步了解胃酸分泌状况，有助于萎缩性胃炎的诊断及了解有无十二指肠-胃反流。

（7）血清生化检查：大细胞贫血合并黄疸时，有助于了解胆红素、乳酸脱氢酶和 α-羟丁酸脱氢酶水平。

（8）上消化道钡剂造影：对慢性胃炎无确诊意义，但可以初步排除溃疡及肿瘤等其他病变，对胃镜检查有禁忌或不愿接受胃镜检查者可以选用，但治疗前不要忘记幽门螺杆菌的检查。

9. 慢性胃炎的内镜表现是什么？怎样进行活检取材？

慢性胃炎内镜下可能见到的主要病变是：黏膜充血（红斑）、水肿、糜烂、渗出、皱襞细小和黏膜变薄（可能是萎缩改变）、黏膜和皱襞肥厚、黏膜下出血、黏膜出血、局部隆起（即豆疹）、黏膜光滑或粗糙不平、有无反流的胆汁等，应对这些所见到的病变及其分布部位进行描述。有幽门螺杆菌感染者，病变表现往往较明显。内镜下慢性浅表性胃炎诊断依据是红斑（点状或片状或条状），黏膜粗糙不平，点或斑状出血等。萎缩性胃炎的依据是黏膜呈颗粒状，黏膜下蓝色血管显露、黏膜色泽灰暗、皱襞细小等。

胃镜活检取材方法是：①用于临床诊断取应 3 块（胃窦大小弯各 1 块和胃体小弯 1 块）；②用于科研应取 5 块（胃窦、胃体大小弯各 1 块和胃角小弯 1 块）；③幽门螺杆菌取材一般在距幽门口 2～3cm 处。

10. 怎样治疗慢性胃炎？

慢性胃炎的治疗同一般疾病一样，总的治疗原则是去除病因、对症、对因治疗，具体如下：

（1）根除幽门螺杆菌治疗：有幽门螺杆菌感染者结合病情应进行根除治疗。

（2）保护黏膜治疗：可根据不同的情况选择不同的黏膜保护剂，胶体铋既有黏膜保护作用又有杀灭幽门螺杆菌作用，硫糖铝有单纯黏膜保护作用，铝碳酸制剂兼有抗酸和胆盐吸附作用，米索前列醇促进黏膜修复可减轻 NSAIDs 对胃黏膜的损伤。

（3）促动力治疗：促动力制剂如多潘立酮、西沙必利等可用于有酸反流、胆汁反流和有消化不良症状表现者。

（4）抑酸治疗：对有反酸、烧心、上腹痛以及内镜检查有黏膜破溃者可以选用 H_2受体拮抗剂或质子泵抑制剂，抑酸剂有间接保护黏膜的作用。

（5）中药治疗：可与西药联合应用。

（6）其他治疗：有恶性贫血者应补充维生素 B_{12}；有神经精神症状者给予相应治疗；抗氧化剂如维生素 C、维生素 E、β-胡萝卜素、微量元素硒等可清除氧自由基和抑制胃内亚硝胺化合物的产生，可能对预防胃癌有一定作用。

11. 慢性胃炎有幽门螺杆菌感染者怎样进行根除幽门螺杆菌治疗？

由于幽门螺杆菌人群感染率较高，而且有的并无明显临床表现，故并不是所有幽门螺杆菌感染者都需进行根除治疗。但下列慢性胃炎有幽门螺杆菌感染患者应进行根除幽门螺杆菌治疗：①有胃黏膜糜烂、中至重度萎缩、中至重度肠化生、不典型增生等明显异常的慢性胃炎；②有胃癌家族史者；③伴有糜烂性十二指肠炎者；

④常规治疗效果较差者；⑤症状明显，对幽门螺杆菌感染有明显担心者。

幽门螺杆菌治疗方案可参见幽门螺杆菌相关章节。

12. 何谓低酸状态？低酸状态与哪些疾病有关？

低酸状态是指持续性胃内 pH 值＞4 的状态，它是胃壁细胞遭到破坏和壁细胞功能受到明显抑制的结果。

相关性疾病或状态：

（1）萎缩性胃炎：主要见于胃体、胃底腺萎缩性胃炎。

（2）幽门螺杆菌相关性慢性胃炎：主要见于胃体胃炎。

（3）胃癌、残胃癌、胃大部切除术后、恶性贫血。

（4）应用强效抑酸剂，尤其不合理应用 PPI。

Ménétrier 病

1. 什么是 Ménétrier 病？

由于胃黏膜的广泛增生而使胃壁广泛增厚，于 1888 年由 Ménétrier 首先提出，故得名。命名不统一，又称巨大肥厚性胃炎、巨大皱襞肥厚、胃黏膜息肉样肿胀、肥厚性增生性胃炎等。

2. Ménétrier 病的病因是什么？

病因不清，儿童可能与巨细胞病毒感染有关。目前认为与遗传关系不大。

3. Ménétrier 病的病理特点是什么？

胃黏膜皱襞明显增厚，主要累及胃体及胃底，胃隐窝延长、扭曲和扩张，黏膜表面有过多的黏液附着，常见黏膜糜烂。镜下主要表现是表层上皮的增生，使隐窝明显延长和屈曲，伴有皱襞明显增生。炎症较轻，可见中性粒细胞管型，淋巴细胞浸润，嗜酸性粒细胞非常突出。典型病例壁细胞和主细胞减少，黏膜下水肿，血管增多。

4. Ménétrier 病有何临床表现?

任何年龄均可发病，男性多见，常表现为上腹部不适，类似溃疡表现，息肉样皱襞堵塞幽门可发生呕吐，有时发生出血。常因白蛋白丢失及脂肪泻导致体重下降、无力和水肿。

胃丢失白蛋白原因不清，可能因胃黏膜屏障受到破坏。部分病人可自行缓解，部分病人需行胃大部切除。

幽门螺杆菌感染及治疗

1. 幽门螺杆菌(Hp)的基本生物学特征是什么?

(1) 形态结构特征：在光镜下，幽门螺杆菌是一种革兰阴性、S形或弧形弯曲的细菌。在电镜下，它是一种单极多鞭毛、末端钝圆、菌体呈螺旋形弯曲的细菌。幽门螺杆菌有单极鞭毛，具有很强的运动能力，可以穿透覆盖于胃黏膜上皮细胞的黏液层。

(2) 生物学特征：Hp是一种专性微需氧菌，它的稳定生长需要依靠含5%～8%氧气的微环境，它在大气中和绝对厌氧的条件下不能生长。Hp生长缓慢，通常需要3～5天才能形成菌落。

(3) 生化反应：Hp能产生氧化酶、尿素酶、碱性磷酸酶等。产生高活性尿素酶是其生化特征之一。

2. 幽门螺杆菌产生高活性尿素酶的临床意义是什么?

尿素酶是Hp产生的一种能将尿素水解为氨和二氧化碳的酶。Hp借尿素分解产生氨可以中和Hp周围的酸，从而使Hp能在胃腔中生存和定居；尿素水解产生的氢氧化氨对宿主组织有直接毒性作用，导致上皮细胞下的细胞毒性损害。Hp尿素酶还可能通过多种机制导致局部黏膜炎症损害。

3. Hp相关性疾病有哪些?

Hp是慢性胃炎和十二指肠球部溃疡的致病因素，与胃溃疡关系密切；Hp也可引起急性糜烂性胃炎，Hp与萎缩性胃炎、肠上皮化生、胃增生性息肉和胃十二指肠的MALT淋巴瘤的发生有关；

与胃癌发生可能有关。根除 Hp 可能缓解胃病部分临床症状，明显降低十二指肠溃疡的复发，治愈低度恶性的 MALT 淋巴瘤和胃增生性息肉，但可能增加胃食管反流的发生而增加贲门附近肿瘤的危险。

4. 幽门螺杆菌相关性慢性胃炎的临床病理特点是什么?

Hp 是慢性胃炎的最常见病因。其依据是：①Hp 阳性病人基本上都表现为胃窦组织学胃炎。②根除 Hp 后可使胃炎得到缓解。③在人体及动物试验中，口服该菌可引起浅表性胃炎的病理改变。

Hp 相关性胃炎有如下病理特点：在形态学上表现为：①浅表性胃炎。②弥漫性胃窦炎。③多灶性萎缩性胃炎；在部位上表现为胃窦炎，甚至全胃炎；在病理上表现为：①上皮细胞变性。②多形核中性粒细胞浸润。③慢性炎症细胞（淋巴细胞、浆细胞等）浸润，在固有膜内形成淋巴滤泡。④肠上皮化生。⑤萎缩，可呈灶性、也可呈弥漫性分布。⑥Hp 分布于黏膜表面的黏液层、表面上皮下、小凹内及腺颈部。⑦退行性变如黏膜层变薄、上皮细胞渗出、表层细胞脱落及空泡变性等。

5. Hp 相关性十二指肠溃疡的可能致病机制是什么?

目前 Hp 致十二指肠溃疡的致病机制尚未完全明确，目前主要有五种学说：①胃上皮化生学说：Hp 通过定植于十二指肠内的胃化生上皮，引起黏膜损伤并导致溃疡形成。在十二指肠内，Hp 仅在胃上皮化生部位定植，为本学说的一个有利证据。②胃泌素-胃酸学说：Hp 通过使胃泌素及胃酸分泌增加而导致溃疡的产生。③介质冲洗学说：Hp 感染引起的细胞因子或其他炎症介质在胃排空时冲至十二指肠而导致溃疡的产生。此学说的优点在于可以解释十二指肠内多无 Hp 存在，但可发生黏膜损伤。④免疫损伤学说：Hp 通过免疫机制导致溃疡的产生。此学说认为黏膜损伤是未能根除 Hp 而引发的持续免疫反应的结果。⑤酸假说：此种学说认为，Hp 在胃黏膜上的定植，受胃黏膜局部酸浓度的影响，不同部位局部的酸浓度不同，Hp 的定植密度也不同。因此，Hp 主要定植于胃窦部，引起严重的胃窦炎及胃酸分泌增加，高胃酸负荷使十二指肠发生胃上皮化生，Hp 定植于化生的胃上皮，引起十二指肠炎症和溃疡。

6. Hp 相关性胃溃疡可能的致病机理是什么？

关于 Hp 致胃溃疡的机理有两种学说，一种是 Goodwin 于 1988 年提出的“漏屋顶学说”：把具有炎症的胃黏膜比喻为漏雨的屋顶，由于黏膜受损，造成 H^+ 反向弥散，导致胃黏膜的进一步损伤、溃疡形成；另一种是 Levi 提出的“胃泌素学说”，即 Hp 周围的“氨云”可以使胃窦部的 pH 增高，使胃泌素反馈性释放增加，因而胃酸分泌增加。另外，Hp 有多种致病因素如 Hp 毒素、尿素酶、脂多糖及蛋白酶等参与了胃黏膜屏障的损伤机制。

7. 常用诊断 Hp 感染的检测方法有哪些？其临床意义如何？

①细菌培养技术：是在一定的微需氧条件下对细菌进行分离培养，是目前公认的诊断 Hp 感染的“金标准”，其优点在于同时可获得所需细菌抗原而进一步分型、药敏试验、致病性研究等。②Hp抗体检测：可检测 Hp 全菌及其组分如尿素酶、VacA 及 CagA 等蛋白的血清抗体，主要用于流行病学研究及 Hp 根除后长期疗效的随访。一般不单独用于 Hp 感染及根除的诊断依据。③尿素酶依赖性试验：包括快速尿素酶试验及 ^{13}C 呼气试验等。快速尿素酶试验是胃镜检查时最常用的诊断 Hp 感染的方法。其原理是 Hp 能产生高活性的尿素酶，可将尿素分解为 NH_3，通过加入 pH 指示剂（酚红）改变颜色来判断是否有 Hp 的存在。如果接受抗菌治疗的病人，残留的细菌量可能少于 10^3 CFU（菌落形成计数），而出现假阴性结果；^{13}C 尿素呼气试验也是利用 Hp 能产生高活性内源性尿素酶，将尿素分解产生 NH_3 和 CO_2，CO_2 在小肠上端吸收后进入血液循环并随呼气排出，让受试者口服 ^{13}C 标记的尿素后，如果胃中存在 Hp，就可以将 ^{13}C 标记的尿素分解产生 $^{13}CO_2$，用气体同位素比值质谱仪来探测呼气中 $^{13}CO_2$ 的增加，即可诊断 Hp 感染。该方法具有准确、特异、快速、对人体无害的特点，其敏感性和特异性都在 95%左右。④组织病理学方法：本方法是通过内镜从胃黏膜取材、切片染色镜检（其中包括 Warthin - Starry 银染、HE

染色、Giemsa 染色等)，同时可对标本进行病理组织学评价。此种方法对于有经验的病理科医生是诊断 Hp 感染的“金标准”。⑤PCR 技术：本方法是利用体外基因扩增的原理，设定目的基因引物，扩增 Hp 的目的基因片段（如尿素酶基因、VacA、CagA 等）来确定 Hp 基因的存在，达到诊断的目的。具有准确性好、敏感性高的特点。但操作复杂、易污染，在科研工作中有一定价值。

8. 常用 Hp 感染检测方法的敏感性和特异性有何不同?

表 2-1　常用 Hp 感染检测方法的敏感性和特异性的比较

检测项目	敏感性（%）*	特异性（%）*
现症感染的诊断方法		
细菌培养	70～92	100
组织学检查（Warthin-Starry 银染或改良 Giemsa 染色）	93～99	95～99
尿素呼气试验#	90～98.9	89～99
快速尿素酶试验#	75～98	70～98
Hp 粪便抗原检测	89～96	87～94
曾经感染的诊断方法		
血清 Hp 抗体检测	88～99	86～99

* 此为一些文献报道的结果，实施时可因技术、试剂的不同而有很大差异
# 为尿素酶依赖试验

9. 如何选择 Hp 感染的诊断方法?

从感染性疾病的角度来看，诊断 Hp 感染的“金标准”应是细菌培养，但在临床实际应用中，细菌培养方法复杂难以广泛开展。快速尿素酶试验是内镜检查的首选方法，结合组织病理学更能提高诊断准确率；血清学方法由于不能确定是否为现症感染，不易在临床上单独用于诊断，也不能作为 Hp 根除的检查方法；PCR 方法敏感性高，但易污染出现假阳性。检测 Hp 是否根除最好的方法是 ^{13}C 尿素呼气试验，但要在用过任何抗生素及 PPI 停药 4 周以后

才能进行。综上所述，Hp感染的诊断以不同方法的联合应用才能提高诊断的敏感性和特异性。

10. 幽门螺杆菌感染的诊断标准是什么?

Hp感染的科研诊断标准：细菌培养阳性或以下任两项诊断方法阳性可诊断为Hp感染。血清Hp抗体单项检测可用于大样本流行病学调查。①Hp形态学（涂片、组织学或免疫学染色）。②尿素酶依赖性试验（RUT、^{13}C或^{14}C-UBT）。③特异性免疫学检测（血清学ELISA或免疫印迹试验）。④特异性基因检测（特异性PCR或原位杂交）。

Hp感染的临床诊断标准：任一项现症感染诊断方法阳性可诊断为Hp感染。

Hp的根除标准：抗Hp治疗停药4周后复查，建议选用非侵入性的尿素呼气试验或Hp粪便抗原检测。如临床疾病有必要进行内镜复查，也可用胃黏膜活检标本Hp，此时应同时取胃窦、胃体黏膜进行检测。临床判断可仅用快速尿素酶试验；科研判断应再加另一基于活检标本的检测，两种方法均阴性可认为Hp已根除。

Hp感染阴性的标准：近四周内未服用抗Hp药物者，抽选项目检查阴性，则为阴性：①Hp形态学：胃窦、胃体形态学检测均阴性。②^{13}C或^{14}C-UBT阴性。③Hp的全菌抗原血清学检测阴性。④敏感特异的PCR检测阴性。⑤免疫组化染色阴性（可除外形态变异的Hp）。

11. 常用的根除Hp的治疗方案有哪些?

表 2-2 推荐的根除 Hp 治疗方案

药物和剂量	疗程
一线方案	
PPI/RBC（标准剂量）+A（1.0g）+C（0.5g）	每天 2 次×7 天
PPI/RBC（标准剂量）+M（0.4g）+C（0.5g）	每天 2 次×7 天
PPI/RBC（标准剂量）+A（1.0g）+F（0.1g）/M（0.4g）	每天 2 次×7 天
B（标准剂量）+F（0.1g）/M（0.4g）+C（0.5g）	每天 2 次×7 天
B（标准剂量）+M（0.4g）+T（0.75g 或 1.00g）	每天 2 次×14 天
B（标准剂量）+M（0.4g）+A（0.5g）	每天 2 次×14 天
二线方案	
PPI（标准剂量）+ B（标准剂量）+M（0.4g 每天 3 次）+T（0.75g 或 1.00g）	每天 2 次×7～14 天
PPI（标准剂量）+ B（标准剂量）+F（0.1g）+T（0.75g 或 1.00g）	每天 2 次×7～14 天

① 标准剂量和代号说明：药名后面的剂量即国标准剂量；PPI：质子泵抑制剂，包括埃索美拉唑 20mg、雷贝拉唑 10mg、兰索拉唑 30mg 和奥美拉唑 20mg；RBC：雷尼替丁枸橼酸铋 350mg 或 400mg；B：铋剂，包括枸橼酸铋钾 220mg 或 240mg、果胶铋 240mg；A：阿莫西林；C：克拉霉素；M：甲硝唑；F：呋喃唑酮；T：四环素。

② 一线方案中的 PPI 可用 H_2 受体拮抗剂（H_2RA）替代，如西咪替丁 400mg、雷尼替丁 150mg 或法莫替丁 20mg，但根除率可能会有所降低。

③ Hp 对甲硝唑耐药率已提高，呋喃唑酮抗 Hp 作用强，Hp 对其不易产生耐药性，可用呋喃唑酮替代甲硝唑。

④ PPI+铋剂+两种抗生素组成的四联疗法多用于治疗失败者。

12. 哪些患者需要抗 Hp 的根除治疗?

①所有 Hp 阳性的消化性溃疡患者，无论溃疡活动或缓解，必须进行根除治疗，有出血或穿孔史的患者也需治疗。②对既往有溃

疡病史者，在开始 NSAIDs 治疗前，推荐检查和治疗 Hp 感染。③需长期用 NSAIDs 治疗，目前或近期有消化不良史的患者推荐对消化不良进行适当检查，如果 Hp 阳性，则给予治疗。④对 Hp 阳性的慢性活动性胃炎患者应进行 Hp 根除治疗。⑤推荐治疗早期胃癌切除术后患者的 Hp 感染。⑥对低度恶性的胃 MALT 淋巴瘤患者必须治疗 Hp 感染。⑦推荐对 Hp 阳性的重度慢性浅表性胃炎、胃炎伴重度肠化生及重度不典型增生患者进行根除治疗。⑧推荐对 Hp 儿童感染者进行治疗。⑨对有胃癌家族史的患者，若 Hp 阳性则予以治疗。参见下表。

表 2-3　Hp 的根除指征

Hp 阳性疾病	必须	支持	不明确
消化性溃疡*	√		
早期胃癌术后	√		
胃 MALT 淋巴瘤	√		
有明显异常的慢性胃炎#	√		
计划长期使用 NSAIDs		√	
部分 FD			√
GERD		√	
胃癌家族史		√	
个人强烈要求治疗者			√
胃肠道外疾病			√

*消化性溃疡（胃溃疡或十二指肠溃疡）：无论活动或非活动，无论有无并发症。

#明显异常：指合并糜烂、中-重度萎缩、中-重度肠化生或轻-中度不典型增生，重度不典型增生应考虑癌变。

13. 如何评价抗 Hp 的治疗方案？

目前大家普遍认可的理想的幽门螺杆菌治疗方案应该是：① Hp根除率＞90％。②副作用最小。③患者依从性好。④溃疡愈合快。⑤不产生耐药性。⑥治疗简单，疗程短。⑦价格便宜。

14. 在抗 Hp 治疗中，什么是 Hp 清除和根除的概念？

Hp 清除是指抗 Hp 治疗结束时复查 Hp 阴性；Hp 根除是指停止抗 Hp 治疗 4 周之后复查 Hp 阴性。国外又称根除为“治愈”。清除只是 Hp 暂时被抑制，停药之后 Hp 很快会再现；根除是指 Hp 感染治愈，停药后不复发。只有根除才是评价抗 Hp 治疗效果的标准。

15. 在抗 Hp 治疗中，何为复发和再感染？

复发只是 Hp 暂时被抑制，而不是 Hp 被根除，Hp 可以在停药后的短时间内再现；再感染是指经过治疗后虽然细菌被根除，但以后又重新感染 Hp。要鉴别 Hp 复发还是再感染应作 Hp 菌株鉴定，如两者为同一菌株则为复发，否则可以认为是再感染。

16. 在抗 Hp 治疗方案中，为什么常常加入抑酸剂？

抗生素的体外抑菌浓度与体内抗菌活性并不完全一致。抗生素在胃酸环境中是否能保持其稳定的抗菌活性将影响到 Hp 感染的治疗效果。某些抗生素的抗菌活性在胃酸环境下抗菌效果明显降低甚至无效。因此，胃内 pH 对抗生素的影响是抗 Hp 感染失败的一个原因。

17. 在评价抗 Hp 感染的治疗效果时，内镜下如何取材？

要求内镜下在胃窦和胃体同时取胃黏膜组织进行检查，只有两处 Hp 均为阴性才认为 Hp 被真正根除。这是因为在 Hp 根除治疗时，胃内环境发生了改变，细菌可由胃窦部移行到胃体部，仅仅胃窦黏膜检查 Hp 阴性而误认为 Hp 已根除。

18. 如何避免耐药株的产生？

（1）严格掌握 Hp 根除的适应证，选用正规、有效的方案。

（2）联合用药，避免使用单一抗生素或抗菌药。

（3）对基层医师加强 Hp 治疗知识的普及和更新。

（4）对根除治疗失败者，有条件的单位再次治疗前应先作药物敏感，避免使用对 Hp 耐药的抗菌药。

（5）不断开发治疗 Hp 的新药，包括中西医结合治疗。

（6）由于 Hp 的耐药性，PPI 三联方案必要时可以使用 2 周。

（7）对一线治疗失败者，若用补救疗法时应尽量避免使用硝基苯咪唑类药物，而应改用其他药物，如呋喃唑酮、胃内滞留型庆大霉素缓释片等。

（8）努力研究开发 Hp 疫苗，让 Hp 感染的免疫防治成为现实。

消化性溃疡

1. 什么是消化性溃疡?

消化性溃疡泛指胃肠道黏膜在某种情况下被胃消化液消化所造成的溃疡，可发生于食管、胃及十二指肠，因为胃溃疡和十二指肠溃疡最常见，故一般所谓消化性溃疡指胃溃疡和十二指肠溃疡。幽门螺杆菌（Hp）感染和非甾体抗炎药（NSAIDs），特别是前者，是消化性溃疡的主要病因，并由此引发了消化性溃疡处理策略的重大变革。

2. 十二指肠溃疡病的发病因素有哪些?

（1）幽门螺杆菌感染：十二指肠溃疡的发生与 Hp 感染关系密切，Hp 阳性的十二指肠溃疡复发率明显高于阴性患者。

（2）胃酸和胃蛋白酶：十二指肠溃疡的基础胃酸和餐后胃酸分泌常大于正常人。

（3）十二指肠黏膜的防御机制减弱，如对胆盐、酒精、药物、微生物等。

（4）遗传因素可能发挥一定作用。

（5）胃十二指肠运动功能异常，如胃排空加速。

（6）其他因素如吸烟、精神因素、药物（NSAIDs、肾上腺皮质激素等）。

3. 胃溃疡的致病因素有哪些?

(1) 胃酸和胃蛋白酶：胃溃疡患者基础和刺激后的胃酸分泌量常正常，甚至低于正常，这与十二指肠溃疡患者相比有明显不同，但是，胃酸的存在仍然是发生溃疡的决定因素。在胃溃疡患者的血清中，胃蛋白酶原Ⅰ和Ⅱ的水平均高于正常人。

(2) 胃黏膜屏障受损：胃溃疡患者几乎都伴有慢性胃炎，胃黏膜常有损伤，又由于胃蛋白酶原分泌增多，结果导致胃黏膜屏障受损。

(3) 幽门螺杆菌：虽然胃溃疡患者 Hp 检出率比十二指肠溃疡略低，但 Hp 感染与慢性胃炎关系密切，因此，Hp 也是导致胃溃疡的一个重要因素。

(4) 胃运动功能障碍：胃溃疡患者可出现幽门关闭不全，易引起十二指肠液反流，反流液中的胆汁、胰液、溶血卵磷脂对胃黏膜有显著的损伤作用。

(5) 一部分患者存在前列腺素合成不足。

(6) 其他，如药物（NSAIDs、肾上腺皮质激素等）对胃黏膜的损伤。

4. 消化性溃疡有哪些临床症状和体征?

(1) 主要症状：①上腹部疼痛：上腹部疼痛是消化性溃疡的主要症状，典型的十二指肠溃疡的疼痛一般呈节律性和周期性，可被进食或服用抗酸剂所缓解。这些特点在胃溃疡中不甚明显。虽然典型的节律性上腹部疼痛是诊断消化性溃疡的主要线索，但有典型溃疡症状者不一定患有消化性溃疡，而相当部分消化性溃疡患者的上腹部疼痛常不典型，更有一部分患者可无疼痛症状，而以出血、穿孔等并发症作为首发症状。②其他症状：除上腹部疼痛以外，尚可有反酸、嗳气、烧心、上腹饱胀、恶心、呕吐、食欲减退等消化不良症状，但这些症状均缺乏特异性。部分症状可能与伴随的慢性胃炎有关。病程较长者可因疼痛或其他消化不良症状影响而出现体重减轻，但也有少数十二指肠溃疡病人因进食可使疼痛暂时减轻，频繁进食而致体重增加。

（2）体征：消化性溃疡缺乏特异性体征。溃疡活动时上腹部可有局限性轻压痛，缓解期无明显体征。

5. 消化性溃疡有哪些常见并发症？

出血、穿孔和幽门梗阻是溃疡病的三个主要并发症。其中以溃疡病合并出血最常见。

6. 消化性溃疡所致的幽门梗阻有什么特点？

消化性溃疡所致的幽门梗阻中，80％以上由十二指肠溃疡引起。其余为幽门管溃疡或幽门前区溃疡。幽门梗阻产生的原因主要有两类，一类是由于溃疡活动期时溃疡周围组织炎性充血、水肿或炎症引起的幽门反射性痉挛所致。此类幽门梗阻多属暂时性，内科治疗有效。另一类是由于溃疡多次复发、瘢痕形成和瘢痕组织收缩所致，内科治疗无效，多需外科手术治疗。也有部分病例，幽门和十二指肠段有轻度狭窄，但平时不出现梗阻征象，应用解痉药物减弱了胃排空能力后可诱发幽门梗阻。

幽门梗阻引起胃滞留，临床上主要表现为上腹部饱胀不适和呕吐。上腹饱胀以饭后为甚，呕吐后可减轻，呕吐物量多，内含发酵宿食。呕吐次数一般不多，视幽门通道受阻的程度而定。患者因不能进食和反复呕吐而逐渐出现体弱、腹水和低氯低钾性碱中毒等临床表现。如果清晨空腹时检查胃内有震水声，插胃管抽液量＞200ml，则考虑存在幽门梗阻，应进一步作胃镜或X线检查。

7. 内镜下良恶性胃溃疡鉴别要点是什么？

（1）良性溃疡：溃疡呈圆形或椭圆形，溃疡边缘光滑清楚，溃疡大小一般小于2cm，活检时溃疡边缘组织较软。

（2）恶性溃疡：溃疡形态常不规则，边缘常隆起，凹凸不平或肿物，溃疡常大于2cm，苔污秽，溃疡周围黏膜强直、增厚，活检时质硬，易出血。

8. 内镜下溃疡病分期标准是什么？有何临床意义？

根据胃镜所见，溃疡病从急性发病到临床完全愈合的不同时期的表现，将其分为活动期、愈合期和瘢痕期，每期分为两个阶段。具体分期标准如下：

（1）活动期（A期）：该期又分为A_1和A_2期。

A_1期：溃疡呈圆形，底部覆盖较厚白苔或黄白苔，周边黏膜明显充血水肿，无再生上皮和黏膜集中像。

A_2期：溃疡呈近圆形，底部覆盖的苔变薄，周边黏膜仍少许肿胀，四周可见再生上皮形成的白色轮状边缘和其外侧充血的红晕，黏膜皱襞形成向溃疡集中像，但不显著。

（2）愈合期（H期）：分为H_1和H_2期。

H_1期：溃疡已不再是圆形，溃疡缩小，仍可见红晕与白苔，黏膜皱襞集中像已超明显。

H_2期：此期底部苔已基本消失，溃疡已缩小，底部已变平，成线状和不整形，周边的充血、水肿也基本消失，黏膜集中像更为明显。

（3）瘢痕期（S期）：分为S_1和S_2期。

S_1期：此期溃疡面已消失，原溃疡处已形成瘢痕，而瘢痕中心在仔细观察时发红，周边黏膜皱襞集中像依然显著。此期又称为红色瘢痕期。

S_2期：此期在S_1期基础上进一步愈合，溃疡仅留有白色瘢痕，且于周围黏膜颜色一致，又称为白色瘢痕期。

溃疡病的各期之间没有严格界限，但内镜可作为一种客观指标，对指导临床用药，观察疗效，特别是科研还是很有价值的。

9. 消化性溃疡的X线钡餐检查有何特点？

适用于对胃镜检查有禁忌或不愿接受胃镜检查者。溃疡的X线征象有直接和间接两种：龛影是直接征象，对溃疡有确诊价值；局部压痛、十二指肠球部激惹和球部畸形、胃大弯侧痉挛性切迹均为间接征象，仅提示有溃疡。

10. 消化性溃疡的特殊类型和问题

（1）无症状性溃疡：约有15%～35%的消化性溃疡患者可无任何症状，而以出血、穿孔等并发症为首发症状。可见于任何年龄，以老年人较多见。NSAIDs引起的溃疡近半数无症状。

（2）老年人消化性溃疡：近年来老年人发生消化性溃疡的报道增多，临床表现多不典型。老年人中胃溃疡发病率等于或多于十二指肠溃疡。位于胃体上部或高位的溃疡以及胃巨大溃疡多见，需与胃癌鉴别。

（3）胃、十二指肠复合溃疡：复合性溃疡是指胃和十二指肠同时发生的溃疡。DU往往先于GU出现。幽门梗阻发生率较高。

（4）幽门管溃疡：幽门管位于胃远端，与十二指肠交界，长约2cm。幽门管溃疡与DU相似，胃酸分泌一般较高，常缺乏典型溃疡的周期性和节律性疼痛，餐后上腹痛多见，对抑酸剂反应差，呕吐较多见，较易发生幽门梗阻或出血。

（5）十二指肠球后溃疡：球后溃疡约占十二指肠溃疡的5%～10%。溃疡多发生于十二指肠乳头的近端，具有DU的临床特点，但夜间痛及背部放射痛多见，对药物治疗反应较差，较易发生出血。

（6）难治性溃疡：难治性溃疡一般是指标准剂量的H_2受体拮抗剂正规治疗一定时间（胃溃疡12周、十二指肠溃疡8周）后经胃镜检查确定未愈的溃疡和（或）愈合缓慢、复发频繁的溃疡。但随着质子泵抑制剂的问世及对消化性溃疡病因的新认识，真正难以愈合的消化性溃疡已极少见。

11. 消化性溃疡病治疗的现代概念是什么？

当今溃疡病的治疗策略应包括以下三个方面的内容：①抑制胃酸：这是基于胃酸一直在消化性溃疡的发病机理中占统治地位，针对抑制胃酸分泌的药物始终是治疗溃疡病的主要手段。②保护胃黏膜。③根除Hp：消化性溃疡是一种感染相关性疾病，幽门螺杆菌感染是消化性溃疡最主要的病因，根除Hp可以促进溃疡愈合，减少溃疡复发及并发症，从而治愈溃疡。沿用以上三条原则才能达到治愈溃疡的目的。

12. 消化性溃疡病维持治疗的原则是什么？

根除Hp可以促进溃疡愈合，降低复发率，甚至可以使溃疡愈合。因此，防止溃疡病复发的维持治疗策略是：根除 Hp 治疗是防止 Hp 相关性溃疡病复发和并发症的第一步。对有溃疡病并发症病史，多次复发或顽固性的溃疡病患者，至少应是持续治疗至证实 Hp 感染确定被治愈为止。抗 Hp 治疗失败的高危患者以及 Hp 阴性的溃疡病患者应作为维持治疗的适应证。

13. 如何治疗消化性溃疡？

（1）消化性溃疡的药物治疗：消化性溃疡的内科治疗要达到症状缓解、溃疡愈合、防止复发和避免并发症四个目的。针对消化性溃疡病因和危险因素进行处理是溃疡治疗的关键。

1）根除 Hp 治疗：参见相关章节。

2）根除 Hp 治疗后的抗溃疡治疗：在根除 Hp 疗程结束后，继续给予该根除方案中所含抗溃疡药物常规剂量完成 1 个疗程是理想的治疗，具体为：DU 总疗程为 PPI 2～4 周、胶体铋 4～6 周，GU 患者总疗程为 PPI 4～6 周、胶体铋 6～8 周。根除 Hp 治疗后复查：抗 Hp 治疗后，确定 Hp 是否根除的试验应在治疗完成后不少于 4 周时进行。

3）抗胃酸治疗：溃疡的愈合与抑酸治疗的强度和时间成正比。目前常用的抑制胃酸分泌药物有 H_2受体拮抗剂（H_2RA）和质子泵抑制剂（PPI）两大类，PPI 抑制胃酸分泌作用比 H_2RA 更强，作用更长久，促进溃疡愈合的速度较快，溃疡愈合率较高，因此特别适用于难治性溃疡或 NSAIDs 溃疡患者不能停用 NSAIDs 时的治疗。H_2受体拮抗剂和质子泵抑制剂治疗溃疡的疗程一般为十二指肠溃疡 4 周，胃溃疡 6 周。

4）保护胃黏膜治疗：胃黏膜保护剂主要有三种，即硫糖铝、枸橼酸铋钾和前列腺素类药物米索前列醇（misoprostol）。这些药物治疗 4～8 周的溃疡愈合率与 H_2受体拮抗剂相似。

5）NSAIDs 溃疡的治疗和预防：对服用 NSAIDs 后出现的溃疡，如情况允许应立即停用 NSAIDs，如病情不允许可换用对黏膜损伤少的 NSAIDs，如特异性 COX－2 抑制剂。对停用 NSAIDs 者，可予常规剂量常规疗程的 H_2RA 或 PPI 治疗，对不能停用 NSAIDs 者，应选用 PPI 治疗。同时需检测有无 Hp 感染，如有

Hp 感染应同时根除 Hp。

6）溃疡复发的预防：有效根除 Hp 及彻底停用 NSAIDs，可消除消化性溃疡的两大常见病因，因而能大大减少溃疡复发。对溃疡复发同时伴有 Hp 感染复发（再感染或复燃）者，可予以根除 Hp 再治疗。

（2）消化性溃疡的手术治疗：随着 H_2受体拮抗剂、PPI 的问世以及将根除 Hp 作为溃疡治疗的主要措施的普及，需要外科手术治疗的溃疡病患者已越来越少。目前外科手术主要限于少数有并发症者，包括：①大量出血经内科治疗无效；②急性穿孔；③瘢痕性幽门梗阻；④胃溃疡疑有癌变；⑤正规内科治疗无效的顽固性溃疡。

14. 消化性溃疡病出血的治疗要点是什么？

参见消化道出血一章。

15. 何谓溃疡愈合质量？

消化性溃疡的愈合，不仅需要黏膜缺失的修复，更需要黏膜下组织结构的修复、重建和功能的修复，溃疡愈合质量低下是复发的病理学基础。

16. 影响溃疡愈合质量的因素有哪些？

（1）胃黏液-黏膜屏障：增强该屏障可提高溃疡愈合质量，减少复发。

（2）胃黏膜血流量。

（3）PGs 水平：PGs 是花生四烯酸的主要代谢产物，激素及 NSAIDs 引发的溃疡均与 PGs 减少有关。

（4）表皮生长因子（EGF）：能抑制胃酸分泌，促进 DNA、RNA 及蛋白质合成，参与组织损伤修复。

（5）氧自由基：黏膜炎症水肿时局部氧自由基增多。

（6）Hp 感染：可影响溃疡瘢痕形成。

17. H_2 受体拮抗剂用于治疗哪几类疾病？

（1）消化性溃疡的维持治疗：消化性溃疡易复发，H_2 受体拮抗剂为最佳维持治疗药物。

（2）控制上消化道出血：体液及血小板诱导的止血只有在 pH 大于 6 的情况下才能发挥作用。有报道，大剂量 H_2 受体拮抗剂静脉注射能有效治疗成人消化性溃疡合并的出血。

（3）反流性食管炎：H_2 受体拮抗剂通过抑制胃酸分泌、降低胃蛋白酶活性缓解症状，促进食管黏膜修复。胃内碱化可以促进胃泌素的释放，可能提高 LES 的压力。

（4）慢性荨麻疹：皮肤血管上同时存在 H_1 及 H_2 组胺受体，应用 H_1 及 H_2 受体拮抗剂治疗慢性荨麻疹可取得良好效果。

18. 质子泵抑制剂临床应用的适应证有哪些？

（1）消化性溃疡：每天一次可使胃内 pH＝3 的时间超过 18 小时。

（2）胃食管反流病：每天一次 PPI 治疗 4 周相当于 H_2 受体拮抗剂 8 周的疗效。对内镜阴性的 GERD 可缓解症状。可鉴别是否为非心源性胸痛。

（3）Hp 根除。

（4）NSAIDs 相关性溃疡的治疗：对 NSAIDs 引起的胃黏膜损伤有预防作用。

（5）Barrett 食管：Barrett 食管是长期胃食管反流食管黏膜的并发症，有人认为 PPI 可预防和治疗 Barrett 食管。

（6）消化道外疾病：如与反流相关的支气管哮喘及慢性咽炎。

19. 何谓夜间酸突破？影响因素有哪些？

是指在服用 PPI 类强有力抑酸剂过程中，出现夜间胃内 pH 值低于 4 的时间持续 1 小时以上的现象。

（1）壁细胞及质子泵在不断更新，夜间更明显，易出现抑制逃逸现象。

（2）PPI 仅作用于被激活的质子泵，对未激活的质子泵缺乏抑制作用。

（3）夜间缺乏食物刺激，激活状态的质子泵数量少，PPI 难以充分发挥抑酸作用。

（4）PPI 有一定的半衰期。

（5）夜间迷走神经兴奋，使胃酸分泌增加。

（6）不同个体对 PPI 类药物反应存在差异。

第三节　胃部肿瘤

胃良性肿瘤

1. 常见的胃良性肿瘤包括哪些？

胃的良性肿瘤根据组织来源的不同分为两类：一类为胃壁黏膜上皮组织来源的腺瘤（外观常呈息肉样，又称腺瘤性胃息肉，为胃息肉的一种）；另一类为来自胃壁间叶组织的间质性肿瘤（包括平滑肌瘤、纤维瘤、神经纤维瘤、脂肪瘤、血管瘤等），统称间质瘤。临床上最多见的是胃腺瘤（adenoma of stomach）及胃平滑肌瘤（leiomyoma of stomach）。

2. 胃平滑肌瘤有哪些常见临床表现？

多见于中年以上患者；肿瘤是否产生症状同肿瘤的大小、位置、生长方式（腔内生长、壁内生长、向浆膜面生长）相关；直径＜2cm 的肿瘤无任何临床表现，常因其他疾病做相关检查或手术时发现。肿瘤＞3cm 者常产生症状。肿瘤表面可形成深浅不等的溃疡，引起长期粪便隐血阳性或更大量的出血，患者多因此而就诊。

3. 胃平滑肌瘤的治疗原则是什么？

单发的、瘤体直径＜1cm 的胃平滑肌瘤，无症状者无需治疗，可随访。多发、无蒂、直径＞2cm、有溃疡或细胞学检查可疑恶变者，应手术切除。肿瘤切除后预后良好。单发、直径＜2cm 的起源于黏膜肌层的平滑肌瘤有通过内镜电切的报道；胃平滑肌瘤致胃出血有用激光治疗的报道。

4. 简述 GIST 的概念

胃肠道间质瘤（gastrointestinal stromal tumors，GIST）位于胃肠道，组织学形态有梭形细胞、上皮样细胞或多形性细胞，由光镜从组织形态学观察 GIST 与胃肠道平滑肌瘤和神经源肿瘤相似，但免疫组化以及电镜技术证实 GIST 起源于胃肠道原始非定向多潜能间质干细胞，免疫组化表达 KIT 蛋白（CD117）阳性，遗传上存在频发性 c－kit 基因突变，是起源于间叶源性肿瘤。目前认为 GIST 是独立的间质瘤。肿瘤可向腔内、腔外或同时向腔内外生长。肿瘤表面破溃引起消化道出血往往为其首发表现。肿瘤还可发生于腹腔软组织如网膜、肠系膜或腹膜后，发生于胃肠道及腹腔以外者有以上特征的间质瘤则十分罕见。目前认为本病具有恶病倾向，大于 5cm 的肿瘤往往为恶性。

胃息肉

1. 什么是胃息肉？胃息肉有哪些常见的临床表现？

胃息肉（gastric polyp）主要指由胃黏膜上皮和/或间质成分增生所引起的隆起性病变。胃息肉缺乏特异的临床表现，多数患者息肉本身并无症状而是因为其他原因行胃镜检查时发现胃息肉。胃息肉患者可出现上腹部轻微疼痛与不适、消化不良等。息肉表面如有糜烂、溃疡，可发生间歇性或持续性出血。

2. 胃息肉的常见病理类型有哪些？胃镜下那些征象提示胃腺瘤性息肉有癌变的可能？

胃息肉的病理类型主要有炎性息肉、增生性息肉、胃底腺息肉、腺瘤性息肉，主要是腺瘤性息肉可以癌变。胃镜检查中如发现腺瘤直径＞2cm，表面出现分叶、结节、溃疡，甚至发现菜花样改变，肿物较周围黏膜组织苍白，而且蒂部宽广，周围黏膜增厚，为恶性腺瘤的常见征象。

3. 简述胃息肉的治疗原则

胃息肉确诊后根据息肉的大小、位置、数目、病理类型，决定治疗方案。数目多、直径<0.5cm的非腺瘤性息肉可以治疗后复查。数目少、直径>0.5cm的息肉可行胃镜下息肉电切治疗。不能行息肉电切的大息肉或已经恶变的息肉可考虑手术治疗。

胃癌

1. 什么是胃癌的癌前状态？

癌前状态是指发生癌危险性明显增加的临床情况，包括：①萎缩性胃炎（伴或不伴肠化生或恶性贫血）；②慢性胃溃疡；③残胃；④胃息肉：主要是腺瘤性息肉；⑤ Ménétrier 病。

2. 什么是胃癌的癌前病变？

胃癌的癌前变化分为癌前病变（precancerous lesion）和癌前状态（precancerous condition）两类。癌前病变是指易发生癌变的胃黏膜病理组织学变化，即异型增生（dysplasia）。

3. 根据内镜下的表现早期胃癌如何分型？

癌组织限于黏膜层和黏膜下层，无论有无淋巴结转移，称为早期胃癌。可分为三型：隆起型（Ⅰ型）、平坦型（Ⅱ型，再分成三种亚型：浅表隆起型Ⅱa型、浅表平坦型Ⅱb型、浅表凹陷型Ⅱc型）、凹陷型（Ⅲ型）。直径0.5cm以下的胃癌为微小胃癌，0.6～1.0cm的胃癌为小胃癌。

4. 根据内镜下的表现进展期胃癌如何分型？

癌组织浸润达肌层或浆膜层称为进展期胃癌，也称为中、晚期胃癌。进展期胃癌多采用 Borrmann 分型：隆起型（Ⅰ型）、局限溃疡型（Ⅱ型）、浸润溃疡型（Ⅲ型）、弥漫浸润型（Ⅳ型）。

5. 胃癌的主要播散方式有哪些？什么是 Virchow 淋巴结、Krukenberg 肿瘤、Blumer shelf？

胃癌的播散方式主要有直接扩散至周围邻近器官、淋巴结转移、血行播散、腹腔种植。胃癌转移至左锁骨上淋巴结称 Virchow 淋巴结；腹腔种植于卵巢，称 Krukenberg 肿瘤；种植于直肠前窝出现肿块时称 Blumer shelf。

6. 胃癌的临床表现有何特点？

胃癌以老年男性多见，缺乏特异的临床表现，早期胃癌的患者多无临床症状，即使出现临床症状如上腹不适等也缺乏特异性，因此早期胃癌的诊断较困难。进展期胃癌最多见的症状是上腹痛，也常常是最早出现的症状，患者也可表现上腹胀、嗳气等非特异性上消化道症状。进展期胃癌的患者大便隐血常持续阳性，故小细胞低色素贫血常见。

7. 内镜下如何鉴别胃良性溃疡和恶性溃疡？

参见溃疡病一节。

8. 胃癌有哪些主要的治疗方法？

（1）手术：目前唯一有可能根治胃癌的治疗方法。

（2）化学治疗：为胃癌综合治疗的重要组成部分，是当今治疗胃癌的重要方法。目前对胃癌比较有效的药物有 5－氟尿嘧啶、丝裂霉素（MMC）、阿霉素、环硝脲类等。一般认为联合化疗的效果优于单剂化疗。

（3）放射治疗：放射治疗对不适合作手术的胃癌患者意义不大，其原因是不能进行解剖定位。

（4）免疫治疗、生物治疗、中药治疗均可作为辅助治疗。

（5）内镜下治疗：早期胃癌可作内镜下黏膜切除术（endoscopic mucosa resection，EMR）、激光或微波治疗，尤其是不能耐受手术的患者。高分化的早期胃癌内镜下治疗效果满意。

9. 内镜下黏膜切除术（endoscopic mucosal resection，EMR）有哪些适应证和禁忌证？

（1）适应证

1）隆起型病变，直径小于 2.0cm；凹陷型病变无溃疡或瘢痕形成。

2）消化道早期癌尤其是黏膜内癌。

3）癌前病变包括中度及重度非典型增生。

4）大于 2.5cm 的息肉或局部癌变的息肉。

5）起源于黏膜肌层的黏膜下肿物。

（2）禁忌证

1）有淋巴结或远隔脏器转移者。

2）有胃肠镜检查禁忌证者。

3）凝血机制明显障碍者。

4）浸润深度超过黏膜肌层者。

胃黏膜相关淋巴样组织淋巴瘤（MALToma）

1. 什么是胃 MALToma？

为胃黏膜相关淋巴样组织淋巴瘤的简称，胃黏膜相关淋巴样组织淋巴瘤（mucosa - associated lymphoid tissue lymphoma，MALToma）是指起源于胃黏膜相关淋巴样组织的淋巴瘤，为原发于胃的淋巴瘤，常为低度恶性，多起源于 B 细胞，常发生于幽门螺杆菌（Hp）持续感染所引起的炎症性淋巴组织增生基础上。

2. 胃 MALToma 在内镜下和上消化道造影中的主要表现有哪些？

典型的胃 MALToma 内镜表现常为胃黏膜弥漫性病变，皱襞增粗，多发糜烂或溃疡形成，巨大的肿块或较深的巨大溃疡相对少见。内镜下病变多样、广泛时应警惕胃 MALToma 的存在。胃肠 X 线检查的常见表现与胃癌或胃炎相似，但皱襞紊乱或增大、溃疡边缘模糊。多样性病变对诊断有帮助。

3. 结合胃 MALToma 分期，简述胃 MALToma 的主要治疗原则是什么？

有关胃 MALToma 的治疗还没有形成统一、规范的标准，对于具体手术方式和化疗药物的选择还存在很多争议，目前主要的治疗原则如下：

（1）根除 Hp 是低度恶性胃 MALToma EⅠ期患者的重要治疗选择，是治疗胃 MALToma 的重要组成部分。根治幽门螺杆菌后，有些低度恶性的胃 MALToma 可以完全缓解，因此在采取其他治疗前（尤其是手术），应先行幽门螺杆菌根治治疗。

（2）EⅠ或EⅡ期的患者若根治幽门螺杆菌后不能缓解可手术治疗，辅助化疗或放疗。

（3）EⅢ或EⅣ期的患者可行化疗或放疗。

表 2-4 胃 MALToma 分期

分期	标准
EⅠ	病变局限于胃
EⅡa	病变累及胃和邻近淋巴引流区域的淋巴结
EⅡb	病变累及胃和非淋巴引流区域的膈下淋巴结
EⅢ	病变累及胃，横膈上下的淋巴结均受累
EⅣ	广泛转移

E：extranodal（淋巴结外的）

第四节 胃部其他疾病

Dieulafoy 病

1. 什么是 Dieulafoy 病？

目前认为 Dieulafoy 病与胃肠血管走行异常有关，是由于胃肠道动脉分支由浆膜面垂直贯入黏膜下，管径不减小（称恒径动脉）

造成，恒径动脉直径可达 0.6～4.0mm，为正常的 5～20 倍。当恒径动脉表面黏膜损伤导致糜烂、浅溃疡后引起动脉破裂出血。

2. 胃 Dieulafoy 病导致的消化道出血有何临床特点？

患者以老年男性多见，既往常无肝病及消化性溃疡病史，常表现为急性上消化道大出血，常无任何先兆或有轻度上腹不适而突然出现呕血和/或黑便，可伴有低血压或休克。

3. 内镜下胃 Dieulafoy 病有何特征？

胃 Dieulafoy 病内镜下常表现为孤立的浅表小溃疡和糜烂，多在 0.5cm 以下，底部可见暴露的血管断端或血栓，也可见到活动性渗血或喷射性出血。病灶好发部位在胃体上或中部，多位于贲门下 4～6cm 的胃体前壁或后壁，且靠近小弯侧，由于病变浅、小，内镜下容易漏诊。

4. 如何确诊 Dieulafoy 病？

既往无特殊病史、急性上消化道大出血的患者应怀疑本病，急诊胃镜为诊断本病的首选方法。怀疑本病时，若一次胃镜检查未确诊，再出血时可复查内镜，可能有助于发现病灶。也可行选择性腹腔动脉造影，可显示血管畸形征象，在活动性出血时进行检查，若出血速度快，可见造影剂外渗，从而明确出血部位。此外尚有用超声内镜和彩色多普勒超声诊断本病的报道。

5. Dieulafoy 病的主要治疗手段有哪些？

（1）补充血容量，维持生命体征：Dieulafoy 病常出血迅猛，患者常出现周围循环衰竭的表现，不应忽视补液、抗休克等基本治疗。由于是血管病变，常规药物止血治疗（包括质子泵抑制剂）效果不满意。

（2）内镜治疗：是该病的重要治疗方法，金属铗及黏膜下注射治疗（如注射硬化剂、无水乙醇）均可能收到止血效果，特别对老年或因合并症不能手术者，尤为适宜。单纯注射 1∶10 000 肾上腺素高渗盐水容易再出血，治疗效果不理想。

（3）手术治疗：为内镜治疗失败的补救方法，不作为首选。明确出血部位则可行破裂血管缝扎或病灶楔形切除术，应避免盲目胃切除术。

（4）血管栓塞：血管造影明确出血部位后，可用止血海绵局部栓塞止血，用于内镜治疗失败或不能行内镜和外科手术治疗的患者。

胃窦部血管扩张症

1. 什么是胃窦部血管扩张症？

是一种少见的远端胃血管扩张，局限于胃窦部的原因不明的血管病变，多见于老年男性。患者常伴有肝硬化、胃酸缺乏或严重低酸，也见于骨髓移植的患者。可能与胃泌素、PGE_2 水平升高等因素导致胃血管扩张有关。

2. 胃窦部血管扩张症的典型临床表现是什么？首选的确诊手段是什么？

老年人多见，长期反复消化道隐性出血（大便隐血持续阳性）和贫血是典型的临床表现，呕血、黑便少见。胃镜是首选的确诊方法，钡餐和血管造影常无异常发现。内镜下可表现为胃窦部条状发红的胃黏膜呈类似“西瓜纹理”样改变，又称“西瓜胃”；或胃窦区黏膜呈猩红样点状充血，或融合成片，可称为“蜂窝状胃”；也可表现为扩张的血管呈一簇孤立的、稍隆起的、界线清晰的病灶，呈蘑菇样，又称“蘑菇胃”。

3. 胃窦部血管扩张症的治疗手段有哪些？

首先要治疗可能与胃窦部血管扩张症相关的疾病。胃窦部毛细血管扩张症本身可在内镜下进行热凝、激光治疗，这是首选的治疗方法；胃窦部切除是根治本病的重要方法；有报道少数患者使用激素后可使消化道出血暂时停止，血色素水平升高。常规抑酸剂、胃黏膜保护剂对本病的治疗效果欠佳。

急性胃扩张

1. 什么是急性胃扩张？急性胃扩张的主要病因及相关发病机制有哪些？

急性胃扩张（acute dilatation of stomach）是指胃及十二指肠内有大量内容物不能排出，短时间内使胃及十二指肠极度膨胀。当胃内容物积存过多时，患者上腹胀痛，反复发生呕吐，可丧失大量胃液，引起脱水、电解质丢失，甚至休克、死亡。急性胃扩张如不及时处理，可以发生胃壁坏死与穿孔，后果严重。

急性胃扩张的主要病因有：①腹腔术后：这与麻醉、手术引起反射性胃运动抑制有关。自从术后广泛采用胃肠减压后，此原因导致的胃扩张少见。②暴饮暴食：由于大量的食物在短时间内急骤进入胃内，可以发生胃壁肌肉的神经反射性麻痹，不能将饱餐后的饭食和分泌的消化液及时向下推送，造成急性胃扩张，并将小肠向下推移，使肠系膜上动脉对十二指肠产生机械性压迫从而产生肠梗阻，胃内容物不能排除，加剧胃扩张。

2. 急性胃扩张有哪些常见临床表现？

发病初期患者常诉上腹部持续性饱胀和疼痛，继之出现呕吐，逐渐加重，发作频繁，吐出物早期是所进食物，继之为混浊胃液，之后可能出现咖啡样血性液体，但始终无粪臭味。患者可伴口渴、神情淡漠、呼吸急促，甚至嗜睡、昏迷；胃壁穿孔时，可出现剧烈腹痛。查体可发现患者腹部膨隆，以上腹部为显著，可有弥漫性轻压痛，震水音阳性，肠鸣音减弱。穿孔后出现相应的腹膜炎体征。由于大量胃液的丢失化验室检查可发现低钾、低氯和低钠。腹部平片可见一个大的胃泡，并有一宽大的液平面，胃的阴影明显扩大。穿孔后可发现膈下游离气体。

3. 急性胃扩张的治疗原则是什么？

首先采用内科保守治疗，禁食、禁水，胃肠减压，补充液体和电解质，纠正低钾、低氯和低钠等电解质紊乱，内科治疗无效或出现穿孔等并发症时，应及时采取外科手术治疗。

胃扭转

1. 胃扭转有哪些常见临床表现？

急性胃扭转多表现为急性严重上腹绞痛，可伴有 Brochardt 三联征：①早期呕吐，随后发生干呕；②上腹膨胀但两侧髂窝平坦；③不能插入胃管。

慢性胃扭转比急性胃扭转多见，症状呈持续性或间歇性，多表现为餐后上腹不适、腹胀，也可表现为反复性上腹绞痛伴呕吐或干呕，有的患者可出现酷似消化性溃疡的症状。

2. 怀疑胃扭转的患者如何确诊？

临床症状提示胃扭转的患者应行 X 线钡餐造影确诊。典型 X 线表现包括：①胃失去正常解剖形态，胃大弯在胃小弯上面（器官轴型，沿长轴扭转），胃黏膜呈十字交叉（网膜轴型，左右扭转），可出现双胃泡双液面；②有的患者钡餐停留在食管下段不能通过贲门。胃镜对本病的诊断价值有限。

3. 如何治疗胃扭转？

急性完全胃扭转需急诊手术治疗。慢性胃扭转多保守治疗，尤其是轻症患者，必要时才考虑手术固定治疗。术中应去除胃扭转的病因，如存在膈疝时应修补。近年来有用胃镜成功复位的报道。

胃石

1. 什么是胃石？

胃石（gastric bezoar）是动物或植物等成分在胃腔内凝结形成的异物，按成分主要可分为植物性（如柿子、黑枣、山楂等）、毛发性、混合性，可分别称为植物石（phytobezoar）、毛石（trichobezoar）、毛植物石（trichophytobezoar）。还有一些非常少见的胃石，如药物性、乳酸石等。柿石是最常见的胃石。

2. 胃石的常见临床表现是什么？怀疑胃石的患者如何确诊？

胃石患者缺乏特异症状，可有上腹痛、上腹不适等与胃炎、胃溃疡相似的临床表现。胃石压迫胃壁可导致溃疡形成，甚至使胃壁坏死、穿孔，排入肠道内可发生肠梗阻。胃石大者可在上腹部触及包块。

怀疑胃石的患者，腹部平片于上腹部可见高密度影，钡餐造影可见充盈缺损并可在胃内移动。胃镜可以确切的看到胃石的存在。

3. 如何治疗胃石？

药物治疗包括酶类药物（如木瓜蛋白酶、纤维素酶等）、碳酸氢钠（如小苏打水）、质子泵抑制剂，可用碳酸氢钠 1g tid 及 PPI 20～30mg bid，大部分病人 1 周内胃石可融化。药物治疗对毛石的治疗效果常不满意。药物治疗无效的胃石可考虑内镜治疗，可用网篮、抓钳、水枪喷水、激光治疗等。内镜治疗失败以及需要外科处理并发症的患者可考虑手术治疗。

胃黏膜脱垂与胃黏膜流入

1. 什么是胃黏膜脱垂（prolapse of gastric mucosa）？

在 X 线透视下，异常松弛的胃窦黏膜通过幽门脱入十二指肠球部，称胃黏膜脱垂。绝大多数胃黏膜脱垂是可复性的，患者常无症状，或仅有腹胀、嗳气等非特异性症状。部分胃黏膜脱入幽门而不能立即复位的患者，可有中上腹隐痛、烧灼痛甚至绞痛，并可向后背部放射，常伴恶心、呕吐，少数患者可有上消化道出血。

2. 典型胃黏膜脱垂在 X 线下有何表现？

典型病例可见幽门管增宽，当胃窦部收缩时，胃黏膜随蠕动经幽门进入十二指肠球部，于十二指肠球底部可见可变的中心性充盈缺损，使十二指肠球部呈“蕈状”或“降落伞”状变形。

3. 什么是胃黏膜流入？

胃镜检查时发现异常粗大胃窦黏膜皱襞流入十二指肠，幽门口开放时仍存在，称胃黏膜流入，患者多无临床症状。有学者认为由于胃黏膜流入的存在，可能造成幽门口关闭不全，为十二指肠反流创造条件，患者可能容易患反流性胃炎，这种观点目前仍存在争议，有待于进一步证实。

4. 胃黏膜脱垂与胃黏膜流入关系如何？存在哪些争议？

（1）实质上二者可能是不同程度的一种疾病在两种检查方式下出现不同的表现。

（2）胃黏膜流入的发生率高于胃黏膜脱垂。

（3）胃镜发现为胃黏膜流入的患者，X线钡餐检查可能无异常发现。

（4）X线钡餐检查确诊胃黏膜脱垂的患者，内镜检查可无阳性发现。有的患者可见胃窦部黏膜充血、水肿，甚至糜烂或浅表溃疡等，胃窦部舒张时，脱垂的胃窦部黏膜皱襞可自幽门以下回复至胃腔。

（5）由于疾病缺乏公认的、确切的定义，有些确诊患者的临床意义不明确，X线钡餐检查和胃镜缺乏一致的表现，目前也没有公认的病理诊断标准，因此有人对胃黏膜脱垂与胃黏膜流入的科学性提出质疑。

第三章　肠道疾病

第一节　肠道解剖、功能、检查及相关概念

1. 肠道功能有哪些?

肠道具有运动及消化吸收营养物质的功能，同时具有阻止肠腔内微生物进入组织内、维持内环境稳定的屏障作用。

2. 肠道屏障功能由哪几部分组成?

(1) 免疫屏障：免疫球蛋白、巨噬细胞、肥大细胞、淋巴细胞及其所产生的活性物质共同构成肠道免疫防御系统。肠道屏障功能异常是导致 IBD 的重要原因。

(2) 机械屏障：由不动水层、黏液屏障及黏膜屏障共同构成。

(3) 化学屏障：构成成分有胆汁、消化酶、溶酶体、益生菌产生的酸性物质及细菌素等。

(4) 生物屏障：肠道正常菌群有 400 多种，可抑制致病菌群与肠黏膜黏附、过度繁殖及易位。

肠道菌群

1. 肠道菌群由哪几部分组成?

(1) 生理性细菌：是肠道正常菌群，与宿主共生。专性厌氧菌占主要部分。

(2) 条件致病菌：平衡状态下不致病。在特定的条件下具有侵袭力，对人体有害，与宿主共栖，主要由兼性厌氧菌组成。

以上两种菌群主要由大肠埃希菌、产气杆菌、变形杆菌属、铜绿假单胞菌、葡萄杆菌属、肠球菌属、产气荚膜杆菌、双歧杆菌属

等组成。

（3）病原菌：正常这种细菌量少，不致发病。一旦机体抵抗力降低或这类菌数量增多，可导致人体发病。

2. 肠道菌群的作用有哪些？

（1）促进机体代谢与营养：可促进脂类、胆固醇以及糖代谢，参与蛋白质合成、维生素代谢等。

（2）肠道屏障功能：可减少肠源性内毒素的吸收，稳定内环境。

（3）免疫调节：增强体液免疫，促进细胞免疫和巨噬细胞功能。

（4）抗衰老：清除自由基。

3. 何谓肠道微生态失衡？

是指在某些因素影响下，肠道微生态平衡被打破，机体正常菌群的种类、数量和比例发生异常变化所引起的病理状态。

4. 引起肠道微生态失衡的因素有哪些？

（1）宿主因素：宿主的胃肠运动、消化液分泌、内分泌激素水平、应急反应能力及年龄等因素与肠道菌群的变化有关。

（2）饮食因素：肠道正常菌群在饮食与机体之间起重要的中介作用，饮食结构、营养成分的比例、营养不良等因素对肠道菌群变化有重要的影响。

（3）微生态方面因素：肠道菌群的定植能力、菌群间的共生及拮抗关系以及疾病和理化因素对肠道菌群变化均有影响。

5. 如何治疗肠道微生态失衡？

（1）微生态制剂：是指由生理性细菌制备用来纠正肠道微生态失衡，提高宿主健康状态的益生菌或其代谢产物和生长促进物质的产品。其作用为抗菌、酶作用、免疫增强作用。

（2）其他治疗：包括对症处理、加强营养支持等。

（3）避免滥用抗生素。

大肠的解剖及生理

1. 大肠有何解剖特点?

成人大肠长约1.5m，从近至远依次分为盲肠、升结肠、横结肠、降结肠、乙状结肠、直肠，盲肠末端有阑尾。大肠近端通过回盲瓣与小肠相通，远端与肛管相连。升结肠、降结肠、直肠下1/3位于腹膜后。

盲肠直径最大（约8cm），故结肠远端梗阻时盲肠最容易发生破裂，盲肠肿瘤生长到很大时才有可能出现症状。乙状结肠呈S形，长短不一，活动度较大而且扭曲，容易发生肠扭转。乙状结肠是结肠最窄的部分（最窄处直径约2.5cm），故此段的肿瘤病变较早就能出现症状。

大肠肌层由内环肌和外纵肌构成。纵层肌纤维局部增厚形成三条结肠带，结肠带始自阑尾的根部（外科手术可沿结肠带定位阑尾），沿结肠一直走行到直肠近段。结肠带的纵行平滑肌在直肠部散开环直肠均匀分布。内环肌在肛管上段形成肛门内括约肌。结肠带之间为外凸的结肠袋，从结肠腔面观察，结肠袋之间的皱襞呈半月形。

2. 大肠的血液供应、淋巴回流及神经支配是如何进行的?

（1）血液供应：盲肠、升结肠、近段横结肠（右半结肠）由肠系膜上动脉供应，远段横结肠、降结肠、乙状结肠和近段直肠的血供由肠系膜下动脉的分支供应，直肠中下部、肛管的血供由髂内动脉提供。静脉伴随其动脉走行，经肠系膜上静脉和肠系膜下静脉回流入门静脉，部分直肠的血液回流到髂内静脉。

（2）淋巴回流：结肠淋巴管将淋巴引流到结肠旁淋巴结，再沿其血供动脉走行的淋巴结引流到主动脉旁淋巴结，经乳糜池入胸导管，最后经左锁骨下静脉回流入血。肛管周围淋巴引流到腹股沟淋巴结。

（3）神经支配：肠壁内的神经丛统称为肠神经系统，它通过自主神经系统与中枢神经系统相联系。迷走神经提供右半结肠的副交感神经支配，盆腔副交感神经纤维支配左半结肠和直肠。下胸部交感神经支配右半结肠，腰交感神经支配左半结肠和直肠。

3. 大肠的组织学结构有何特点?

同其他肠段一样，大肠壁从外向里由浆膜层、肌层、黏膜下层、黏膜层组成。

浆膜层（腹膜后肠段无完整浆膜层）由单层间皮细胞组成，由腹膜延续而成，包围肠管形成最外层。

肌层有内环行和外纵行平滑肌纤维组成，内、外层之间有肌间神经丛。

黏膜下层有致密结缔组织，其内分布有异源细胞群，包括淋巴细胞、浆细胞、巨噬细胞、嗜酸性粒细胞、纤维母细胞、肥大细胞，此层内还有神经纤维网、神经节细胞、血管和淋巴管。

黏膜层由黏膜肌层、固有层、肠上皮三层组成。黏膜肌层由薄层（3～7 层平滑肌细胞）平滑肌组成，它将黏膜层和黏膜下层分开。固有层由结缔组织组成，其内有多种类似黏膜下层内的异源性细胞群。表层肠黏膜细胞由一层高度特异的细胞组成，它们有吸收和分泌功能。

结肠上皮缺乏绒毛（尽管肠吸收细胞表面有稀疏分布的微绒毛），表面光滑，表层上皮主要由肠吸收细胞、杯状细胞组成，无 Paneth 细胞（盲肠和升结肠有少许 Paneth 细胞）。杯状细胞内衬于隐窝，肠吸收细胞覆盖于隐窝之间。大肠黏膜还有干细胞、未分化细胞和内分泌细胞。黏膜上皮细胞起源自隐窝，然后从隐窝移动到黏膜表面。结肠上皮的平均寿命约 3～5 天。

4. 大便在结肠内是怎样进行转运的?

大便在结肠内主要有两种运动形式：混合和顺行转运。

大便主要在盲肠和升结肠内进行充分的混合。研究显示连续几天服用的示踪物堆积在盲肠和升结肠，它们混杂在一起，排入横结肠的顺序与服用的先后顺序并不平行。

大便在结肠内转运较慢，不透 X 线的固体标记物从结肠完全清除可能需要 7 天，延迟的主要位点位于盲肠和升结肠以及直肠和乙状结肠，横结肠和降结肠的转运较其余肠段快（但还是比小肠的转运慢得多）。

横结肠和降结肠的混合运动较少，粪块在此变得更为固体化，顺行转运较慢且呈间歇性。粪块可能在一点停留数小时，而后相当迅速地移动数厘米，然后再停留较长时间（这种粪块在短时间的间歇性快速移动被称为块状运动）。粪块运动在接近直肠时速度减慢。

粪块运动慢慢将大便充盈到乙状结肠和直肠。正常情况下乙状结肠和直肠能储存大便较长时间，可多达几天。排便运动既可能单独排空直肠，也可能排空乙状结肠甚至降结肠的大便。

5. 大便在结肠内转运的动力学基础是什么?

大肠的运动主要有环形收缩和袖套收缩两种形式，它们在大便的形成、转运和排便过程中有重要作用。

（1）袖套收缩是结肠带的收缩所致，袖套收缩可引起结肠带间结肠袋的外凸，增加肠腔的容积。直肠的纵肌层均匀地分布于直肠，其收缩可短缩整个直肠而减少直肠腔的容积，因此直肠的袖套收缩可能在直肠的排便运动中起重要作用。

（2）结肠的环形收缩分为张力性环形收缩和节律性环形收缩。

1）张力性环形收缩：所谓张力性收缩是指能维持较长时间的稳定收缩，它们出现和消失突然，张力性收缩使肛门内括约肌和结肠袋的收缩具有一定特征。结肠袋不移动，它们在大部分时间存在，有时消失几分钟，其消失与粪块运动有关，而于粪块运动完成后于原先位置重新形成。故结肠袋可能完成两种功能，首先它们延缓粪便转运，其次通过外凸压缩粪块进而优化大便水分和电解质。肛门内括约肌的张力性收缩可以储存大便，吸收大便的水分和电解质。

2）节律性环形收缩：所谓节律性收缩就是持续时间较短的重复性收缩。结肠的节律性环形收缩有间歇性环形收缩和规律性环形收缩两种。①间歇性环形收缩一般间歇几小时才发生，其发生无明显规律，其收缩环能完全夹闭肠腔，并总是向尾侧移动，其移动可完成粪便的粪块运动，排空结肠并在排便时排空乙状结肠和直肠。②规律性环形收缩呈周期性（大肠的基础周期比小肠长，即大肠的频率慢），其收缩环并不完全夹闭肠腔，故不能单独完成粪块运动。肝曲以上的规律性环形收缩向头侧移动，可能是大便在盲肠和升结肠停留并进行混合的主要机制；肝曲以下的规律性环形收缩通常向尾侧移动，有混合和转运大便的作用。

6. 排便时结肠是如何运动的？

静息状态下直肠和肛门内括约肌相当稳定，肛门内括约肌高张力性收缩夹闭肠腔。直肠缺乏节律性活动，只在必要时扩张并间断接受、容纳大便。当直肠扩张到足够水平时，直肠的机械和化学受体兴奋引起排便反射。

直肠的感觉受体受刺激触发的反射不仅与结肠肌肉有关，而且与腹肌和胸肌有关，所以排便反射不仅与肠神经的局部作用有关，而且与中枢神经系统作用也有关。

肛门内括约肌的松弛是结肠排便反射活动中的首要反应（松弛是 NANC 神经释放一氧化氮所致）。直肠的清空开始于直-乙交界部或其以上的肠腔夹闭性环形收缩（间歇性环形收缩），这种收缩的清空效应被自主体神经活动增加腹内压而增强。清空过程中直肠纵行肌收缩缩短直肠。

营养物质、维生素的消化吸收

1. 营养物质的吸收部位在哪里？

小肠是消化和吸收食物的主要部位，此外胃和结肠也可以吸收水分。具体部位如下：

（1）胃：可以吸收酒精和少量水分。

（2）小肠近段：脂肪酸、单酰甘油、部分单糖、铁、钙、维生素（维生素 B_{12} 除外）。

（3）小肠中段：一部分单糖，大部分氨基酸（小肠近段、远段也吸收一部分）。

（4）小肠远段：胆盐、维生素 B_{12}。

（5）结肠：主要吸收消化后残渣内的水分和氯化钠。

2. 维生素 B_{12} 在人体是如何被吸收的？

维生素 B_{12} 又叫氢钴胺，为 B 族维生素一种，是维生素中唯一含金属元素者，食物中的维生素 B_{12} 在胃内先与 R-蛋白结合，进入十二指肠后在胰蛋白酶的参与下，与胃壁细胞分泌的内因子结合形成维生素 B_{12}-内因子复合体。在回肠末端进入肠上皮细胞。由转钴蛋白Ⅱ转送到各组织，大部分储存于肝细胞内。

3. 哪些消化系统疾病会影响维生素 B_{12} 的吸收？

（1）萎缩性胃炎：患者因为体内存在壁细胞抗体和内因子抗体，这影响了机体对维生素 B_{12} 的吸收。

（2）全胃切除：患者体内缺乏壁细胞从而无法分泌内因子，也可影响维生素 B_{12} 的吸收。

（3）回肠疾病或细菌、寄生虫感染：均可影响维生素 B_{12} 的吸收。

（4）盲襻综合征：正常空肠、回肠无细菌生长，因为各种原因引起狭窄、憩室、瘘管、肠吻合或肠短路手术所造成的小肠盲端，导致肠腔局部淤积，细菌进入后大量繁殖，与宿主争夺维生素 B_{12}、维生素 B_{12}-内因子复合体以及叶酸。细菌也抑制肠黏膜对维生素 B_{12} 的吸收。

（5）吸收不良综合征：热带性及非热带性口炎性腹泻，可导致叶酸、维生素 B_{12} 缺乏。

4. 铁在人体内是如何被吸收的，哪些消化系统疾病会影响其吸收？

铁是红细胞中血红蛋白及一些重要的酶的重要组成部分。体内的铁 2/3 储存在红细胞内。铁的吸收部位为十二指肠和空肠上段，小肠上皮根据体内储存的铁和血红蛋白的合成状态来调节铁的吸收。

可以影响铁吸收的因素有：消化性溃疡的病人长期服用抗酸剂、H_2 受体阻滞剂、质子泵抑制剂均可影响胃内 pH 值从而影响铁的还原，抑制机体对铁的吸收，萎缩性胃炎、胃大部切除术后也会减少铁的吸收。

消化吸收不良

1. 什么是消化不良和吸收不良?

吸收不良是指黏膜吸收营养物质的障碍，消化不良是指营养成分的水解障碍。尽管这两个概念在病理生理学上有不同的含义，但在临床中很难分开，因为消化不良和吸收不良相互影响，最后均表现为吸收不良。

2. 消化吸收过程由哪几个环节组成?

消化吸收过程主要由三个环节组成：①腔内相：脂肪、蛋白质和糖类在小肠腔内主要经胰酶、胆汁等水解或溶解的过程；②黏膜相：肠黏膜细胞对腔内相的消化产物如寡糖、肽类等进行终末水解，对脂肪进行加工、包装，以便于吸收；③转运相：黏膜细胞吸收的营养物质经血和淋巴转运进入机体。以上三环节任一环节发生障碍均有可能导致消化吸收不良，故对任何消化吸收不良患者应从这三方面进行分析。

3. 腔内相消化吸收不良的发生机制是什么?

消化吸收不良的腔内相主要是由于水解障碍和溶解障碍所致，具体如下：

（1）水解障碍：①胰腺分泌的脂肪酶在脂解中起最主要作用，胰腺外分泌不足将引起脂解障碍；脂肪酶的活性有赖于肠腔内 pH 值，酸化肠腔（如卓-艾综合征）可能使脂肪酶失活而导致脂肪脂解障碍；脂肪泻的同时有脂溶性维生素的吸收障碍。②蛋白质的水解主要依靠胰腺分泌的蛋白酶的作用，胰腺外分泌不足可引起蛋白质吸收障碍，由此可导致体重下降，但很少引起低蛋白水肿。③由于唾液淀粉酶的作用，胰腺外分泌不足者糖类吸收不良一般表现不明显；但糖类在小肠内停留时间较短（如甲亢、短路手术后等），淀粉酶来不及发挥作用，可引起糖类吸收障碍；消化不良的糖类进入结肠经细菌发酵，产生短链脂肪酸、CO_2、H_2。

（2）溶解障碍：胆盐是微胶粒形成和脂肪吸收的必要条件，故胆盐的合成、分泌、作用形式、肠-肝循环任一环节发生障碍都将导致脂肪的吸收障碍，如胆汁淤积、梗阻性黄疸、小肠细菌过度生长、回肠末段受损等，它们可表现为脂肪泻和脂溶性维生素缺乏；过多的胆酸进入结肠经细菌作用的去羟基产物，可刺激结肠黏膜分泌而导致水泻。

4. 黏膜相消化吸收不良的发生机制是什么？

黏膜相消化吸收不良主要与黏膜受损或面积减少以及吸收细胞的功能障碍有关，具体有：

（1）弥漫性黏膜疾病或黏膜减少：①可引起肠上皮受损的疾病均可引起黏膜相消化吸收不良，如克罗恩病、谷胶性肠病、胶原性肠病、Whipple 病、放射性肠炎、肠道感染、AIDS 相关肠病、淀粉样变性、肥大细胞增多症、嗜酸性粒细胞性胃肠炎等；②小肠切除引起的黏膜相消化吸收障碍与切除的范围、切除的部位等有关，广泛的小肠切除将引起严重的消化吸收不良。

（2）肠吸收细胞功能障碍：①肠细胞刷状缘水解酶受损：不能将寡糖（腔内相淀粉酶水解产物）水解为单糖（单糖才能被肠细胞吸收），故肠吸收细胞在糖的终末消化吸收阶段起重要作用；不能被小肠消化吸收的碳水化合物在结肠经细菌转化为短链脂肪酸（引起结肠渗透压增加），短链脂肪酸量若超过结肠的吸收能力将引起肠胀气、肠鸣、腹泻。②乳糖酶缺乏：不管是原发性还是继发性，乳糖酶减少或缺失不能将乳糖水解为葡萄糖和半乳糖，其临床表现与乳糖酶缺乏的程度、结肠吸收和清除短链脂肪酸的能力有关；继发性乳糖酶缺乏主要与小肠黏膜的急、慢性炎症有关，如急性胃肠炎、谷胶性肠病、克罗恩病等。③其他寡糖酶缺乏：如蔗糖-异麦芽糖酶缺乏，可引起对蔗糖的不耐受。④遗传性缺陷：婴幼儿即可发病，较少见。

5. 转运相消化吸收不良的发生机制是什么？

转运相消化吸收不良是营养物质经血循环和淋巴回流转运障碍所致，表现为：①淋巴管梗阻：由于某种原因，如淋巴管扩张症、外伤损伤淋巴管、肿瘤压迫或侵犯淋巴管（尤其是乳糜池或胸导管等）导致淋巴回流障碍而引起淋巴管扩张，可表现为脂肪泻、乳糜腹水、营养不良等。②血循环障碍：如小肠的炎症性疾病、广泛的动脉粥样硬化等致小肠血循环障碍，可以引起吸收不良。

6. 何谓吸收不良综合征（malabsorption syndrome）?

吸收不良是指各种原因引起的小肠内营养物质的吸收障碍症候群，广义的吸收不良综合征包括各种营养物质的消化和吸收不良，以脂肪吸收障碍最具特征。它不同于营养不良，后者是指摄入的食物量不足。其病因很多，分类也很不一致。

7. 常见的吸收不良有哪些原因?

见表 3-1。

表 3-1 常见的吸收不良的原因

吸收不良的原因	影响
肠腔内因素	
胰酶缺乏	消化功能减低
·慢性胰腺炎	
·胰腺囊性纤维化	
·胰腺癌	
·遗传性胰腺功能不全	
促溶性胆盐缺乏	乳糜微粒形成障碍
·梗阻性黄疸	
·胆汁淤积性肝病	
·胆盐丢失（如回肠末端疾病）	
·细菌过度生长	
混合时间不足和肠道通过过快	
·胃切除术后	
·甲状腺功能亢进	

续表

吸收不良的原因	影响
肠道黏膜疾病	
小肠黏膜疾病	减少吸收面积
·乳糜泻	
·短肠综合征	
·感染后吸收不良	
·Whipple病	
·免疫缺陷	
·Crohn病	
肠道黏膜外疾病	
·小肠淋巴管扩张	淋巴管阻塞

8. 何谓小肠淋巴管扩张?

是一种小肠淋巴管异常导致的脂肪吸收障碍以及蛋白丢失性肠病。可分为原发性（家族性或散发性）或继发性（如继发于肿瘤、感染或纤维化导致淋巴液汇流受阻)。液体自扩张的淋巴管回漏至小肠肠腔内，导致低蛋白血症、低γ球蛋白血症和淋巴细胞的丢失。因此患者容易发生系统性感染。

9. 蛋白丢失性肠病的发病机制是什么?

正常人自肠道丢失的蛋白量很少，每日仅占白蛋白池的1%～2%，或占每日白蛋白降解总量的10%，其中大部分在肠道内分解为氨基酸后又重新吸收入血。

在本病变中大量的血浆蛋白从肠道丢失的机制主要有以下三个方面：

(1) 胃肠道黏膜受损使蛋白质由细胞内或细胞间漏入肠腔。这种情况可见于胃肠道炎症，肠绒毛细胞脱落增加，细胞间紧密连接变宽等导致胃肠黏膜对蛋白质通透性增高。

（2）胃肠道黏膜破坏、黏膜糜烂或溃疡，使蛋白质大量渗入肠腔。

（3）肠淋巴管阻塞、肠道间质压力增高，使富含蛋白质的间质液不能回到循环中而漏入肠腔。

10. 蛋白丢失性肠病常见病因是什么?

（1）小肠淋巴淤滞：原发性小肠淋巴管病、继发性小肠淋巴管病变、淤血性心脏病、黏膜内淋巴管闭塞如 Whipple 病、Crohn 病、恶性淋巴瘤等。

（2）肠壁异常：如溃疡性小肠炎、淀粉样变性、系统性硬皮病、小肠血管病、小肠肿瘤和 Cronkhite - Canada 综合征等。

（3）感染：如盲襻综合征、肠结核、胃切除术后综合征、热带性营养不良症、钩虫病、急性胃肠炎、组织胞浆菌病、鱼类线虫病、菲律宾毛线虫病等。

（4）药物：如阿司匹林等。

（5）广泛性放射性照射。

（6）过敏性胃肠炎：牛奶、蛋白、碘过敏等。

（7）异体蛋白：如嗜酸性粒细胞性胃肠炎。

（8）原发性吸收不良综合征：如儿童和成人乳糜泻、热带性口炎性腹泻。

除小肠病变外，胃和结肠疾病如 Ménétrier 病、溃疡性结肠炎、克隆病、息肉病、癌肿等也可引起本病。

胃肠造影

1. 常用的上消化道造影有哪些，如何选择?

常用的上消化道造影有上消化道常规造影和上消化道低张双重造影，前者指口服钡剂后，在 X 线下观察胃、十二指肠的形态和充盈后的轮廓；后者是注射低张力药物，使胃和十二指肠呈低紧张状态，同时注入钡剂及空气形成对比分明的影像，以达到对病灶详细观察的目的。

上消化道造影适用于：先天性胃肠道异常者，有上腹部症状想明确病因者，上腹部肿块欲确定与胃肠道关系者，胃、十二指肠手术后复查；其中低张双重造影还可用于常规造影发现可疑病变而难以确定者，临床怀疑有肿瘤而常规造影又无发现者，十二指肠球后溃疡和狭窄。上消化道造影的禁忌证有胃肠道穿孔、急性胃肠道出血、肠梗阻和病人体质虚弱难以接受检查者，另有低张药使用禁忌者不能行低张双重造影。上消化道造影检查前2～3天不服用重金属药物，检查前禁食6～12小时，保持空腹。幽门梗阻患者检查前1日进流食，必要时洗胃。

2. 常用的小肠造影有哪些，如何选择?

常用的小肠造影包括常规造影和小肠灌肠即小肠双重造影，其中小肠灌肠是利用插入十二指肠内的导管，直接将钡剂和气体连续注入小肠，可使小肠充分扩张，蠕动减弱或消失，有利于小肠器质性病变的检查，但不适于其功能性病变的观察。

小肠造影适用于胃肠道出血怀疑来自小肠者，不明原因腹痛、腹胀、腹泻者，怀疑小肠炎症和肿瘤者；其中对于小肠肿瘤的诊断以及临床怀疑小肠梗阻、出血、炎症和麦克憩室等小肠灌肠诊断价值更高。小肠造影的禁忌证有胃肠道穿孔、急性胃肠道出血，小肠坏死和十二指肠活动性溃疡者不能行小肠灌肠。检查前禁食6～12小时，保持空腹，清洁肠道。

3. 常用的结肠造影有哪些，如何选择?

常用的结肠造影有钡灌肠造影和结肠低张双重造影，钡灌肠是利用钡剂自直肠逆行灌入结肠，是了解结肠器质性病变的常规方法，结肠低张双重造影是应用低张药后向结肠灌入钡剂并注入足量空气，使肠腔充气扩张形成双重对比的方法。

结肠造影适应证有结肠先天异常如巨结肠、结肠息肉和肿瘤，结肠慢性炎症、结肠梗阻、肠套叠的诊断和整复。其中结肠低张双重造影还可用于鉴别肠管局限性狭窄的性质和结肠高度过敏或肛门失禁的患者。结肠造影的禁忌证有结肠穿孔或坏死、急性阑尾炎、肛裂疼痛不能插管者，而急性溃疡性结肠炎者行结肠低张双重造影也属禁忌，另对抗胆碱药物有禁忌证者行结肠低张双重造影时可改用胰高糖素。结肠造影检查前1～2天进食少渣食物，检查当日空腹，检查前清洁肠道。

胃镜　肠镜　息肉电切术

1. 胃镜检查的适应证、禁忌证有哪些?

（1）适应证：①有上消化道症状，怀疑食管、胃、十二指肠炎症、溃疡及肿瘤的患者。②上消化道出血病因及部位不明者。急性上消化道出血，早期检查不仅可获病因诊断，还可同时进行治疗。③其他影像检查怀疑上消化道病变而未确诊者。④胃癌高危地区或有癌前病变或癌前状态需复查或普查者。⑤药物治疗前后对比观察或手术后的随访。⑥需做内镜治疗的患者。

（2）禁忌证：①严重心肺疾病，无法耐受内镜检查者。②休克、昏迷等危重状态。③神志不清，精神失常检查不能合作者。④食管、胃、十二指肠穿孔急性期。⑤口腔、咽喉、食管急性炎症，尤其是腐蚀性炎症患者。⑥高度颈胸段脊柱畸形、巨大食管或十二指肠憩室、主动脉瘤。

2. 胃镜检查前如何准备?

患者准备：至少空腹6小时。教会患者配合做好吞咽动作，如遇强烈恶心可作深呼吸。对高血压、冠心病、心律失常患者术前测血压、做心电图。有严重幽门梗阻患者术前要充分洗胃。检查时常用体位是左侧卧位，患者解衣领，放松裤带，右下肢屈曲，左下肢自然轻伸，头稍后仰。

术前用药：包括①祛泡剂：检查前20～30分钟口服甲基硅油2ml，可消除胃肠黏膜的表面张力，使泡沫破裂，视野清晰，以免遗漏微小病变。②镇静剂和解痉剂：对于精神过度紧张者，有心脑血管疾病患者可使用。术前15分钟肌注或静脉应用地西泮5～10mg、肌注654-2 10mg，用以消除患者紧张情绪，减少胃液分泌及胃肠蠕动。③麻醉剂：良好的咽喉部麻醉可减少咽喉部受刺激而引起的恶心、呕吐，有助于插镜和观察。常用的麻醉药物有2%丁卡因、2%利多卡因等，常用方法为喷雾法、口含法。

3. 胃镜检查后的并发症有哪些，如何注意和观察？

胃镜检查的可能并发症有：①消化道出血，为操作损伤所致，特别是有严重食管静脉曲张者或有活动性溃疡作活检者。②消化道损伤，轻者可有咽喉部擦伤，重者可引起咽、食管穿孔等。③感染，多由内镜消毒不严引起。④麻醉及心脏意外，发生率较低但后果严重。⑤其他少见的如下颌关节脱位、腮腺肿胀、喉头及支气管痉挛等。故胃镜检查过程中及检查后，要密切注意患者生命体征的变化，注意患者有无恶心、呕吐、腹泻、发热等表现，观察呕吐物或大便的性状。

4. 肠镜检查的适应证、禁忌证有哪些？

（1）适应证：①有腹泻、便血、下腹痛、贫血、腹部包块等症状、体征原因不明者。②钡灌肠或乙状结肠镜检查有异常者，或钡灌肠不能解释的病变。③肠道炎性疾病的诊断和术后随访。④结肠癌肿的术前诊断、术后随访；癌前病变的监视；息肉摘除术后随访观察。⑤需做止血及结肠息肉摘除等治疗。

（2）禁忌证：①肛门、直肠严重狭窄。②急性重度结肠炎，如重症痢疾、溃疡性结肠炎及憩室炎等。③急性弥漫性腹膜炎及腹腔脏器穿孔。④妊娠妇女。⑤严重心肺功能不全、精神失常及昏迷患者。

5. 肠镜检查前如何准备？

（1）肠道准备：肠道准备是检查成功的关键之一。检查前 1～2 天用少渣半流饮食，检查当日早晨禁食。肠道清洁常用有灌肠法和导泻法。灌肠法可与检查前 8～10 小时口服蓖麻油 25～30ml，同时饮水 2 000ml，再于术前 1 小时用温开水高位灌肠直至无粪渣排出为止。此法效果好，但部分患者服用蓖麻油后有恶心、呕吐等反应，且灌肠痛苦较大。导泻法主要有下列几种：①口服硫酸镁，检查前 4 小时口服 33%硫酸镁 80～90ml，同时饮水 2 000ml；②电解质液法，属高渗性导泻，检查前 3～4 小时口服主要含氯化钠的高渗液，30 分钟内饮完 3 000～3 500ml（速度越快越好），直至排出清水即可，该法肠黏膜无炎性反应；③番泻叶，此法可致肠绞痛和肠黏膜充血，并产生较多泡沫影响观察，已不常用；④口服甘露醇，检查前 2 小时服 20% 甘露醇 250ml，后速饮温水 500～1 000ml，至腹泻排出清水即可。甘露醇对大肠黏膜无刺激作用，但因在肠内可被细菌分解产生气体，如行高频电凝治疗有引起爆炸的危险，需特别注意。

（2）术前用药：①解痉剂：可延长检查后腹胀的时间，故不常规应用，只用于肠蠕动活跃、有明显结肠痉挛而影响插入的患者，常用阿托品或山莨菪碱；②镇静、镇痛剂：结肠镜插入技术痛苦较小，常不应用，只对于精神紧张、不能耐受者，酌情应用地西泮或哌替啶，麻醉剂因可掩盖结肠镜穿孔的症状，常不应用全身麻醉剂，可应用 1%丁卡因冻胶行肛管表面麻醉。

6. 肠镜检查后的并发症有哪些，如何注意和观察？

结肠镜检查在熟练掌握技术、严格控制适应证情况下是较安全的。并发症最常见是肠穿孔、肠出血（多见于息肉摘除，单纯检查少见），少见有肠系膜、浆膜撕裂，肠绞痛，脾破裂，心跳骤停，呼吸抑制等。检查后要密切观察患者的一般状况和生命体征、腹部体征，注意粪便性质及其改变。

7. 息肉电凝切除术的适应证和禁忌证有哪些？

（1）适应证：①消化道单发或多发性息肉，直径＜2.5cm，以有亚蒂或有蒂为宜。②活检病理检查排除恶性变者。

（2）禁忌证：①有内镜活检的禁忌证者。②有出血倾向的患者。③息肉直径＞2.5cm，或无蒂或蒂直径＞1.0cm 者。④有癌变者。⑤有严重高血压或心脏病患者。

8. 息肉电切术前如何准备以及检查后如何观察？

术前准备：①器械准备，除内镜外需准备高频电发生器、圈套器、抓取钳、电凝探头、止血配件等。②患者准备，术前检查凝血分析、血小板计数、血型，备血，术前 15～50 分钟可肌注地西泮及抑制胃肠蠕动的药物。③其他准备同普通内镜检查，但需特别注意的是，甘露醇在肠内可被细菌分解产生气体，行高频电凝治疗有引起爆炸的危险，术前应避免使用。

术后常见并发症及观察处理：①消化道出血：术中切割完毕应仔细检查有无出血，若有活动性出血应采用镜下止血，术后应用制酸药及胃黏膜保护剂。术后1～2天清淡饮食，严密观察粪便色泽、血压、脉搏等。②穿孔：主要是术中圈套器过于贴近黏膜，电流强度过大所致。术后要观察腹部情况，卧床休息1～2天，防止继发性穿孔。

急性感染性腹泻和细菌性食物中毒

1. 急性细菌性腹泻可分成哪几类？

急性细菌性腹泻分为毒素产生型和侵袭型两类。①毒素产生型：细菌产生肠毒素引起肠黏膜分泌导致腹泻；②侵袭型：细菌直接侵袭肠黏膜表面，但也可能有毒素产生。

2. 引起急性腹泻的细菌毒素有几类？各有何特点？

导致急性腹泻的细菌毒素可分为两大类：①细胞活化毒素：通过细胞内酶如腺苷酸环化酶的活化而引起液体分泌，对上皮没有任何损伤；②细胞毒性毒素：引起肠黏膜细胞损伤和液体分泌，但液体的分泌不是通过环核苷的活化所致。

3. 毒素产生型急性细菌性腹泻有何特点？

毒素产生型急性细菌性腹泻的典型代表是霍乱弧菌和产毒性大肠杆菌所致腹泻，它们产生的细胞活化性肠毒素刺激肠黏膜分泌，引起腹泻。其特点有：①肠毒素主要刺激小肠上皮细胞分泌肠液（肠毒素在此段活性最强）；②细菌主要定植在小肠上段，黏附于上皮细胞，产生肠毒素；③细菌本身不损伤肠黏膜，黏膜结构完整；④无菌血症并发；⑤大量水样便，有脱水表现。

4. 侵袭型急性细菌性腹泻有何特点？

侵袭型急性细菌性腹泻是由侵袭性病原菌感染所致的腹泻，其病原菌主要有沙门菌、志贺菌、侵袭性大肠杆菌、弯曲菌、耶尔森菌等，它们主要侵犯下部消化道，特别是回肠和结肠。主要的组织学表现是黏膜溃疡形成，黏膜固有层有急性炎症反应。侵袭性病原菌导致液体分泌的确切机制仍不十分清楚，可能机制有：①肠毒素导致液体分泌（至少在疾病的开始阶段），但侵袭性病原菌产生的肠毒素对肠黏膜的作用与霍乱毒素的作用不同；②侵袭性病原菌在炎症肠黏膜局部增加前列腺素的合成，前列腺素可引起肠黏膜液体分泌而导致腹泻；③肠黏膜的损伤可阻止肠腔中液体的重吸收。

5. 诊断感染性腹泻有何技巧？

感染性腹泻诊断的主要技巧是根据患者的临床表现首先推测发病部位和病原菌类型。

（1）小肠发病：产毒性细菌（产毒性大肠杆菌、霍乱弧菌）、病毒（如 Rotavirus、Norwalk 病毒）、贾第鞭毛虫主要引起小肠发病，出现水样泻，可导致脱水，腹痛主要位于脐周，大便显微镜检查一般找不到红细胞和白细胞，直肠镜检查直肠黏膜正常。

（2）大肠发病：主要是志贺菌、弯曲菌、侵袭性大肠杆菌、出血性大肠杆菌等侵袭性病原菌，尤其是志贺菌，引起痢疾的临床表现，腹痛主要位于下腹部，其特征是直肠痛即里急后重，里急后重强烈提示直肠受累。尽管开始大便可能呈水样，但发病第二、三天大便量少，常有黏液甚至血性分泌物。显微镜检查常可找到大量的红细胞和白细胞，直肠镜检查可见黏膜溃疡形成、出血、脆性增加。

（3）下段小肠和结肠发病：主要病原菌如沙门菌和耶尔森菌，尽管常有水泻，但依感染部位的不同，临床表现可能以小肠受累的表现为主，也可能以结肠受累的表现为主。溶组织阿米巴主要侵犯大肠，产生侵袭性腹泻。

但必须注意，病原菌的确诊有赖于实验室检查。

6. 急性感染性腹泻可能出现哪些并发症？其可能的病因有哪些？

感染性腹泻的并发症及其可能的病因分别是：①脱水：见于霍乱、产毒性大肠杆菌、轮状病毒感染，少见于沙门菌感染；②严重呕吐：见于食物中毒（如葡萄球菌性），轮状病毒、Norwalk 病毒感染；③出血性肠炎：见于肠出血性大肠杆菌 O157：H7、志贺菌、副溶血弧菌、弯曲菌、沙门菌感染；④中毒性巨结肠和肠穿孔：见于志贺菌、肠出血性大肠杆菌感染，少见于艰难芽孢梭菌、弯曲菌、耶尔森菌、沙门菌感染；⑤溶血尿毒综合征和血栓性血小板减少性紫癜：见于肠出血性大肠杆菌、志贺菌感染，少见于弯曲菌感染；⑥反应性关节炎：见于志贺菌、沙门菌、耶尔森菌、弯曲菌感染；⑦肠外感染灶：见于沙门菌感染，少见于耶尔森菌、弯曲菌感染。

7. 什么是细菌性食物中毒？

细菌性食物中毒是进食被细菌或细菌毒素污染的食物而引起的疾病。引起细菌性食物中毒的细菌主要有产气荚膜梭菌、金黄色葡萄球菌、弧菌（包括霍乱弧菌和副溶血弧菌）、蜡样芽孢杆菌、沙门菌、肉毒杆菌、志贺菌、产毒性大肠杆菌、弯曲菌、耶尔森菌、李斯特菌、气单胞菌、A 型链球菌等。诊断食物中毒需符合两个标准：①两个或两个以上的病人症状相似，尤其是胃肠道症状相似；②流行病学或实验室检查显示疾病是由食物所致。

8. 怎样治疗急性感染性腹泻？

急性感染性腹泻的治疗一般包括：①补充液体及电解质：依腹泻和脱水情况进行补液和补充电解质治疗，严重脱水或呕吐明显者应给予静脉补液治疗，脱水较轻者或严重脱水者在给予静脉补液的同时可给予口服补液盐治疗（口服补液的生理学基础是葡萄糖能促进小肠对钠的吸收）；②饮食治疗：腹泻严重或胃肠道症状明显者应给予禁食，病情较轻者可给予进食，但应避免牛奶、其他奶制品以及含有促进肠道动力成分的食物和饮料等；③抗生素治疗：依情况决定应用抗生素治疗，尤其是病情较重者，一般选用喹诺酮等广谱抗生素（除艰难芽孢梭菌外），疗程一般 3 天左右，必要时联合应用甲硝唑等，特殊病原菌应给予相应抗菌治疗；④非特异性治疗：肠动力抑制药如洛哌丁胺（易蒙停）可用于中、重度腹泻及腹痛病例，但要注意的是，应与抗生素合用，不能用于有黏液脓血便的中、重型结肠炎患者；⑤并发症的相应治疗。

慢性腹泻

1. 腹泻和慢性腹泻的定义是什么？

腹泻是指排便次数增多（如每日超过 3 次），超出原有的习惯频率，排便量增加（如超过 200g/d），粪质稀薄（如含水量超过 85％），或粪便含有较多的脂肪、黏液、脓血。若腹泻病史超过 4 周则为慢性腹泻。关于我国慢性腹泻的病因统计，20 世纪 80 年代曾有报道结直肠癌最多，阿米巴痢疾其次，肠结核等其他感染性腹泻再次；但近年来有一定变化，结直肠癌仍居首位，感染性腹泻比例下降，而非感染性腹泻如炎症性肠病、肠易激综合征、吸收不良综合征的比例上升。

2. 腹泻的发病机制是什么？

从病理生理的角度可将腹泻的发病机制分为四大类：

（1）渗透性腹泻：指肠腔内存在大量不能吸收的、有渗透活性的溶质，使体液中的水大量进入高渗肠腔。这种腹泻的特点是大便量一般少于 1L/d，禁食 48 小时后腹泻停止或显著减轻，肠腔内渗透压增高，超过血浆渗透压，粪便酸度增加，pH 值在 5 左右，粪便电解质含量不高。临床常见渗透性腹泻由糖类吸收不良引起，如先天性乳糖酶缺乏引起的乳糖不耐受症，另各种疾病引起的小肠黏膜萎缩和刷状缘病变也常伴双糖酶的缺乏。另一类是服用外源性泻药如甘露醇、乳果糖、盐类泻剂（如硫酸镁）也可导致渗透性腹泻。

（2）分泌性腹泻：指胃肠道内水和电解质过度分泌。其特点是排出大量水样便，超过 1L/d，粪便无脓血，禁食 48 小时后腹泻不能缓解，粪便中含有大量电解质，粪便的渗透压及所含电解质与血浆相近，粪便 pH 值偏碱性或为中性。临床常见的能引起分泌性腹泻的促分泌物可分为三类：①细菌肠毒素：这类肠毒素引起腹泻的特点是只促进肠黏膜隐窝上皮细胞主动分泌，不引起肠黏膜组织损伤，如霍乱弧菌的肠毒素、产肠毒素大肠杆菌的不耐热肠毒素、沙门菌的肠毒素等；②内源性促分泌物质：体内产生的某些肽、胺、前列腺素等均有促进肠道分泌的作用，如血管活性肠肽瘤（VIP瘤）分泌的 VIP 可促进空肠、回肠、结肠的水和电解质分泌增加导致水样腹泻；另外促胃泌素瘤分泌的促胃泌素、类癌综合征分泌的 5 -羟色胺、甲状腺髓样癌分泌的降钙素都是内源性促分泌物；③内源或外源性导泻物质，如胆酸、脂肪酸、某些泻药等。

（3）渗出性腹泻：指肠黏膜的完整性受到炎症、溃疡等病变破坏时，病理渗出物大量渗出。其特点是：常有脓血便，每日大便量少，粪便 pH 值偏碱。临床上渗出性腹泻可分为感染性和非感染性两类。感染性腹泻常见于肠道局部感染，如细菌、病毒、寄生虫、真菌等。非感染性腹泻常见于溃疡性结肠炎、肠道肿瘤、放射性肠炎、嗜酸性粒细胞性胃肠炎、烟酸缺乏等非感染因素引起肠黏膜破坏，造成渗出引起腹泻。

（4）胃肠道运动功能异常性腹泻：指肠道运动功能失调致肠蠕动亢进所致。单纯胃肠运动功能异常性腹泻的特点是粪便多稀烂但不带有渗出物，常伴肠鸣音亢进，腹痛可有可无。临床上常见有肠易激综合征、甲状腺功能亢进、类癌综合征、甲状腺髓样癌、糖尿病性神经病、回盲瓣切除术后等。但需注意上述疾病中有的也合并分泌增多或吸收不良等因素。

3. 慢性腹泻的病因是什么?

慢性腹泻的病因有：①感染：如细菌、病毒、寄生虫、真菌等的感染。②肠道肿瘤：如结肠息肉、大肠癌、小肠淋巴瘤、APUD 瘤等。③小肠吸收不良：原发性小肠吸收不良如成人乳糜泻、热带口炎性腹泻等；继发性小肠吸收不良如胰消化酶缺乏、短肠综合征等。④非感染性炎症：克隆病、溃疡性结肠炎、缺血性肠炎等。⑤功能性腹泻：如肠易激综合征、甲状腺功能亢进等。⑥药源性腹泻：如服用泻药、抗生素相关性腹泻等。⑦肝胆胰疾病：如慢性肝炎、肝硬化、慢性胰腺炎、胰腺癌等。⑧全身性疾病：如糖尿病，肾上腺皮质功能减退症，肾衰竭等。

4. 慢性腹泻的诊断思路是什么？

慢性腹泻的病因广泛，必须根据详细的病史、基本的检查和个体化的特殊检查来确定，可按以下思路进行鉴别诊断：①是功能性腹泻还是器质性腹泻：若是年轻病人（＜40 岁），病史长（＞1 年），症状间歇出现，一般状况良好无体重下降，大便次数增多而总量增多不明显，粪便带黏液而绝无脓血，多于早晨或餐后排便者，多为功能性腹泻。反之，对于多夜间排便或被便意扰醒者，伴体重下降，有腹部压痛或包块，便中带脓血者，多为器质性腹泻。需注意 40 岁以上的慢性腹泻患者，应常规行结肠镜检查，以免遗漏结直肠癌。②发病机制如何：参照前述分类，需注意临床上部分腹泻是在多种病理生理学机制共同作用下形成的。③小肠性腹泻还是大肠性腹泻：根据粪便性状和量、大便次数、腹痛部位、是否伴有里急后重等特点判断。

胃肠衰竭

1. 何谓急性胃肠衰竭？

在重症感染、急性重症胰腺炎、大手术后、暴发性肝炎等疾病中常继发多器官功能障碍综合征（multiple organ dysfunction syndrome，MODS），其中胃肠功能障碍的发生率高达 58%。急性胃肠衰竭是 MODS 的重要组成部分，同时又是 MODS 的重要环节。

2. 急性胃肠衰竭的发病机制有哪些？

主要发病机制是肠黏膜屏障功能（黏膜屏障功能包括黏液屏障、细胞屏障、微生态屏障、免疫屏障）受损。肠道低灌注、缺血、缺氧，通过炎性介质、细胞因子、氧自由基等的作用造成黏膜屏障功能损伤，肠道及全身免疫功能受损，细菌异位加剧胃肠功能损伤及全身炎症反应。其中肠道低灌注是中心环节。

3. 急性胃肠衰竭的临床表现有哪些？

主要表现是肠黏膜屏障功能障碍、肠运动障碍及胃肠出血。临床表现有腹部胀气、肠鸣音减弱或消失、麻痹性肠梗阻和应激性出血、感染等。

4. 胃肠屏障功能损伤与MODS的防治策略有哪些？

（1）尽快恢复肠道血供和氧供。

（2）保护胃肠黏膜，静脉滴注质子泵抑制剂或 H_2 受体拮抗剂。

（3）恢复胃肠功能，尽早口服大黄或清洁灌肠，以减少结肠内细菌及内毒素量。

（4）维持肠道微生态平衡，减少细菌移位。

（5）尽早恢复胃肠营养。

（6）清除氧自由基。

第二节　小肠疾病

克罗恩病

1. 什么是克罗恩病？

克罗恩病（Crohn's disease，CD）为炎症性肠病的一种，为病因不明的慢性肉芽肿性炎症，可累及消化道从口腔至肛门的任何部位，病变呈节段性、非对称分布，肠壁全层受累，可见非干酪性肉芽肿。临床表现多样，腹痛、腹泻、腹部包块、瘘管形成、肛周病变常见，可有胃肠道外表现。部分病人以肠外表现为首发。临床病程常呈缓解-复发相交替的慢性过程，甚至终生不愈。

2. 克罗恩病内镜表现的特点是什么？

参见 p105 诊断标准。

3. 克罗恩病显微镜下病理的特点是什么？

参见 p105 诊断标准。

4. 克罗恩病的主要临床表现有哪些?

克罗恩病起病隐袭，病程缓慢，易反复发作，常终生不愈。其临床表现因病变部位、范围、程度的不同而多样化。克罗恩病的疾病行为可概括为两种：一种类型是导致反复发作、不易愈合的瘘管；另一种类型是病变隐袭形成肠道狭窄、梗阻。克罗恩病的主要临床表现概括如下：①腹痛：以右下腹痛多见；②排便改变：可腹泻，有的患者表现为便秘；③腹部包块：右下腹多见；④瘘管形成：可反复发作，不易愈合；⑤肛周病变：可反复发作；⑥胃肠道外表现：反复口腔溃疡，以及伴有发热、贫血、体质下降、发育迟缓等全身症状。

5. 克罗恩病、肠结核、溃疡性结肠炎如何鉴别?

表 3-2　克罗恩病、肠结核、溃疡性结肠炎的鉴别诊断

	溃疡性结肠炎	克罗恩病	肠结核
便血	多见	相对少见	相对少见
便中带黏液	多见	相对少见	相对少见
胃肠外表现	相对少见	相对多见	相对少见
腹部包块	少见	多见	可见
肛周疾病	未见	可见	罕见
瘘管	未见	可见	少见
肠梗阻	少见	多见	多见
结核菌素试验强阳性	少见	少见	可见
血 ADA 升高	少见	少见	多见
便找结核杆菌	多阴性	多阴性	可阳性
病变分布	连续	跳跃性	限局性
病变位置	结肠（多自直肠起始）	全消化道	以回盲部多见
直肠受累	多见	少见	罕见
溃疡	浅	深、纵形溃疡	环形溃疡

续表

	溃疡性结肠炎	克罗恩病	肠结核
病变层次	主要累及黏膜和黏膜下层	全肠壁	全肠壁
隐窝脓肿	多见	少见	少见
黏膜下层增宽	无	多见	无
非干酪性肉芽肿	无	可见	无
干酪性肉芽肿	无	无	可见
抗结核治疗	无效	无效	有效
激素治疗	有效	有效	无效

6. 克罗恩病的诊断标准是什么？

（1）临床表现：参见 p103“克罗恩病的主要临床表现”。

（2）影像学检查：胃肠钡剂造影，必要时钡剂灌肠。可见多发性、跳跃性病变，呈节段性炎症伴僵硬、狭窄、裂隙状溃疡、瘘管、假息肉及鹅卵石样改变等。腹部超声、CT、MRI 可显示肠壁增厚、腹腔或盆腔脓肿、包块等。

（3）肠镜检查：结肠镜应达回肠末段。可见节段性、非对称性的黏膜炎症、纵行或阿弗他溃疡、鹅卵石样改变，可有肠腔狭窄和肠壁僵硬等。胶囊内镜对发现小肠病变，特别是早期损害意义重大。双气囊小肠镜更可取活检助诊。如有上消化道症状，应作胃镜检查。超声内镜有助于确定范围和深度，发现腹腔内肿块或脓肿。

（4）黏膜组织学检查：内镜活动宜包括炎症与非炎症区域，以确定炎症是否节段性分布；每个病变部位至少取 2 块组织。病变部位较典型的改变有：①非干酪性肉芽肿；②阿弗他溃疡；③裂隙状溃疡；④固有膜慢性炎细胞浸润、底部和黏膜下层淋巴细胞聚集；⑤黏膜下层增宽；⑥淋巴管扩张；⑦神经节炎；⑧隐窝结构大多正常，杯状细胞不减少。

（5）切除标本：可见肠管局限性病变、节段性损害、鹅卵石样外观、肠腔狭窄、肠壁僵硬等特征，镜下除以上病变外，病变肠段更可见穿壁性炎症、肠壁水肿、纤维化以及系膜脂肪包绕等改变，局部淋巴结亦可有肉芽肿形成。

在排除肠结核、阿米巴痢疾、耶尔森菌感染等慢性肠道感染、肠道淋巴瘤、憩室炎、缺血性肠炎、白塞病以及 UC 等基础上，可按下列标准诊断：①具备上述临床表现者为临床疑诊，安排进一步检查。②同时具备上述第（1）、（2）、（3）项特征者，临床可拟诊为本病。③如再加上第（4）或第（5）项病理检查，发现非干酪性肉芽肿与其他一项典型表现或无肉芽肿而具备上述三项典型组织学改变者，可以确诊，即强调临床拟诊，病理确诊。④在排除上述疾病后，亦可按世界卫生组织（WHO）结合临床、X 线、内镜和病理表现推荐的 6 个诊断要点进行诊断，见表 3-3，但由于这些条件在临床上难以满足，使该诊断标准应用受限。⑤初发病例、临床与影像或内镜及活检改变难以确认时，应随访观察 3～6 个月。如与肠结核混淆不清者应按肠结核作诊断性治疗 4～8 周，以观后效。

表 3-3 世界卫生组织推荐的溃疡性结肠炎诊断要点

项目	临床	X线	内镜	活检	切除标本
①非连续性或节段性病变			+	+	+
②铺路石样表现或纵行溃疡			+	+	+
③全壁性炎性反应病变	+ （腹块）	+ （狭窄）	+ （狭窄）	+	
④非干酪性肉芽肿				+	+
⑤裂沟，瘘管	+	+			+
⑥肛门部病变	+			+	+

注：具有①、②、③者为疑诊；再加上④、⑤、⑥三者之一可确诊；具备第④项者，只要加上①、②、③三者之二亦可确诊

7. 诊断克罗恩病应包括哪些内容？

CD 确诊成立后，诊断内容应包括临床类型、严重程度（活动性、严重度）、病变范围、肠外表现和并发症，以利全面估计病情和预后，制定治疗方案。

（1）临床类型：可参考疾病的主要临床表现分型。可分为狭窄型、穿通型和非狭窄非穿通型（炎性反应型）。各型可有交叉或互相转化，涉及治疗方案的选择。

（2）严重程度：严重度与活动性均反应CD的严重程度，常合并使用。CD的严重度可参考临床表现。轻度：无全身症状，腹部压痛、包块与梗阻。重度：有明显腹痛、腹泻及全身症状与并发症。中度：介于轻度和重度之间。

CD活动指数（CDAI）可正确估计病情及评价疗效。临床采用Harvey和Bradshow标准（简化CDAI）较为简便实用，参见表3-4。

表3-4　简化克罗恩病活动指数计算法

项目	分数
一般情况	0：良好；1：稍差；2：差；3：不良；4：极差
腹痛	0：无；1：轻；2：中；3：重
腹泻	稀便每日1次记1分
腹块	0：无；1：可疑；2：确定；3：伴触痛
并发症（关节痛、虹膜炎、结节性红斑、坏疽性脓皮病、阿弗他溃疡、裂沟、新瘘管及脓肿等）	每种症状记1分

注：＜4分为缓解期；5～8分为中度活动期；≥9分为重度活动期

（3）病变范围：病变部位和范围参考影像和内镜结果确定，可分为小肠型、结肠型、回结肠型。此外，如消化道其他部分受累，亦应注明。受累范围＞100cm者属广泛性。

（4）肠外表现及并发症：肠外可有口、眼、关节、皮肤、泌尿及肝胆等系统受累；并发症可有肠梗阻、瘘管、炎性包块或脓肿、出血、肠穿孔等。

诊断举例：

CD、狭窄型、中度、活动期、回结肠受累、肛周脓肿。

8. 诊断步骤

临床怀疑CD时，推荐以下诊断步骤。

（1）病史：注意病程，腹痛、腹泻多在4～6周以上，应特别注意有无结核病史、院内感染、抗生素和NSAIDs等用药史、吸烟与应激因素，还应注意生长发育和营养状况。

（2）除外肠结核：应行胸部X线片、结核菌素（PPD）皮试和血清PPD抗体检测等。

（3）结肠镜检查：应进入末端回肠；小肠气钡双重造影原则上均应进行；胃镜、胶囊内镜与双气囊小肠镜可酌情选择。

（4）腹部超声或CT、MRI检查：对肠壁病变和肠外并发症诊断有帮助。

（5）常规实验室检查：粪便常规和必要的病原学检查、血常规、血浆蛋白、电解质、红细胞沉降率、C反应蛋白、腹部平片等。

（6）活检：病变肠段病理活检有助确诊，应多点活检，必要时应多次活检。

9. 如何治疗克罗恩病？

CD治疗原则与UC相似，治疗方案略有不同。5-ASA类药应视病变部位选择，作用逊于UC，免疫抑制剂、抗生素与生物治疗剂使用较为普遍。

（1）活动期的治疗

1）回结肠型CD：分为轻度、中度和重度。

①轻度：口服足量SASP或5-ASA作为初始治疗，用法同UC治疗。有条件者口服布地奈德9mg/d。

②中度：糖皮质激素作为初始治疗，用法同中度UC。也可用布地奈德，合并感染加用抗生素，如环丙沙星500～1 000mg/d［或10～20mg/(kg·d）或甲硝唑800～1 200mg/d］。不推荐5-ASA。

③重度：首先使用糖皮质激素，用法同重度UC治疗。早期复发、激素治疗无效或激素依赖者加用Aza（硫唑嘌呤）1.5～

2.5mg/（kg·d）或 6－MP 0.75～1.5mg/（kg·d）。不能耐受者可改为甲氨蝶呤（MTX）15～25mg/w 肌肉注射，或参考药典和教科书。这类药起效缓慢，有发生骨髓抑制等严重不良反应的危险，使用时应密切监测。上述药物治疗无效或不能耐受者应对手术治疗进行评估，有条件者可使用英夫科昔单抗（infliximab）5～10mg/kg，控制发作一般需静脉滴注 3 次，用法亦可参考相关文献。

2）结肠型 CD：分为轻度、中度和重度。

轻、中度：可选用 5－ASA 或 SASP，SASP 有效但不良反应多。亦可在治疗开始即使用糖皮质激素。远段病变可辅以局部治疗，药物与剂量同 UC。重度：同重度回结肠型 CD 治疗。

3）小肠型 CD：分为轻度、中度和重度。

①轻度：回肠病变可用足量控释 5－ASA；广泛性小肠 CD 营养治疗作为主要治疗方案。

②中、重度：使用糖皮质激素（布地奈德最佳）和抗生素，推荐加用 Aza（硫唑嘌呤）或 6－MP，不能耐受者可改为 MTX。营养支持治疗则作为重要辅助治疗措施。上述治疗无效，则考虑英夫科昔单抗或手术治疗。

4）其他情况：累及胃、十二指肠者治疗与小肠型 CD 相同，加用质子泵抑制剂；肛门病变，如肛瘘时抗生素为第一线治疗，Aza（硫唑嘌呤）、6－MP、英夫科昔单抗对活动性病变有良效，或加用脓肿引流、皮下置管等；其他部位瘘管形成者治疗与上述中、重度的诱导缓解方案相同，亦可考虑英夫科昔单抗与手术治疗，具体方案需因人而异。注意营养支持、水电平衡及微量元素的补充。

（2）缓解期的治疗

强调戒烟。首次药物治疗取得缓解者，可用 5－ASA 维持缓解，药物剂量与诱导缓解的剂量相同；频繁复发及病情严重者在使用糖皮质激素诱导缓解时，应加用 Aza 或 6－MP，并在取得缓解后继续以 Aza 或 6－MP 维持缓解，不能耐受者可改用小剂量 MTX；使用英夫科昔单抗诱导缓解者推荐继续定期使用以维持缓解，但建议与其他药物如免疫抑制剂联合使用。上述维持缓解治疗用药时间与 UC 相同，一般为 3～5 年甚至更长。

10. 如何判断疗效?

(1) 临床缓解：经治疗后临床症状消失，X线或结肠镜检查炎性反应趋于稳定，或CDAI（活动指数）<150。

(2) 有效：经治疗后临床症状减轻，X线或结肠镜炎症减轻，或CDAI减少70以上。

(3) 无效：经治疗后临床症状、X线、内镜及病理无改善，或CDAI>150、减少未达上述指标（如CDAI增加70以上为恶化或复发)。

小肠憩室

1. 十二指肠憩室有何临床特点?

十二指肠憩室相当常见，其发生率仅次于结肠。男女发病一致，女性稍多。常见于60～70岁的老人。憩室常是通过肠壁肌层薄弱处向外突出而形成。大多无症状，不需手术治疗。少数憩室病人有上腹部不适、嗳气、恶心、消化不良或饭后疼痛等，经内科治疗症状持久存在或已经出现并发症，如部分梗阻、出血、穿孔等，可行手术治疗。

2. 小肠憩室有何临床特点?

空肠、回肠憩室的发生率较低。小肠憩室有真性和假性两种，真性憩室包括肠壁各层，如先天性憩室、炎症粘连牵引形成的憩室；假性憩室仅包括黏膜和黏膜下层，是黏膜通过肌层某个薄弱点向外突出而形成。一般认为和肠内压的异常升高有关。小肠憩室因其开口大、引流好，常无症状。有时可表现为轻度消化不良的症状，恶心、饭后上腹部不适、胀满、肠鸣或胀气，但这都不是特异的症状，常在发生并发症后才诊断出小肠憩室。并发症有憩室炎、出血、穿孔或梗阻。诊断一般需经钡剂造影或手术证实。小肠憩室如很小，无症状，不需治疗。如合并有脂肪泻或贫血，可先用维生素B_{12}及口服抗生素治疗，如药物无效或合并憩室炎穿孔、出血、梗阻等，均需手术治疗，切除憩室。

3. Meckel 憩室有何临床特点?

Meckel 憩室是胃肠道先天性畸形中最常见的一种，也是憩室中最常见的类型之一。尸解中 Meckel 憩室的发生率为 0.3%～2.5%，男女之比为 2～3∶1。Meckel 憩室系胚胎期卵黄管之回肠端闭合不全所致。位于回肠末端，具有与肠壁同样的组织层次，其黏膜 90%为回肠型，在有症状的 Meckel 憩室病人中，50%以上有异位黏膜或迷走组织，如胃、十二指肠黏膜、空肠、结肠黏膜或胰腺组织等。Meckel 憩室大多无症状，有症状者多为 10 岁以下的儿童，30 岁以上者很少有症状。其症状主要是几种并发症的表现。并发症有溃疡出血、肠梗阻、憩室炎、憩室穿孔。大多数 Meckel 憩室的诊断是在手术中明确的。钡剂造影检查极少明确诊断。有症状的憩室应予以切除。无症状偶然发现的憩室，是否需手术治疗，仍有争议。

小肠扭转

1. 什么是小肠扭转?

小肠扭转多发生于腹部经过手术或是有过腹膜炎的病例，是指一段小肠袢沿其系膜的长轴旋转而造成的部分或完全性肠梗阻，扭转的肠管可迅速发生膨胀、水肿、坏死，导致严重的腹膜炎。

2. 小肠扭转的病因和特点是什么?

小肠扭转的发生有肠袢及系膜过长、系膜根部附着处过窄或粘连收缩靠拢、小肠先天性旋转不良、先天性疝等解剖因素，也有后天因素如手术、炎症粘连、肠内容物重量骤增（如饱餐、肠内积有大量粪便或蛔虫团、肠管内较大肿瘤、憩室或先天性巨结肠）、肠管动力异常及突然改变体位或餐后做剧烈运动等因素诱发而引起。在我国，小肠扭转为最常见的肠扭转，其中尤以回肠扭转多见。有时全部小肠可以发生扭转。肠袢扭转部位在其系膜根部，多为顺时针方向。由于为闭袢性肠梗阻，同时肠管可因系膜血管受压而发生绞窄，故容易造成肠穿孔和腹膜炎。肠血管血运障碍的程度与扭转程度及松紧度有关。

3. 小肠扭转的临床表现有哪些？

其临床表现为突发腹部剧烈绞痛，为持续性，有阵发性加重，部位多在脐周，疼痛可放射至腰背部。呕吐频繁，腹胀不显著或局限于腹部一处。

体检可见腹中部明显膨隆，受累肠段如较广泛，可见肠型，有明显触痛，肌紧张不明显，肠鸣音减弱，偶闻气过水声。发病时间较长者可有腹膜刺激征，并有腹水。病程晚期易并发休克。

4. 小肠扭转的X光检查有哪些特征？

X线腹平片依病情不同而有不同表现，全小肠扭转多可见小肠普遍充气并有多个液平，有的仅表现为胃十二指肠充气扩张，而肠本身充气不多；部分小肠扭转可见一孤立扩张的肠袢固定于腹部某一部位，有时可见液平和螺旋纹状小肠皱襞或在脐周附近见一软组织影。

5. 小肠扭转治疗方法有哪些？

包括保守疗法与手术疗法。诊断确立后即应按肠梗阻治疗原则进行持续胃肠减压、补液及应用抗生素。对病程早期，病情较轻者要试用非手术疗法。让患者取胸膝位，用手按逆时针方向在腹部轻轻按摩，同时用手向上抬起腹部，然后突然松手，称为“颠簸”疗法，可自上腹顺序至下腹，反复颠簸，可连续3～5分钟，休息片刻后可再继续进行3～5次。对病情较重或已有腹膜刺激征或经非外科术疗法无效者，均应尽早手术治疗。

假性肠梗阻

1. 何谓假性肠梗阻？

由于肠道神经或肌肉病变引起的肠道功能障碍性疾病，常发生于小肠、结肠，可累及整个消化道和所有受自主神经调节的脏器和平滑肌，为一组具有肠梗阻的症状和体征，但无肠道机械性梗阻证据的临床综合征。

2. 何谓慢性假性肠梗阻？

指后天获得性假性肠梗阻症状持续6个月以上者。

3. 慢性假性肠梗阻如何分类？

（1）原发性：由于肠道平滑肌异常或肠道神经系统异常造成。

（2）继发性：主要由以下疾病导致：

1）结缔组织病：系统性红斑狼疮、硬皮病等。

2）内分泌紊乱：如甲状腺功能减退、糖尿病、甲状旁腺功能减退等。

3）其他：副癌综合征、EB或巨细胞病毒感染、帕金森病和某些药物等。

4. 如何治疗慢性假性肠梗阻？

（1）急性期：可全胃肠外高营养，以后可空肠造瘘给予肠外营养。

（2）奥曲肽：一般用于临床，是利用其对消化系统的抑制作用。

（3）抗生素：口服经肠道不吸收的抗生素能抑制小肠细菌过度生长。

（4）促胃肠动力药：如西沙比利等。

（5）起搏治疗。

缺血性小肠结肠炎

1. 何谓缺血性小肠结肠炎？

又称坏死性小肠结肠炎、出血性小肠结肠炎。本病常由各种原因的休克引起，或者其本身就有心、肺、肾、肝衰竭或以上疾病伴发DIC。其发生可能与肠道重度缺血、缺氧、氧自由基的产生、炎性介质、细胞因子的释放、肠道细菌异位感染、内毒素血症和黏膜下血管内凝血有关。

2. 血性小肠结肠炎有何临床表现？

除原发病的表现外，主要为腹泻，有时便中可见伪膜，有时为炎性腹泻，亦有时为血便。

3. 该病的治疗和预后如何？

本病为某些严重慢性疾病的终末期表现，病情危重复杂，治疗困难。

小肠细菌过度生长

1. 什么是小肠细菌过度生长？

小肠细菌过度生长又被称为盲袢或淤滞综合征，是由于胃酸缺乏、肠道动力障碍、肠结构异常或肠瘘等原因所致细菌在小肠腔内停留时间过长，小肠细菌过度繁殖导致以小肠消化吸收障碍、腹泻甚至脂肪泻、大细胞贫血等为主要表现的临床综合征。

2. 小肠细菌过度生长的致病机制是什么？

小肠细菌的过度繁殖可引起一系列消化、吸收障碍，主要表现如下：①过度繁殖的细菌大量争夺食物中的维生素 B_{12}，维生素 B_{12} 吸收不良致维生素 B_{12} 缺乏；②过度生长的细菌分解结合胆盐成非结合胆盐，微胶粒形成受损，致脂肪和脂溶性维生素吸收障碍；③细菌直接分解碳水化合物产生 CO_2，细菌利用碳水化合物产生有机酸；④细菌过度繁殖消耗食物蛋白质；⑤细菌过度繁殖还将引起或加重肠黏膜炎症、微绒毛受损，肠道丢失蛋白质增加，氨基酸等多种营养成分吸收障碍进一步加重；⑥细菌分解碳水化合物、脂肪、蛋白质引起肠内容物渗透压增加，有机酸酸化肠道；⑦细菌的代谢产物如游离胆酸、羟化脂肪酸和有机酸可刺激肠道水和电解质分泌增加；⑧小肠动力紊乱，消化间期运动复合波（MMC3）缺乏。

3. 小肠细菌过度生长的临床表现是什么？

小肠细菌过度生长的临床表现差异较大，由于其发生往往有原发病为基础，故有的表现较难与原发病的临床表现进行区分。除原发病的表现外，小肠细菌过度生长可能出现的临床表现有：①腹泻，有的有脂肪泻；②腹部不适、腹胀或腹痛；③体重下降；④维生素 B_{12} 缺乏致大细胞贫血表现；⑤脂溶性维生素缺乏的表现；⑥有低蛋白血症表现；⑦部分患者大便潜血实验阳性（与肠黏膜糜烂有关），长期慢性失血可致缺铁性贫血。

4. 如何治疗小肠细菌过度生长?

小肠细菌过度生长应着手以下几个方面：①抗生素治疗：由于小肠细菌过度生长者菌丛复杂，常需联合应用抗生素，选择抗生素时要同时兼顾肠道的需氧菌和厌氧菌，如头孢菌素＋甲硝唑等，疗程一般 7～10 天，反复复发病人可能需要循环治疗（1 周治疗＋3 周停药）；②营养支持治疗：补充缺乏的营养成分，如补充维生素 B_{12}、脂溶性维生素等；③病因治疗：尽可能纠正小肠细菌过度生长的发病基础。

肠结核

1. 什么是肠结核（intestinal tuberculosis）?

肠结核是因结核杆菌侵犯肠道而引起的慢性感染。绝大多数继发于开放性肺结核。发病年龄多为青壮年。

2. 肠结核病因及发病机理是什么?

肠结核一般都由人型结核杆菌引起，偶有因饮用带菌牛奶或乳制品罹患牛型结核者。结核杆菌侵犯肠道的途径有：

（1）胃肠道感染：是肠结核的主要感染方式。肺结核患者因吞咽含有结核菌的自身痰液而感染；或经常与肺结核患者密切接触，又忽视消毒隔离措施可引起原发性肠结核。

（2）血行播散：见于粟粒型结核血行播散而侵犯肠道者。

（3）邻近结核病灶播散：肠结核还可由腹腔内结核病灶直接蔓延而引起，此种感染系通过淋巴管播散。

3. 肠结核为何好发于回盲部?

病菌到达肠道（特别是在回盲部）时，含有结核杆菌的食物已成食糜，有较大机会直接接触肠黏膜；同时因回盲部存在着生理性潴留及逆蠕动，更增加感染机会，加之回盲部有丰富的淋巴组织，对结核杆菌的易感性强，因此回盲部即成为肠结核的好发部位。

4. 肠结核有何病理特点?

结核菌侵入肠道后，其病理变化随人体对结核杆菌的免疫力与过敏反应的情况而定。当感染菌量多，毒力大，机体过敏反应强时，病变往往以渗出为主。并可有干酪样坏死并形成溃疡，称为溃疡型肠结核；若感染较轻，机体免疫力（主要是细胞免疫）较强时，病变常为增生型，以肉芽组织增生为主，形成结核结节并进一步纤维化，称为增生型肠结核。兼有溃疡与增生两种病变者，称为混合型或溃疡增生型肠结核。

（1）溃疡型肠结核的病理特点：结核杆菌侵入肠壁后，首先肠壁集合淋巴组织有充血、水肿及渗出等病变，进一步发生干酪样坏死，随后形成溃疡并向周围扩展，有时可深达肌层或浆膜层，甚至累及周围腹膜或邻近肠系膜淋巴结。溃疡型肠结核常与肠外组织粘连，因此肠穿孔发生率低。在修复过程中，因有大量纤维组织增生和瘢痕形成，易导致肠腔环形狭窄。此外，溃疡部位的血管有闭塞性内膜炎，所以溃疡型肠结核很少引起大出血。

（2）增生型肠结核的病理特点：常见于盲肠和升结肠。初期局部水肿、淋巴管扩张。慢性期有大量结核性肉芽组织和纤维组织增生，严重者呈瘤样肿块突入肠腔并形成肠狭窄，甚则引起肠梗阻。

5. 肠结核有何临床表现?

（1）腹痛：多位于右下腹，一般为隐痛或钝痛，常于进餐时或餐后诱发，疼痛常伴有便意，便后可使疼痛缓解。增生型肠结核并发肠梗阻时，腹痛主要为绞痛，并有肠梗阻的相应症状。

（2）腹泻与便秘：腹泻是溃疡型肠结核的主要症状，因炎症和溃疡的刺激，使肠蠕动加速、排空过快以及继发性吸收不良所致。

排便一般为每日 2～4 次，多为糊状便，轻者仅含少量黏液，严重者多达 10 余次，便中有黏液及脓液，血便少见。此外还可间有便秘，或腹泻-便秘交替出现。

（3）腹部肿块：主要见于增生型肠结核，肠壁局部增厚形成肿块。当溃疡型肠结核和周围组织粘连，或并有肠系膜淋巴结核等，均可形成肿块。腹块常位于右下腹，中等硬度，可有轻压痛，有时表面不平，移动度小。

（4）全身症状：溃疡型肠结核常有结核中毒症状，如午后低热、不规则热，弛张热或稽留热，伴有盗汗、乏力、消瘦、贫血、营养不良性水肿等症状和体征。增殖型肠结核多无结核中毒症状，病程较长，全身情况较好。

6. 肠结核的实验室/放射学/肠镜检查有何特点？

（1）血象与血沉：无并发症的患者白细胞总数一般正常，可呈轻、中度贫血，以溃疡型患者为多见。在活动性病变患者中，血沉常增快。

（2）粪便检查：增生型肠结核粪便检查多无明显改变。溃疡型肠结核粪便镜检可见少量脓细胞和红细胞。粪便浓缩找结核菌，只有痰菌阴性时，才有意义。

（3）X 线检查：X 线钡餐造影或钡剂灌肠检查对肠结核诊断具有重要意义。并发肠梗阻的患者只宜进行钡灌肠，以免钡餐检查加重梗阻，溃疡型肠结核肠段多有激惹现象，钡剂排空很快，且充盈不佳，病变上下两端肠段钡剂充盈良好，此称为跳跃征象。并发肠梗阻时，近端肠曲常明显扩张。

（4）结肠镜检查：可直接观察全结肠、盲肠及回盲部的病变。

7. 肠结核诊断的主要依据有哪些？

（1）临床表现有长期发热、盗汗、腹痛、腹泻（或便秘）的青壮年患者。

（2）右下腹肿块伴压痛，或出现原因不明的不完全性肠梗阻表现者。

（3）胃肠 X 线检查回盲部有激惹、钡剂充盈缺损或狭窄征象者。

（4）结肠镜检查：病变常位于回盲部，内镜下可见病变肠黏膜充血、水肿、溃疡形成（环形溃疡、溃疡边缘呈鼠咬状有一定特征性）。活检找到干酪样肉芽肿和结核菌具有确诊意义。

对于疑有肠结核的患者，可给予抗结核药物治疗2周，观察疗效，以帮助诊断。

8. 肠结核应与哪些疾病相鉴别？

（1）克隆病：本病的临床表现和X线征象与肠结核酷似，甚难鉴别，可借助下列几点协助诊断：①本病无肺结核或肠外结核病史；②病程一般更长，不经抗结核治疗可出现间断缓解；③粪便检查无结核菌；④X线检查可见病变以回肠末端为主，有多段肠曲受累，并呈节段性分布；⑤肠梗阻、粪瘘等并发症较肠结核更为多见；⑥切除病变肠段作病理检查无干酪样坏死，镜检与动物接种均无结核杆菌；⑦可有肛门直肠周围瘘管、脓肿形成及肛裂等肛周病变。

（2）右侧结肠癌：①本病发病年龄多为40岁以上；②无长期低热、盗汗等结核毒血症及结核病史；③病情进行性加重；④腹部肿块表面坚硬，结节感明显；⑤X线检查主要有钡剂充盈缺损，病变局限，不累及回肠；⑥肠梗阻较早、较多出现；⑦结肠镜检可窥见肿瘤，活检常可确诊。

（3）其他疾病：除上述疾病外，肠结核尚应与下列疾病鉴别：以腹痛、腹泻为主要表现者应与腹型淋巴瘤、肠放线菌病相鉴别；以急性右下腹剧痛为主要表现者应注意避免误诊为急性阑尾炎；以慢性腹痛牵扯上腹部者易与消化性溃疡、慢性胆囊炎混淆；有稽留高热者需排除伤寒。

9. 肠结核治疗原则和具体方案如何？

（1）休息与营养：合理的休息与营养应作为治疗结核的基础。

（2）抗结核药物治疗：

1）长疗程法：此系标准疗法，用异烟肼、链霉素两药或加对氨基水杨酸三药联合应用。全程需12～18个月。

2）短疗程法：疗程缩短至6～9个月其疗效与复发率和长疗程

法取得同样满意效果。一般用异烟肼和利福平两种杀菌剂联合，对严重肠结核或伴有严重肠外结核者，宜加链霉素或吡嗪酰胺或乙胺丁醇三药联合。此种短疗程法需注意药物对肝脏的损害。可用利福啶代替利福平，每日 150mg，毒性似较利福平为低。

（3）手术治疗：手术治疗主要限于完全性肠梗阻，或部分性肠梗阻经内科治疗未见好转者，急性肠穿孔引起粪瘘经保守治疗未见改善者；大量肠道出血经积极抢救未能止血者。

10. 何谓结核病的 Koch 现象？

机体对结核分枝杆菌的感染和再感染表现出不同的现象称之为 Koch 现象。结核菌注入未受感染的豚鼠，10～14 天出现症状至死亡，若3～6周前予以低剂量菌，再给相同剂量，豚鼠局部有反应，存活。人感染结核 90％终生不发病，5％发病为原发，5％抵抗力低时发病为继发（大部分）。

过敏性肠病

1. 什么是过敏性肠病？

过敏性肠病是消化系统的变态反应性疾病，常由食物致敏引起，也可由其他原因引起。除食物外还包括调料、色素、防腐剂、以及口服的药物，最常见的是食物致敏引起的，它们大多属于Ⅰ型、Ⅲ型或Ⅳ型变态反应。

2. 引起过敏性肠病的因素有哪些？

（1）食物的抗原性：不同的食物有不同的抗原性，有的抗原性强，这类食物包括乳类、蛋类、鱼虾蟹、蘑菇、各种坚果、可可、草莓等。有些食物抗原性较差，引起过敏性肠病的机会少，如猪肉、大米、白菜。还有些低分子物质如葡萄糖实验不会引起过敏反应但在一定条件下，它们中的有些可以转变为具有抗原性的物质，如葡萄糖在长期储存后可能会发生聚合反应形成大分子，就可能引起过敏反应。另外食物经加热后它的过敏特性会降低或消失；还有酒类除本身含有致敏物质外，它还可促进其他大分子的吸收，所以在食用某些食物同时饮酒，就容易导致过敏性疾病。

（2）患者的反应性：患者对某些物质具有免疫反应，反应的轻重决定于患者的被致敏程度。同一患者在不同时期、不同的机体状态，这种反应性可以不同。当机体的状态良好时可以表现不出来；反之当机体处于应激状态时反应就比较明显。

（3）食入量：当患者的反应性不强时少量服用可以不产生临床症状，而大量接触时则容易出现临床表现。另外当摄入两种或多种致敏原时则容易促使过敏反应发生。

3. 过敏性肠病主要表现为哪些临床类型？

过敏性肠病可分为即刻型和迟发型反应。

（1）即刻型可表现为急性发作，一般在摄入致敏物质后数分钟至数十分钟内发生反应，除表现为腹痛、腹泻外还可出现血管性水肿以及呼吸道反应，有时甚至可威胁生命，这类反应一般为由 IgE 介导的Ⅰ型变态反应。

（2）迟发型反应一般在摄入过敏物质后数小时至数日内发生，此种反应常由非 IgE 介导，它比较常见，多为Ⅲ、Ⅳ型变态反应。

过敏性肠病所表现的症状从食管至肛门的各个部位都可涉及，如胃痉挛、消化吸收不良、腹胀、腹绞痛、腹泻、黏液便、乳糜泻、嗜酸性粒细胞性胃肠炎、牛乳敏感性胃肠病等。

4. 过敏性肠病有哪些主要特点？

过敏性肠病由摄入某些食物或药物引起，可发生于任何年龄，但以婴幼儿最多见，这是由于婴幼儿的胃肠黏膜屏障尚不完善。从发病时间上可以是接触后的即刻也可以是数日，症状可以表现为间歇性周期性发作，常与进食某类食物有关，同时伴有其他系统的临床表现，如：口疮、舌炎、荨麻疹、偏头疼、血管性水肿等。但是过敏性肠病最突出的特点是肠绞痛和黏液便。

5. 过敏性肠病有哪些诱发因素？

任何消化道免疫屏障的完整性受损害的因素均可导致食物大分子通过黏膜屏障，与黏膜下的免疫活性成分接触而诱发本病。免疫屏障的损害或者不完善可以是先天的缺陷，病毒等微生物感染，辐射，缺血等。

6. 如何诊断过敏性肠病?

本病的诊断要满足以下两个基本条件：

（1）疾病明显是由于摄入某些物质引起。

（2）排除精神因素的影响及其他食物不良反应和食物的非特异性刺激：如食物本身的毒性成分或物理性状的刺激，食物被污染等，这些非特异性反应任何接触者都会发生不同程度的反应。

另外有条件时在大肠镜下用食物过敏原在肠黏膜上进行激发试验，如果患者对测试物敏感则该部位黏膜发生水肿，变白，黏液分泌物增加，其中可查到嗜酸性粒细胞，重者48～72小时后黏膜可发生溃疡。

7. 过敏性肠病的治疗有哪些?

过敏性肠病分为特异性和非特异性两大类

（1）特异性治疗：主要是避免服用某一类致敏的食物，避免需达6个月以上，然后每周少量服用一次，共2个月；如无不良反应可改为每5天服用1次共3个月，如仍无反应可改为每3天服用一次，但不能再多。

（2）非特异性治疗：主要是药物疗法，主要适用于致敏物质不明确的病例或用来控制症状，如对于消化道痉挛，腹绞痛病例可用阿托品、654－2、抗组胺药物、糖皮质激素治疗。

一般来说速发型用抗组胺药物、色甘酸钠治疗反应良好。而迟发型的过敏性肠病多用糖皮质激素治疗。

小肠良性肿瘤

1. 小肠良性肿瘤有哪些?

在胃肠道良性肿瘤中小肠良性肿瘤占第二位，且种类较多。常见的小肠良性肿瘤有平滑肌瘤、脂肪瘤、腺瘤、血管瘤，较少见的肿瘤有淋巴管瘤、纤维瘤、布氏腺腺瘤、神经纤维瘤、胃黏膜腺瘤、腺肌瘤、腺纤维瘤、脂肪平滑肌瘤、囊腺瘤、子宫内膜瘤、神经节细胞瘤、黏液瘤。

2. 小肠良性肿瘤有何临床特点?

小肠良性肿瘤本身常无特异症状，部分病人因剖腹手术时偶然发现。多数病人由于肿瘤的增长引起各种并发症而产生症状。常见腹痛、肠套叠、消化道出血、腹部肿块及体重下降等。本病虽属良性，但大多数病人均可出现症状，如出血、穿孔、梗阻等，常较严重，甚至急性发病危及生命。

3. 简述小肠良性肿瘤诊治特点

小肠良性肿瘤的诊断困难。症状无特异性，X线造影敏感性不高，小肠镜尚未广泛应用。应增强临床医师对本病的认识，并推广小肠镜。手术切除是治疗小肠良性肿瘤的主要方法。因肿瘤有恶性变的可能，且常可引起严重的并发症，所以一旦明确诊断，应予以切除。

小肠恶性肿瘤

1. 小肠恶性肿瘤有哪些?

小肠恶性肿瘤较少见，约占胃肠道恶性肿瘤的1%。男性多于女性，以老年病人居多。小肠恶性肿瘤以腺癌、类癌、平滑肌肉瘤、恶性淋巴瘤为最多。其他少见肿瘤有淋巴肉瘤、网织细胞肉瘤、何杰金肉瘤、血管内皮细胞瘤、巨滤泡淋巴瘤、淋巴内皮细胞瘤、纤维肉瘤、淋巴细胞瘤、浆细胞瘤等。小肠腺癌的发病部位依次为十二指肠、空肠、回肠。平滑肌肉瘤则不同，依次为回肠、空肠、十二指肠。80%以上的类癌发生于回肠。

2. 小肠恶性肿瘤有何临床特点?

小肠恶性肿瘤的症状及病程因肿瘤的类型和部位而异。腺癌的平均病程为5～6个月，平滑肌肉瘤为8～9个月，类癌为12～25个月，一般认为肿瘤愈位于小肠远端，其病程愈长。小肠恶性肿瘤较良性出现症状的多。常见症状为体重下降、肠梗阻、腹痛及消化道出血。位于十二指肠者可出现黄疸，肠穿孔及肠套叠少见。病变于远端小肠的梗阻较常见，位于上部小肠的则出血较多见，穿孔多见于回肠。

3. 如何诊治小肠恶性肿瘤?

小肠恶性肿瘤临床上无特异症状，常在疾病已进展出现明显症状时才被诊断。小肠 X 线钡餐造影检查是一有价值的诊断方法。胶囊内镜及小肠镜有助于十二指肠肿瘤的诊断。

小肠恶性肿瘤对放疗及化疗均不敏感，手术是主要的治疗方法。因其不易早期发现，当明确诊断时，多数病人已有转移，故预后较差。

原发性肠道淋巴瘤

1. 什么是原发性肠道淋巴瘤?

原发性肠道淋巴瘤约占胃肠道恶性肿瘤的1%～4%，分为原发性小肠淋巴瘤和原发性大肠淋巴瘤。

原发性小肠淋巴瘤指原发于小肠壁淋巴组织，它有别于全身恶性淋巴瘤涉及肠道的继发性病变。通常认为，凡消化道受累占优势或首先表现肠道受累症状的淋巴瘤，即为原发性肠道淋巴瘤，其五项诊断标准为：①未发现体表淋巴结肿大；②外周血象正常；③X线胸片无纵隔淋巴结肿大；④剖腹探查时未发现小肠及肠系膜区域淋巴结以外的病灶；⑤除病变直接蔓延外，肝脏和脾脏不受侵害。

2. 原发性肠道淋巴瘤的发病情况如何?

在我国原发性肠淋巴瘤多见于成人，平均发病年龄为50岁。约占小肠恶性肿瘤的20%～30%。该病好发部位以回肠最多见，其次为空肠、十二指肠。多发性小肠淋巴瘤约占20%，表现为分布在不同部位的病灶之间有正常肠段将其分隔而彼此不相连，男女之比为（1～3）：1。大肠恶性淋巴瘤约占大肠恶性肿瘤的1%～2%。近年来本病有升高的趋势，其部位分布以盲肠最多，其次为升结肠，其余各段发生率大致相似。

3. 原发性肠道淋巴瘤的病因是什么？

原发性肠道淋巴瘤病因不明，病变源自胃肠道黏膜下的淋巴滤泡。与其他恶性肿瘤类似，恶性淋巴瘤的发病是体内外环境，多种因素综合作用的结果。

4. 原发性肠道淋巴瘤的临床表现有哪些？

小肠恶性淋巴肉瘤临床表现无特异性，受发病部位、就诊时间等诸多因素影响。症状主要为：腹痛轻重不等，可为隐痛、钝痛或胀痛，其次恶心、腹泻、腹胀、消瘦、便秘、便血、乏力、发热、贫血等。本病早期诊断仍比较困难。当肿瘤直径超过 5cm 常可触及腹部包块，并可出现肠梗阻的症状，部分病人可发生肠穿孔，表现为急腹症的症状。息肉型的淋巴瘤好发于回肠末端，溃疡型淋巴瘤多见于空肠，并易导致肠穿孔。

原发性大肠淋巴瘤的症状与结肠癌相似，症状没有特异性，最常见的首发症状为下腹部绞痛，可有便血、大便习惯改变，部分患者持续低热，包块较大时可并发肠梗阻，包块多有压痛。

5. 原发性肠道淋巴瘤怎样诊断？

由于原发性肠道淋巴瘤的治疗与预后与继发性肠道淋巴瘤有很大不同，所以治疗前必须先确定其是否为系原发性。由于临床表现方面缺乏特异性，在诊断中常需影像学方面的辅助检查。

（1）X 线检查：常采用小量钡剂逐段检查的方法，可见肠腔有不规则的增宽或狭窄肠壁僵硬，蠕动减弱，充盈缺损，回肠末端的肿瘤可用结肠气钡逆行灌注回肠法检查。为了发现早期病变最好采用分次服钡剂检查。大肠淋巴肉瘤钡剂灌肠时可见黏膜下有多个充盈缺损，肠壁僵硬而无明显狭窄，且黏膜完整。

（2）CT 检查：由于受小肠内存在的气体和液体的影响，CT 对于小于 2cm 的小肠肿瘤帮助不大，但对确定肿瘤和周围器官的关系，及有无腹膜后淋巴结肿大和肝、骨、脑转移有帮助。

（3）选择性腹腔动脉造影检查：该检查的优点为能确定病变的

部位、范围、大小，显示供血情况，为手术提供有用的资料，尤其是在肿瘤出血时动脉造影诊断率高。

（4）内镜检查：纤维结肠镜检查对于弥漫性病变及增殖性病变易于作出诊断。纤维结肠镜可通过回盲瓣逆入结肠，观察结肠末端的病变，病变可表现为黏膜水肿，肥厚呈脑回状，较正常黏膜易出血。也可见到黏膜表面糜烂。病变常可累及相当长的一段肠管。特别值得提出的是由于恶性淋巴组织在黏膜下层明显，故怀疑本病，取活检时除了黏膜取材外，夹取黏膜下组织很有必要。近年来开展的内镜下黏膜切除术可使本病确诊率达到90%以上。

6. 原发性肠道淋巴瘤应与哪些疾病鉴别?

原发性肠道淋巴瘤应注意与肠结核相鉴别，后者常有发热、盗汗等结核中毒症状，腹部“揉面感”，结核菌素实验常为强阳性，而肠道淋巴瘤常为阴性，取活检常可帮助诊断。另外也应注意与克隆病相鉴别，后者常表现为黏膜铺路石样改变，患者一般情况比较好，腹痛往往比较剧烈，最后确诊也需通过活检。

7. 原发性肠道淋巴瘤的治疗?

肠道原发性淋巴瘤的治疗原则是手术切除，辅以术后放疗。手术可切除原发病灶，提高5年存活率。

放射治疗：淋巴组织肿瘤对放疗比较敏感。关于照射剂量各家采用不一，一般为20～40Gy于4～5周内完成，放疗常能使肿瘤明显缩小，但是由于腹部大剂量放射治疗可发生严重的并发症，包括放射性肠炎、肠道出血、肠腔狭窄与肠梗阻，故适用于全身情况不允许手术者。或原发灶巨大手术切除有困难，可作为术前放射治疗，增加手术切除率，术后辅助治疗。

辅助性化疗：化学治疗作为辅助性治疗手段，化学药物包括氮芥、卡氮芥、甲基卞肼、长春新碱、阿霉素、瘤可宁、长春花碱等。一般手术后先予化疗数疗程，再继以放疗。

胃肠道类癌和类癌综合征

1. 类癌的基本概念是什么？它有哪些生物学特征？

类癌起源于 APUD 细胞，这些细胞可以合成和分泌多种肽类及胺类物质。这些细胞是许多神经内分泌肿瘤的共同起源，因此，类癌又是 APUD 肿瘤，具有神经内分泌肿瘤的特征，如能产生这类肿瘤所特有的标志物。

2. 类癌最具有特征性的生化改变是什么？

类癌作为 APUD 肿瘤，其能产生多种肽类及非肽类物质，其中最具有特征性的生化改变是产生五羟色胺（5－HT）及其代谢产物 5-羟吲哚乙酸（5－HIAA）。而 5－HT 是导致类癌综合征的主要原因之一。

3. 胃肠道类癌如何按胚胎来源分类？其临床特点是什么？

按胚胎来源，类癌分为前肠、中肠、后肠类癌。

（1）前肠类癌：胚胎学上前肠包括呼吸道、胃、十二指肠的第一部分、胰腺。来自前肠的类癌为不亲银性，由于缺乏芳香氨酸脱羧酶，产生 5－HT 较少，有时产生 5-羟色氨酸（5－HTP）或 ACTH，具有骨转移的潜在可能性。

（2）中肠类癌：来自中肠（空肠、回肠、回盲部、阑尾、升结肠、部分横结肠）的类癌为亲银性和嗜银性，很少产生 5－HTP 或 ACTH，而能产生较多的 5－HT、缓激肽、前列腺素及 P 物质等，罕见发生骨转移。

（3）后肠类癌：后肠（部分横结肠、左半结肠、直肠）类癌为不亲银性，大多无分泌功能，极少产生 5－HT、5－HTP 或 ACTH，罕见骨转移。

4. 胃类癌的分型，组织学及临床特征是什么？

在临床上一般将胃类癌分为三型：

Ⅰ型：常为发生在慢性 A 型萎缩性胃炎的基础上的嗜银类癌。

肿瘤一般较小（<1cm），呈多发息肉状；常伴有高胃泌素血症；肿瘤生长缓慢，罕见转移。

Ⅱ型：在多发性内分泌肿瘤Ⅰ型伴卓-艾综合征基础上的嗜银ECL细胞类癌。肿瘤一般较小，且多发；组织学特点与Ⅰ型类似；常伴有高胃泌素血症；生长缓慢，但转移比Ⅰ型常见。

Ⅲ型：发生在正常胃黏膜基础上的散发性嗜银类癌。肿瘤常大于1cm；组织学上可见ECL、EC细胞病变、肿瘤形成伴有过度增生或异型增生的证据；不伴有高胃泌素血症；相对浸润生长，转移常见。

5. 类癌综合征有哪些临床表现?

类癌综合征是类癌的晚期表现，仅见于10%的患者。绝大多数肝转移患者有类癌综合征的表现。5－HT及其代谢产物5－HIAA的过量生成是类癌综合征的生化基础。这可能与腹痛、腹泻、支气管痉挛有关。因此，在临床上常表现为皮肤潮红、腹泻、呼吸困难、哮喘、皮肤病变等等。

6. 类癌危象有哪些临床表现? 如何处理?

类癌危象是类癌综合征的严重并发症。一般发生在尿5－HIAA明显增高的患者（>200mg/d），可自发地发生或由体力劳动、化疗、手术、麻醉等诱发。表现为严重而普遍的皮肤潮红，常持续数小时至数日；腹泻可明显加重并伴有腹痛；中枢神经系统症状常见，可表现为头晕、眩晕，嗜睡及昏迷；常出现心律失常、高血压或严重低血压；尿5－HIAA可骤然升高。奥曲肽能有效治疗类癌危象，故可在术前、化疗前预防应用。

7. 常用于类癌综合征诊断的生化指标有哪些?

血5－HT或尿5－HIAA测定在类癌综合征诊断中起着关键作用。约84%患者血5－HT及/或尿5－HIAA升高。尿5－HIAA的敏感性>75%，特异性>90%，因此，尿5－HIAA可以作为诊断类癌综合征可靠的肿瘤标志物，也可作为监测病情的指标。

8. 回肠类癌和 Crohn 病的鉴别要点有哪些?

(1) 典型 Crohn 病发病年龄比类癌早，只有 20%患者 50 岁以后才发病。

(2) 国外文献认为，Crohn 病西方人多见，而亚洲人少见。

(3) 大约 20%患者 Crohn 病有家族史，但两者均发病隐匿，临床症状有相似性，都有非特异性腹泻、腹痛和梗阻。

(4) 回肠类癌伴有结缔组织增生，Crohn 病有全壁性炎症，两者有类似的炎症类型过程；在影像学上有类似的表现，两者均可出现肠腔内外的肿块。多发性病变：在 Crohn 病呈现节段性，而在类癌是由于局部转移造成。

(5) 检测尿 5－HIAA、血 5－HT 及血小板 5－HT 对诊断类癌的敏感性分别为 75%，64%和 64%，同时具有高特异性。

(6) 非典型 Crohn 病对治疗反应不良者，应慎重考虑其诊断。

第三节　大肠疾病

溃疡性结肠炎

1. 什么是溃疡性结肠炎 (ulcerative colitis，UC)?

为炎症性肠病的一种，病因不清，可能是在遗传易感基因的背景下，由外部因素（如感染、食物等）作为诱因导致的免疫异常。病变主要累及结肠黏膜和黏膜下层，为慢性炎症，多自直肠开始，可逆行向结肠近段发展，连续分布，可累及全结肠，甚至末段回肠。典型的临床表现是慢性腹泻，黏液脓血便，可反复发作，甚至终生不愈。同时患者可有胃肠道外的临床表现。

2. 溃疡性结肠炎肠镜下主要表现有哪些?

参见本节诊断标准一题。

3. 溃疡性结肠炎显微镜下病理的特点有哪些?

参见本节诊断标准一题。

4. 溃疡性结肠炎的主要临床表现有哪些?

(1) 腹泻：是溃疡性结肠炎最重要的临床表现。其腹泻特点如下：①以黏液脓血便为主，可伴有里急后重；②为慢性腹泻，可反复发作；③抗生素治疗效果不满意。

(2) 腹痛：腹痛多位于受累结肠部位，以左下腹多见，常为绞痛，多发生在便前，可有腹痛-便意-便后缓解的规律。病变广泛或并发中毒性巨结肠时可有全腹痛。

(3) 胃肠道外表现：可累及全身多个器官或系统，常受累的器官为关节、皮肤、眼睛。溃疡性结肠炎的患者可并发硬化性胆管炎。胃肠道外表现可出现在肠道症状之前（作为首发症状）、之后或同时发生。

(4) 全身症状：主要见于中重度患者，可表现为发热、贫血、心动过速、消瘦、电解质紊乱等。溃疡性结肠炎导致的发热多不伴寒战。

(5) 并发症：主要包括癌变、中毒性巨结肠、肠穿孔、大量肠道出血等。

5. 诊断溃疡性结肠炎的标准是什么?

(1) 临床表现：有持续或反复发作的腹泻、黏液脓血便、腹痛、里急后重和不同程度的全身症状。病程多在4～6周以上。可有关节、皮肤、眼、口及肝胆等肠外表现。

(2) 结肠镜检查：病变多从直肠开始，呈连续性、弥漫性分布。表现为：①黏膜血管纹理模糊、紊乱或消失、充血、水肿、质脆、出血、脓性分泌物附着，亦常见黏膜粗糙，呈细颗粒状；②病变明显处可见弥漫性、多发性糜烂或溃疡；③缓解期患者可见结肠袋囊变浅、变钝或消失，假息肉及桥形黏膜等。

(3) 钡剂灌肠检查：主要改变如下。①黏膜粗乱和（或）颗粒样改变；②肠管边缘呈锯齿状或毛刺样，肠壁有多发性小充盈缺损；③肠管短缩，袋囊消失呈铅管样。

（4）黏膜组织学检查：活动期和缓解期有不同表现。活动期：①固有膜内有弥漫性慢性炎性细胞、中性粒细胞、嗜酸性粒细胞浸润；②陷窝有急性炎性细胞浸润，尤其是上皮细胞间有中性粒细胞浸润及隐窝炎，甚至形成隐窝脓肿，脓肿可溃入固有膜；③隐窝上皮增生，杯状比较低减少；④可见黏膜表层糜烂、溃疡形成和肉芽组织增生。缓解期：①中性粒细胞消失，慢性炎性细胞减少；②隐窝大小、形态不规则，排列紊乱；③腺上皮与黏膜肌层间隙增宽；④潘氏细胞化生。

（5）手术切除标本病理检查：肉眼及组织学上可见上述 UC 特点。

在排除细菌性痢疾、阿米巴痢疾、慢性血吸虫病、肠结核等感染性结肠炎及结肠 CD、缺血性结肠炎、放射性结肠炎等疾病基础上，可按下列标准诊断：①具有上述典型临床表现者为临床疑诊，安排进一步检查。②同时具备上述第 1、2、3 项中之任何一项，可拟诊为本病。③如再加上第 4 或第 5 项中病理检查的特征性表现，则可确诊。④初发病例、临床表现和结肠镜改变均不典型者，暂不诊断 UC，但需随访 3～6 个月，观察发作情况。⑤结肠镜检查发现的轻度慢性直、乙状结肠炎不能与 UC 等同，应观察病情变化，认真寻找病因。

6. 什么是中毒性巨结肠？

中毒性巨结肠是炎症性肠病的严重的并发症之一，主要见于暴发型和重型溃疡性结肠炎患者。病变累及肌层及肠肌神经丛，破坏了控制正常肠道的神经与肌肉调节机制，使肠道丧失正常的蠕动，积气、积液、扩张。其临床特征是严重的全身中毒症状如高热、心率加快、血压下降及节段性或全结肠扩张，腹部明显胀气，最明显的扩张部位多位于横结肠，腹平片显示结肠扩张，直径＞6cm。易并发穿孔。

7. 中毒性巨结肠有哪些常见诱因？

中毒性巨结肠的发病率虽然很低，但死亡率高，所以重在预防；重症溃疡性结肠炎患者应避免诱发因素，如低血钾、服用鸦片酊类药物、钡灌肠、结肠镜检查等。

8. 炎症性肠病的肝脏并发症有哪些?

(1) 脂肪肝：50%以上发生。为多种因素联合作用的结果，如营养不良、糖皮质激素治疗。无明显症状者，可有肝肿大及影像学异常。其病变轻重与IBD的严重程度有关。病理特点为肝细胞内脂肪滴及肝小叶轻微的炎症改变。加强营养，治疗原发病可使其逆转。

(2) 隐源性肝硬化：长期溃疡性结肠炎或Crohn病病人隐源性肝硬化发生率>20%。很多例肝硬化可能是硬化性胆管炎的结果。

(3) 肝脏淀粉样变：Crohn病活动期如有肝肿大要考虑淀粉样变，可通过肝活检证实。

(4) 肉芽肿性肝炎：Crohn病病人如有轻微肝功能异常可能为肉芽肿性肝炎。肝组织活检可在小叶内找到肉芽肿。此种改变有可能在肠切除术后或激素治疗后消退。SASP也可能导致肉芽肿性肝炎。

(5) 门静脉菌血症、肝脓肿：为罕见并发症，以上两种并发症可出现于腹腔脓肿及瘘管形成之前。

9. 炎症性肠病的胆系并发症有哪些?

(1) 胆系结石：Crohn病的胆系结石发生率多于溃疡性结肠炎。回肠广泛病变及回肠切除术后的病人胆石症发病率为13%～34%，10倍于正常人群。未涉及小肠的结肠炎其结石发病率不增加。原因为胆汁酸的吸收障碍、胆红素的肝肠循环障碍以及肠道胆盐的丢失超过了肝脏的合成能力，导致了胆汁酸池的减少，胆汁中胆固醇比率升高，结石形成。

(2) 硬化性胆管炎 (PSC)：IBD时PSC的发生率为1%～5%，且溃疡性结肠炎时的合并率较Crohn病高，男性多于女性。有调查显示PSC病人50%～75%合并炎症性肠病。PSC通常是在IBD后诊断。大部分病人无症状。实验室表现为淤胆，ERCP及

PTC可见胆管狭窄、扩张，即“串珠样”改变。病变可累及肝内外胆管、胆囊、门静脉、胰管。表现为管及管周围纤维化、门静脉系统炎症及门静脉周围肝组织炎症。疾病进一步发展可导致门静脉纤维化、小叶间胆管数目减少，最后导致胆汁性肝硬化。伴有IBD的PSC病人对治疗反应差。PSC病人胆管癌发生率7%～10%，如病情突然加剧提示恶变的可能。

（3）胆管周围炎：占IBD病人的30%～50%，是相对常人的并发症。见于结肠病变广泛者，也见于直肠、乙状结肠及末端回肠病变者。临床上呈相对良性过程。与IBD的活动相平行。症状较轻者可有肝轻度肿大及碱磷酶升高，较重者ALT升高。

（4）胆管癌：为IBD的严重并发症，发生率为0.4%～1.4%，为普通人发病率的10～100倍，多发于40岁左右的男性。可发生于IBD缓解期，亦可在肠切除术后多年出现。平均IBD病史为15年左右。可无症状，亦可以有淤胆、体重下降、右上腹疼痛等表现。有PSC的病人更易发生癌变。胆系造影如发现＞1cm的息肉、胆管扩张或病变进展迅速（缩窄或扩张）有利于诊断。大多数癌肿发生于大胆管或肝内胆管分叉处。ERCP发现单个胆管狭窄是胆管癌剖腹探查的指征。

10. 溃疡性结肠炎患者判定病情的标准是什么？

表3－5　溃疡性病情轻重判定标准

项目	轻型	中型	重型
大便次数	＜4次/天	4～6次/天	＞6次/天
发热	无	介于轻型和重型之间	＞37.5℃至少持续2天以上
脉搏	正常		＞90次/分
贫血	无		＜100g/L（有标准为＜75g/L）
血沉	正常		＞30mm/h

11. 溃疡性结肠炎的完整诊断包括哪些方面？

溃疡性结肠炎的完整诊断包指临床类型、严重程度、病变范围、病情分期及并发症。

（1）类型：可分为初发型、慢性复发型、慢性持续型、暴发型。

（2）严重程度：分为轻度、中度、重度。

（3）病变范围：可分为直肠、直乙状结肠、左半结肠、全结肠、区域性结肠炎。

（4）病情分期：分为活动期、缓解期。

（5）并发症：中毒性巨结肠、癌变等。

诊断举例：溃疡性结肠炎初发型、中度、活动期、直乙状结肠受累、消化道出血。

12. 临床疑诊为UC时，按何步骤进行诊断？

（1）病史中注意病程：腹泻、腹痛多在4～6周以上，应特别注意新近肠道感染史、抗生素和非甾体类抗炎药（NSAIDs）等用药史、戒烟与应激因素等。

（2）粪便常规与培养：不少于3次，根据流行病学特点做相关检查除外阿米痢疾、血吸虫病等。

（3）结肠镜检查兼取活检：重症患者或暴发型患者可缓作或仅作直、乙状结肠镜检查。

（4）钡剂灌肠检查：可酌情使用，重度患者不推荐。

（5）常规实验室检查：如血常规、血浆蛋白、红细胞沉降率、C-瓜蛋白、腹部平片、超声检查，有助于确定疾病的严重度和活动度。有条件的单位亦可作粪便钙卫蛋白、乳铁蛋白等检测，了解炎症活动性。

13. 治疗炎症性肠病的主要药物有哪些？

（1）5-氨基水杨酸（5-ASA）类：水杨酸偶氮磺胺吡啶（SASP）是治疗IBD的基本药物，主要用于轻、中型患者，是磺胺吡啶与5-ASA由偶氮键相连而形成的化合物，口服后在结肠内细菌的作用下分解为磺胺吡啶与5-ASA，后者是治疗IBD的有效成分，而前者则是造成不良反应的主要因素。5-氨基水杨酸（5-ASA）作用机制可能是综合作用，通过影响花生四烯酸代谢步骤，抑制前列腺素合成；清除氧自由基减轻炎症反应，抑制免疫细胞的免疫反应。以 5 - ASA 为主要化学成分而不包含磺胺吡啶的药物不断被开发，如美沙拉嗪、巴柳氮等。此类药物可制成灌肠剂或栓剂等局部治疗。

（2）糖皮质激素：主要是用于重症和暴发型溃疡性结肠炎患者以及活动期 Crohn 病患者，作用机制为非特异性抗炎和抑制免疫反应。可口服、静脉、局部（灌肠）应用。激素起始剂量要足，减量要慢，维持治疗时间不应太长，一般维持治疗时间不要超过 7～8 个月。

1）布地奈德：为分子量大、局部浓度高、吸收后经肝脏首过清除迅速的激素，与激素受体结合能力较泼尼松龙强 15 倍，抗炎作用强、生物利用度低，口服后 90％首经肝脏迅速完全代谢，全身作用极小。

2）重症病人可用氢化可的松静脉用药（200～400mg/d）或甲泼尼龙（40～80mg/d），病情缓解后换用同等量口服激素。改成口服用药时先将静脉激素量减半同时加等量口服激素，一周后再换另一半。

3）口服泼尼松，一般常用起始剂量为每日 0.5～0.75mg/kg，病情完全缓解（一般 2～6 周）减量，一般每周减 1/2～1 片，减至每天 30mg 时加上 5 -氨基水杨酸（5 - ASA）制剂。激素减至 10～15mg/d 时维持一段时间，一般共用 6～12 周（结合具体病人）。

4）激素或中药灌肠（见后文）。

（3）其他免疫调节剂：一般用于激素治疗效果不佳或激素依赖的慢性持续型病例。主要包括环孢素 A、硫唑嘌呤（AZA）、6 -巯基嘌呤（6 - MP，为硫唑嘌呤的代谢产物）、甲氨蝶呤（MTX）。

环孢素 A 临床常用，静脉滴注用于重症暴发型和对糖皮质激素无效者。可近期缓解，近期有效率在 80％左右。一般 2～4mg/(kg · d) 静点，维持血药浓度在 200μg/ml，持续 5～7 天，缓解后换用免疫抑制剂。副作用为肾损害、多毛、感觉过敏、肺孢子虫病及肺纤维化等。

FK506 药理作用与环孢素 A 相近但作用较其强 100 倍，且毒性作用小。

硫唑嘌呤 2～2.5mg/（kg · d）或 6 -巯嘌呤（6 - MP）

1.5mg/（kg·d），药物显效时间约需3～6个月，维持用药一般1～2年。主要用于顽固病例的维持治疗。

（4）生物制剂：是治疗IBD新的治疗方法。目前报道较多的是抗TNF-α抗体用于治疗Crohn病，也有关于治疗溃疡性结肠炎的报道，其中英夫利昔单抗（抗TNF-α的人鼠嵌合性抗体）治疗IBD的临床疗效已经得到肯定，尤其是对Crohn病患者瘘管的愈合有效，但价格昂贵，无法广泛使用。由于是一种新的治疗药物，缺乏长期、大范围的临床使用经验，所以对抗TNF-α抗体的副作用，尤其是长期使用后的副作用，还有待于进一步的充分认识。目前对应用抗TNF-α抗体后副作用的报道有结核复发、血中甘油三酯升高、非霍奇金淋巴瘤的发病几率增加、皮疹等。

（5）抗生素：一般用药7～14天。

（6）肠道微生物调节剂：包括益生菌（如乳酸杆菌、双歧杆菌、肠球菌等）、益生元（调节肠道微生态平衡的寡糖肽等）。

14. 如何治疗溃疡性结肠炎?

（1）活动期的治疗

1）轻度UC：可选用柳氮磺胺吡啶（SASP）制剂，每日3～4g，分次口服；或用相当剂量的5-氨基水杨酸（5-SAS）制剂。SASP 1g相当于美沙拉嗪0.4g，巴沙拉嗪1g相当于美沙拉嗪0.36g，奥沙拉嗪1g相当于美沙拉嗪1g。

病变分布于远段结肠者可酌用SASP或5-ASA栓剂0.5～1g，每日2次；5-ASA灌肠液1～2g或氢化可的松琥珀酸钠盐灌肠液100～200mg，每晚1次保留灌肠；有条件者可用布地奈德2mg保留灌肠，每晚1次；亦可用中药保留灌肠。

2）中度UC：可用上述剂量水杨酸类制剂治疗，反应不佳者适当加量或改服糖皮质激素，常用泼尼松30～40mg/d口服。

3）重度UC：重度UC一般病变范围较广，病情发展变化较快，须及时处理，足量给药，方法如下：

①患者未曾使用过口服糖皮质激素，可口服泼尼松或泼尼松龙40～60mg/d，观察7～10d，亦可直接静脉给药；已使用糖皮质激素者，应静脉滴注氢化可的松300mg/d或甲泼尼龙40mg/d。

②肠外应用广谱抗生素控制感染，如硝基咪唑、喹诺酮类制剂、氨苄西林或头孢类抗生素等。

③患者应卧床休息，适当补液、补充电解质。

④便血量大、Hb＜90g/L和持续出血不止者应考虑输血。

⑤营养不良、病情较重者可用要素饮食，病情严重者应予肠外营养。

⑥静脉糖皮质激素使用7～10d后无效者可考虑环孢素2～4mg/（kg·d）静脉滴注7～10d；由于药物的免疫抑制作用、肾脏毒性作用及其他不良反应，应严格监测血药浓度。顽固性UC亦可考虑其他免疫抑制剂，如硫唑嘌呤（Aza）、6-巯基嘌（6-MP）等，剂量和用法参考CD的治疗或参考药典。

⑦上述治疗无效者在条件允许单位可采用白细胞洗脱疗法。

⑧如上述药物疗效不佳，应及时内、外科会诊，确定结肠切除手术的时机和方式。

⑨慎用解痉剂及止泻剂，避免诱发中毒性巨结肠。

⑩密切监测患者生命体征和腹部体征变化，尽早发现和处理并发症。

（2）缓解期的治疗：除初发病例、轻症远段结肠炎患者症状完全缓解后可停药观察外，所有患者完全缓解后均应继续维持治疗。维持治疗的时间尚无定论，诱导缓解后6个月内复发者应维持治疗。业已公认糖皮质激素无维持，在症状缓解后应逐渐减量，过渡至用5-ASA维持治疗。SASP的维持治疗剂量一般为控制发作之半，多用2～3g/d，并同时口服叶酸。亦可考虑与诱导缓解相同剂量的5-ASA类药物、6-MP或Aza等，用于上述药物不能维持或对糖皮质激素依赖者。

（3）其他治疗：5-ASA与免疫抑制剂均无效者，应考虑新型生物治疗剂，如抗肿瘤坏死因子-a（TNF-a）单克隆抗体。亦可用益生菌维持治疗。

外科手术（指征见后）。

表 3-6　UC 治疗方案

分类	远端 UC	广泛 UC
轻度	直肠给药或口服 5-ASA；直肠给药 GCS	口服 5-ASA
中度	直肠给药或口服 5-ASA；直肠给药 GCS	口服 5-ASA
重度	口服或静脉 GCS；直肠给药 GCS	口服或静脉给药 GCS；静脉给药 CsA
顽固性	口服或静脉给药 GCS 加 Aza 或 6-MP	口服或静脉给药 GCS 加 Aza 或 6-MP
缓解期	口服或直肠给药 5-ASA 口服 Aza 或 6-MP	口服 5-ASA 口服 Aza 或 6-MP

Aza（硫唑嘌呤）、6-MP（6-巯基嘌）、GCS（糖皮质激素）、CsA（环孢素）

15. 临床上如何应用柳氮磺胺吡啶（SASP）？

适用于轻、中型患者或重型经糖皮质激素治疗已有缓解者。

用法：一般起始量 3～6g/d，大便习惯、外观、镜检正常，继续用药 3～4 个月，逐渐减量（减量过程开始可快，速度逐渐放慢），维持缓解一般使用 2～3g/d 时，至少维持 1 年以上。目前有人认为应维持 3～5 年，部分病人需要终生维持（需结合具体病人）。

16. 柳氮磺胺吡啶（SASP）有何副作用？

副作用主要是其成分中的磺胺吡啶，磺胺吡啶可被吸收入血，有时可以引起皮疹、肾脏损害、哮喘、白细胞减少、再障性贫血等。当血清磺胺吡啶的浓度大于 50μg/ml 时，可出现恶心、呕吐、厌食、消化不良、头痛、网织红细胞增多、精子减少等。副作用的发生多在用药的前 4～8 周之内。

17. 溃疡性结肠炎的手术指征有哪些?

（1）绝对指征：大出血、穿孔、明确或高度怀疑癌肿及组织学检查发现重度异型增生或肿块性损害轻、中度异型增生。

（2）相对指征：重度 UC 伴中毒性巨结肠、静脉用药无效者；内科治疗症状顽固、体能下降、对糖皮质激素抵抗或依赖的顽固性患者，或替换治疗无效者；UC 合并坏疽性脓皮病、溶血性贫血等肠外并发症者。

18. 何谓激素抵抗和激素依赖?

慢性活动性或顽固性 UC 是指诱导或维持缓解治疗失败，通常为糖皮质激素抵抗或依赖病例。前者指泼尼松龙足量应用 4 周不缓解，后者为泼尼松龙减量至 10mg/d 即无法控制发作或停药后 3 个月内复发者。

19. 溃疡性结肠炎的疗效标准是什么?

（1）完全缓解：临床症状消失，结肠镜复查发现黏膜大致正常。

（2）有效：临床症状基本消失，结肠镜复查黏膜轻度炎症或假息肉形成。

（3）无效：经治疗后临床症状、内镜及病理检查结果均无改善。

20. 如何进行癌变的监测?

对病程 8～10 年以上的广泛性结肠炎、全结肠炎和病程 30～40 年以上的左半结肠炎、直乙状结肠炎患者，UC 合并原发性硬化性胆管炎者，应行监测性结肠镜检查，至少 2 年 1 次，并作多部位活检。对组织学检查发现有异型增生者，更应密切随访，如为重度异型增生，一经确认即行手术治疗。

缺血性肠炎

1. 缺血性肠炎的主要病因是什么?

由于广泛性动脉粥样硬化、左室功能障碍、低血压或继发于脱水、出血、腹泻、创伤、血栓形成、栓塞等原因，造成结肠血供障碍，局部肠壁供血减少或缺如，导致肠黏膜炎症、溃疡等病变，临床表现以腹痛、便血等为主要症状。

2. 缺血性肠炎的临床特点有哪些?

（1）绝大多数患者年龄大于 60 岁。

（2）临床根据结肠缺血的范围和速度大体可分为一过性缺血性结肠炎、缺血狭窄型和结肠坏死型三大类。最常见的症状为下腹部绞痛，可伴有恶心、呕吐、低热、腹泻和便血。症状常在 24～48 小时内加重，2 周后缓解。

（3）化验常有外周血白细胞增多。腹平片约 20％的患者有指压痕。

3. 缺血性肠炎的结肠镜下表现有哪些特点?

（1）发病部位：最易受累的区域为脾曲附近，为肠系膜上下动脉供血的交汇处。其他受累部位为降结肠、乙状结肠，直肠较少受累。

（2）发病不同时间镜下表现：病变为节段性，发病 24 小时之内表现为片状充血与苍白区交替，48 小时后红斑连续、范围扩大，并出现 2～4mm 浅溃疡、黏膜下出血、瘀斑、蓝紫色结节等，溃疡多为纵行性。48 小时～7 天期间溃疡延长，呈匍行性。7 天以后可为恢复期，溃疡边缘黏膜发红，其他区域黏膜可恢复正常。

4. 缺血性肠炎主要与哪些疾病进行鉴别?

（1）与溃疡性结肠炎鉴别要点：缺血性肠炎在老年人中常见，常有高血压、糖尿病等发病基础，发病较急、腹痛症状明显，但症状 1 周左右可很快恢复。溃疡性结肠炎以青中年发病常见，起病多相对缓慢，直肠多受累及，里急后重症状明显，不经特殊治疗症状大多不能缓解。结肠镜检查不累及直肠以及节段性病变为缺血性肠炎与溃疡性结肠炎的主要区别点。

（2）与 Crohn 病的鉴别要点：缺血性肠炎呈急性病程，腹痛伴便血症状明显，Crohn 病就诊时多已有较长病史，腹痛症状较著，可伴有腹泻或便秘症状。结肠镜检查二者都有不连续的溃疡，但缺血性肠炎常见部位为脾区附近，溃疡表浅，Crohn 病好发部位为回肠末段及邻近结肠，病变为深裂沟状溃疡、周围黏膜增殖征明显、呈鹅卵石征，并可有肠瘘形成。

5. 缺血性肠炎治疗原则有哪些？

治疗原则应包括去除病因，治疗原发病，积极抗感染，重者给予禁食补液活血化淤、扩张血管等治疗。

抗生素相关性腹泻

1. 什么是抗生素相关性腹泻？

抗生素治疗 1 周左右时间后有少数患者可在停止使用抗生素后出现腹泻、腹痛，并伴有乏力、发热、腹部压痛、白细胞增多、低蛋白血症等症状，结肠镜检查可无炎症表现或为弥漫性或斑片状结肠炎等表现。

2. 抗生素相关性腹泻可能有哪些病因？

较常见为难辨梭状芽孢杆菌感染，可不表现为无伪膜性肠炎，仅为腹泻症状。抗生素使用导致的肠道正常菌群失调，合并霉菌感染等都可能导致腹泻症状产生。

3. 抗生素相关性腹泻的处理原则是什么？

停用相应抗生素，补充肠道益生菌，对症处理。如有难辨梭状芽孢杆菌或霉菌感染证据给予相应处理。

伪膜性肠炎

1. 伪膜性肠炎的致病菌及致病机理是什么？

最主要的病原菌为难辨梭状芽孢杆菌，感染后患者可表现轻重不一的临床症状，从轻度腹泻到急性暴发性巨结肠。致病因素主要为其肠毒素 A 和 B，前者通过肠黏膜上皮的 cAMP 系统使水、盐分泌增加而致分泌性腹泻，甚至引起黏膜出血。后者致病力更强，有明显的细胞毒性作用。金黄色葡萄球菌、A 型或 C 型产气荚膜杆菌、耶尔森菌和沙门菌等也可导致伪膜性肠炎。

2. 伪膜性肠炎的临床表现有哪些？

典型症状为抗生素治疗 1 周后出现腹泻和腹痛。腹泻常为水样，次数不定，可伴有里急后重感、发热、恶心呕吐等症状。大量腹泻可导致电解质失衡、低蛋白血症、水肿等并发症。体检可无阳性体征或腹部弥漫性压痛或局限性压痛。约半数患者大便中有白细胞，外周血白细胞亦可升高。

3. 伪膜性肠炎的结肠镜及组织学表现是什么？

伪膜性肠炎大多数发生于直肠、乙状结肠。肠道黏膜表面可见到由炎性渗出所形成的黄色或白色斑块附着，即伪膜，直径约 2～5mm，散在分布并可融合。斑块之间的黏膜多正常，也可呈颗粒状、质脆，类似溃疡性结肠炎。病理特征为上皮层和固有层炎症性细胞浸润，其上覆盖有纤维素、中性粒细胞及上皮坏死物组成典型的伪膜。

4. 伪膜性肠炎的实验室检查及其临床意义是什么？

难辨梭状芽孢杆菌毒素检测：将不含细胞的粪便无菌过滤液接种到人肺成纤维细胞培养系，毒素的细胞毒性效应表现为成纤维细胞球形变，并可被难辨梭状芽孢杆菌的抗毒素所阻断。典型的伪膜性肠炎、抗生素相关性结肠炎及无结肠炎性腹泻的毒素测定阳性率分别可以达到 95%、70%、20%，所以毒素测定对临床诊断价值很大。

酶联免疫测定检测毒素 A 快速方便，特异性强（92%～97%），敏感性较差（71%～94%）。

5. 伪膜性肠炎的治疗方法有哪些？

尽可能停用抗生素，避免使用止泻药。针对难辨梭状芽孢杆菌的药物主要有两类药。甲硝唑（0.25g，qid，10 天或替硝唑 0.5g，bid，10 天）或万古霉素 125mg，qid，10 天。由于前者有效且价格低廉，为首选。

真菌性肠炎

1. 哪些患者易患真菌性肠炎？常见致病菌包括哪些？

机体患严重肝肾疾病、粒细胞缺乏症、恶性肿瘤或在长期使用抗生素、糖皮质激素、化学抗癌药物、免疫抑制剂和放疗等情况下易患真菌性肠炎。引起肠炎的真菌主要有白色念珠菌、放线菌、毛霉菌、曲菌、隐珠菌等，其中以白色念珠菌肠炎最为多见。

2. 真菌性肠炎的主要临床特点是什么？

真菌性肠炎患者无特异性临床表现，可出现腹胀、腹泻或腹泻便秘交替出现。早期为黏液样泡沫样便，可有便血或带血丝，较典型者黏稠似蛋清附着于大便上。后期为脓性或脓血便，可伴腹痛，体征多不明显。

3. 真菌性肠炎的诊断方法有哪些？

诊断主要依据病史，并经抗生素治疗无效。结肠镜检查，有的可见到黄白色稠性分泌物及溃疡改变。多次真菌培养呈阳性者并证实为同一菌种。大便可多次找到真菌，如同时发现菌丝、孢子等代谢物提示诊断价值。

4. 白色念珠菌性肠炎的治疗措施是什么？

口服克霉唑，每次 1g，1 日 3 次或制霉菌素 100 万 U，口服，

1日3次。一般疗程为10天到20天。必要时可静滴两性霉B，0.1～0.2mg/kg，每日1～2次，渐增至每次1mg/kg。静滴时，用蒸馏水或5%葡萄糖稀释，不可用生理盐水，以免沉淀。4～8周为一疗程，总量可达3g。

嗜酸细胞性胃肠炎

1. 嗜酸细胞性胃肠炎的病因有哪些？

嗜酸细胞性胃肠炎的病因一般认为是对外源性或内源性过敏原的变态反应所致。近半数患者个人或家族有哮喘、过敏性鼻炎、湿疹或荨麻疹病史；部分患者的症状可由某些食物如牛奶、蛋类、羊肉、海虾或某些药物诸如磺胺、痢特灵和消炎痛等诱发。

2. 嗜酸细胞性胃肠炎临床如何分类？

多见于30～50岁，男性略多于女性。病程较长。根据嗜酸性粒细胞浸润的主要部位可分为：①嗜酸性粒细胞浸润以消化道黏膜为主：常以腹痛和腹泻为首发症状，可出现低热、消化道出血、低蛋白血症等。约50%的患者有哮喘或过敏性鼻炎，湿疹或荨麻疹。内镜检查可见黏膜充血、水肿或糜烂，无特异性表现。活组织检查有嗜酸性粒细胞浸润，为诊断提供依据。②嗜酸性粒细胞浸润以消化道肌层为主：患者往往出现幽门梗阻或小肠不完全性梗阻的症状及体征。诊断靠胃、小肠活检可见广泛成熟的嗜酸性粒细胞浸润到黏膜下，并通过肌层向浆膜层延伸。③嗜酸性粒细胞浸润以浆膜下层为主者：以腹痛、腹胀和腹水为首发症状，可伴恶心呕吐、低热等，腹水为渗出液，含大量嗜酸性粒细胞。

3. 嗜酸细胞性胃肠炎的诊断标准是什么？

Leinbach提出诊断依据是：①进食特殊食物后出现胃肠道症状和体征；②周围血中嗜酸性粒细胞增多；③组织学证实胃肠道有嗜酸性粒细胞增多或浸润。

4. 嗜酸细胞性胃肠炎的鉴别诊断有哪些?

(1) 寄生虫感染：肠道寄生虫感染可致周围血嗜酸性粒细胞增多，如钩虫、血吸虫、绦虫、囊类圆线虫等。

(2) 胃肠道肿瘤：也可有周围血嗜酸性粒细胞增高，有其相应临床表现。

(3) 嗜酸性肉芽肿：主要发生于胃和大肠、小肠呈局限性肿块，病理组织检查为嗜酸性肉芽肿混于结缔组织基质中。过敏史少见，周围血中白细胞数及嗜酸性粒细胞常不增加。

(4) 嗜酸粒细胞增多症：除周围血嗜酸粒细胞增高外，病变不仅累及肠道，还广泛累及其他实质器官，如脑、心、肺、肾等，其病程短、预后差，常在短期内死亡。

抗生素相关性出血性结肠炎

抗生素相关性出血性结肠炎的临床特点及其发病机制是什么?

青霉素及其衍生物，尤其是阿莫西林及氨苄西林使用过程中可出现出血性肠炎。其典型表现为多在使用抗生素 2～7 天后突然出现下腹痛及水样泻，4～6 小时后可出现血便。多不伴发热。一般在停药后 3 天症状即可缓解。发病 6 天内结肠镜检查可发现结肠黏膜出血、小溃疡、水肿和结肠痉挛，不会出现假膜。

其发病机制不明，可能的机制包括超敏反应、变态反应、细菌过度繁殖分泌毒素等机制。

艾滋病相关性腹泻

1. 艾滋病相关性腹泻的原因有哪些?

约 50%的艾滋病患者有腹泻症状，大多数为感染性腹泻，病原体包括细菌、病毒和寄生虫三类。另外的原因为医源性及不明原因。

2. 艾滋病一些常见病原体感染致腹泻的临床特点是什么？

艾滋病发生腹泻常见的病原体如隐孢子虫、巨细胞病毒以及细胞内鸟型分枝杆菌等。

（1）隐孢子虫感染可累及小肠、大肠，造成大量水样腹泻，恶心、呕吐、腹痛且进食后加重，常伴低热。易出现严重脱水、肠胀气、中毒性巨结肠、肠瘘等并发症。诊断手段包括粪便抗酸染色，直接免疫荧光检查发现虫卵，或活检标本发现病原体。治疗可试用免疫增强剂及对症处理。

（2）巨细胞病毒可累及胃肠道各个部位，但最常出现结肠炎。表现为持续或间歇性腹泻、下腹痛、便血、里急后重、发热、体重下降等症状。结肠镜检查病变累及乙状结肠以上部位，表现黏膜红斑、黏膜下出血，单个或多发性溃疡。可发生中毒性巨结肠及穿孔等并发症。诊断可依靠活组织查找巨细胞病毒包涵体，或免疫组化等方法。治疗可予以更昔洛韦等抗病毒治疗。

（3）鸟型分枝杆菌复合体是最常引起艾滋病感染的细菌，多累及多个脏器，引起全身症状。胃肠道最易受累的部位是小肠，表现为腹泻、腹痛、发热、恶心、呕吐等症状。结肠镜检查结肠黏膜充血，水肿，质脆，并可有溃疡形成，以及白色结节样隆起。可通过血培养阳性结果证实诊断。治疗可选用克拉霉素联用乙胺丁醇或氧氟沙星等治疗。

结肠扭转

1. 什么是结肠扭转？

结肠扭转系结肠发育异常，如移动结肠、横结肠过长及乙状结肠冗长所引起的一段肠袢沿其系膜长轴旋转而造成的闭袢性肠梗阻。

2. 结肠扭转的促发因素有哪些？

在结肠内容物急骤增加的情况下，尤其是突然体位改变或腹压增加时，过长的肠管可沿系膜顺时针或逆时针旋转时，引起机械性肠腔梗阻；一般认为 180 度为生理性扭转，多为单纯性肠梗阻；如整个肠段扭转至 360 度以上，则多为绞窄性肠梗阻。

3. 结肠扭转有哪些临床特点？

结肠扭转以乙状结肠扭转多见，并且以老年男性较多。盲肠扭转较少见，可发生在任何年龄，以 20～40 岁发病率较高。横结肠扭转如非粘连引起者，属罕见。

移动盲肠扭转多为逆时针扭转，横结肠多因肠管过长及粘连引起扭转，而乙状结肠冗长可顺时针或逆时针扭转，扭转轻度时可以不到 1 转（360 度），重者则 2、3 转。如为完全性梗阻，其闭袢肠段高度膨胀可发生局部坏死、穿孔形成弥漫性腹膜炎，结肠内容物偏碱性，故开始腹膜刺激征不重，但其为细菌贮藏库，故腹膜炎发展较快且严重。

4. 结肠扭转的临床表现有哪些？

盲肠扭转是移动盲肠的并发症，表现右侧腹部绞痛，伴呕吐、腹胀、不排气、不排便等典型肠梗阻症状。常可在右中腹部或上腹触及压痛性肿块，腹部叩诊呈鼓音，可有不同程度的腹膜刺激征。

横结肠扭转，多为功能性，表现为上腹部急性腹痛，待排气排便后好转。而粘连引起的扭转，多为腹部炎症或手术引起，症状为中上腹绞痛，伴恶心、呕吐及便秘，并可在中上腹部扪及胀大的肠管并有压痛。

乙状结肠扭转，患者过去有多次左腹部疼痛，排气排便后好转或有多年习惯性便秘的病史。急性发作时，左下腹绞痛伴恶心、呕吐，左下腹部可触及膨胀的肠袢，并有轻压痛，可有腹膜刺激征，叩诊为鼓音。

5. 结肠扭转应做哪些辅助检查？

（1）X 线检查：腹部平片，盲肠扭转时腹部平片可见右下腹部有充气或含液气平面的巨大肠袢，并见小肠有扩张。乙状结肠扭转 X 线片上可见单个胀大的双袢肠曲，自盆腔延至左侧膈下，占绝大部分腹腔。钡剂灌肠时，钡剂在受阻部呈锥形或“鸟嘴”状。

（2）纤维结肠镜检查：在扭转的相关梗阻部位可见有狭窄，如扭转无绞窄可借结肠镜将扭转复位（注意不能注气过多，以防增加闭袢肠管内的压力），但如有腹膜刺激征，疑有肠绞窄时，切不可行内镜检查。

6. 结肠扭转的诊断标准是什么？

根据典型病史、体征及X检查，基本可以确诊，但应根据病症判断有否肠绞窄，为治疗方案提供依据。

7. 结肠扭转应与哪些疾病相鉴别？

（1）结肠癌：盲肠、横结肠及乙状结肠或直肠癌都有可能表现低位肠梗阻，但病史都较长，往往无突然腹痛史。结肠癌的肿块坚硬，边界清楚。而结肠扭转则是膨胀的肠管，触诊时质地较软，边界不清，较易区别。当然钡剂灌肠可以确诊。

（2）结肠套叠：回肠套入盲肠多见，甚至可达乙状结肠，发病急，呈低位肠梗阻的表现，多发生在幼儿，症状为阵发性哭闹、恶心、呕吐，有果酱样大便，触诊右下腹部空虚，右上腹部腊肠样肿块。钡剂灌肠可见呈杯口状阴影即可诊断。成人慢性肠套叠，多为肿瘤引起，较少见，显然都易与结肠扭转相鉴别。

8. 结肠扭转的治疗原则有哪些？

（1）一般治疗：禁食水，并行胃肠减压；补液纠正水电解质平衡紊乱；抗生素预防感染。

（2）非手术治疗：在早期，可试行结肠镜复位，尤其是乙状结肠扭转成功率高。乙状结肠扭转早期，可在直视下把结肠镜插入到梗阻处，一般距肛门15～25cm，该处的黏膜如无坏死和溃疡，可通过乙状结肠镜，插入长约60cm的肛管，注意插入时不应用暴力，以免穿破肠壁。肛管穿过梗阻部位时，常有稀便或气体猛力冲出，患者立即感到异常轻松，为复位的标志。为防止复发可保留肛管2～3日。

（3）手术治疗：结肠扭转如非手术治疗无效，或有可疑绞窄，应尽早剖腹检查。

结肠毛细血管扩张症

1. 什么是结肠毛细血管扩张症?

结肠毛细血管扩张症也称结肠血管发育不良症，过去一直认为是与先天变异有关，因病变多发生在年长者，因而推测是一种老年性毛细血管痣，是老年人下消化道出血的常见原因之一。

2. 结肠毛细血管扩张症的主要临床特点是什么?

患者多为中老年人，病变多位于右半结肠和盲肠，X线钡剂检查无异常发现。主要表现为反复的无痛性血便，因此可伴有明显贫血。患者常伴有高血压病。

3. 如何诊断结肠毛细血管扩张症?

(1) 结肠镜检查：多能直接看到病变所在，在出血量不多时可以进行，镜下所见有平坦或略隆起的红色病变，直径约2～10mm，可呈蜘蛛样改变，有时可见到突起的直行静脉，病变处有时附着有血凝块或有活动性出血，一般可以确诊。

(2) 血管造影：是一个很有价值的方法，尤其适宜在活动性出血阶段，注入的造影剂可在肠黏膜出血部位外溢；在非出血阶段，它通过血管走行的紊乱，模糊及右半结肠静脉的充盈和畸形的血管带，而得到显示。

4. 毛细血管扩张症与家族性出血性毛细血管扩张症的区别是什么?

首先后者有明确的家族史。从病变分布上有明显的不同，本病属于遗传性疾病，除消化道以外其他部位如口唇、舌、鼻咽部黏膜，常可见到隆起的扩张血管，手和指端皮肤也可见到类似病变，患者常反复发生鼻出血；此外肺、脑和视网膜也可受累及。

从病变形态上看家族性出血性毛细血管扩张症病变多为樱红色隆起，如米粒大，当患者有严重贫血时病变特征消失，但血管造影时常可以发现肠壁上有血管瘤。

5. 结肠毛细血管扩张症如何治疗方法有哪些？

（1）内镜治疗：包括硬化剂注射、激光、热活检钳。注意上述疗法有肠穿孔的可能性。

（2）手术疗法：切除病变肠段，但应强调当出血部位不清楚时则不能选用此方法。

结肠气囊肿症

1. 什么是结肠气囊肿症？

结肠气囊肿症是一种病因不十分清楚的在结肠黏膜下或浆膜下存在的含气囊肿，是一种少见疾病。临床表现缺乏特异性，多无症状或仅有腹部隐痛，在严重的情况下可以引起肠梗阻。

2. 结肠气囊肿症的病因与发病机制是什么？

本病病因尚不清楚，有人认为是肠道黏膜有破损时，肠道气体可自破损处进入肠壁。也有人认为与肠壁淋巴管内细菌感染有关，还有人认为在肠腔内细菌酵解产生过多的气体，气体被吸收后潴留在肠壁内形成含气囊肿。总之本病很可能不是单一的原因，它可能是在肠道有一定病变基础上，再加上梗阻、损伤或其他因素而形成。气囊肿内气体成分包括氮气、氧气、二氧化碳。

3. 结肠气囊肿症的临床表现是什么？

结肠气囊肿症可发生在任何年龄，以 30～50 岁之间较多见，男性多于女性，本病缺乏特征性表现。常在腹部 X 线平片或钡剂灌肠或结肠镜检查时发现。有的可表现为腹部胀气，无固定部位的疼痛以及大便习惯的改变。少数严重者可肠道穿孔、出血、梗阻、甚至气腹。少数查体可在腹部触及条索状包块，轻度压痛。若病变累及直肠，肛门指诊可触及囊肿。

4. 怎样诊断结肠气囊肿？

结肠镜的广泛应用使黏膜下气囊肿的发现率提高，内镜表现为有多个半球隆起，黏膜表面光滑完整，触之有弹性。用活检钳夹破后可见气体喷出，随之囊肿塌陷，以镜身挤压肿物时可改变其形状，取活检多为正常黏膜。腹部X线平片可显示中间有透亮的充气囊肿或葡萄样丛集性改变。另外，当X线检查腹腔内有游离气体者，而无急腹症体征时应想到本病的可能，因位于浆膜下的气囊肿破裂，有时可误诊为消化道穿孔。

5. 如何治疗结肠气囊肿症?

无症状或症状轻微者无需治疗，如有明显的腹部不适、腹胀时，治疗可采取2.5个大气压的高压氧吸入，每日1次，每次2小时，2～3次后气囊肿可消失和症状缓解。最近有人报道口服甲硝唑0.2g，每日3次，1～2周一疗程，能使部分病人的气囊肿消退。当气囊本身引起肠梗阻时，则应根据肠梗阻的情况进行相应的治疗。

近年来有学者通过内镜下热活检夹破黏膜下囊肿，改善症状，获得成功。

结肠黑变病

1. 何谓结肠黑变病?

结肠黑变病（melanosis coli，MC）是以结肠黏膜黑色素沉着为特征的非炎症性肠病。国内肠镜检出率2%左右，长期服用泻剂的老年便秘者检出率高达44%。MC常与结肠癌、腺瘤和息肉并发，原因可能与MC的色素沉着损伤肠黏膜有关。

2. 结肠黑变病的病因是什么?

长期口服泻剂是引起MC的主要原因，尤以蒽醌类药物（美鼠李皮、番泻叶、大黄等）为主。便秘、慢性腹泻、溃疡性结肠炎也可能与MC有关。

3. 如何治疗结肠黑变病?

无特效药。停用或不用含色素的泻剂改用其他缓泻剂可减少

MC 的发生及逆转已产生的病变。对已确诊的 MC 患者，定期肠镜检查，及早发现病变早期治疗。

结肠息肉

1. 结肠息肉的定义是什么?

结肠息肉是指大肠黏膜表面隆起性病变的总称，仅表示肉眼外观，不表示组织学含义。息肉只有经过组织学检查才能证实息肉的性质及临床意义。

2. 结肠息肉主要包括哪些类型?

（1）非瘤性息肉：增生性息肉，Peutz－Jegher 息肉，炎症性息肉，炎性纤维瘤样息肉，炎性假息肉，少年性息肉，淋巴性息肉等。

（2）瘤性息肉：腺瘤（包括管状腺瘤、绒毛状腺瘤及混合性腺瘤），息肉样癌。

3. 结肠腺瘤性息肉的临床表现有哪些?

大多腺瘤病人没有临床表现，多在结肠镜检查时发现。少数临床表现为便血及肠道多种症状，如腹痛、腹胀及黏液便等。腺瘤性息肉在临床上的重要性在于其为癌前期病变，并可以发展至癌。

4. 结肠息肉的癌变情况如何?

结肠息肉癌变情况与息肉大小、形状、病理等有一定关系。息肉直径越大癌变机会越大，一般把超过 1cm 的息肉归为高危息肉。腺瘤的组织学类型或其生长情况在恶变倾向中也起着重要作用。绒毛状腺瘤癌变率最高，有报告达 10%～18%，混合性腺瘤达 6%～8%，管状腺瘤最低达 2%～3%，典型或非典型增生是癌变过程中的重要标志。扁平状息肉、表面分叶息肉以及侧方位生长息肉等癌变机会亦较多。

5. 结肠息肉的检查手段有哪些?

结肠息肉的检查手段主要包括大便潜血检查、直乙状结肠镜、结肠镜，以及钡灌肠、气钡双重造影等。大便潜血检查即使对进展期大肠腺瘤的敏感性也非常低，敏感性不到 20%。而直乙状结肠镜无法诊断降、横、升结肠处息肉。如果肠道清洁准备满意，并且操作仔细，全结肠镜通常不会遗漏结肠息肉。钡灌肠检查假阴性率较高，敏感性也较差。气钡双重造影对 1cm 以上及 6～9mm 息肉的检出率较高，分别达 100%及 83%，而对 4～5mm 及 2～3mm 的小息肉检出率较低，分别为 56%及 22%。

6. 结肠息肉的治疗方法有哪些?

较小的息肉通过活检钳可直接取净。原则上对于较大的良性息肉或黏膜内癌，甚至有蒂的浸润癌，其侵犯尚未越过息肉颈部时，均可进行局部切除。内镜下息肉切除可包括：圈套器电凝切除，活检钳热活检，分次切除，局部注射息肉切除以及双极息肉电切除术等。

7. 息肉患者高频电凝切除治疗的并发症是什么，哪些患者需要注意?

可出现出血，肠穿孔等并发症。如果患者长期服用抗凝剂如 NSAIDs 类药物或其他抗凝剂或患者由于血液疾病、肝脏疾病等导致凝血功能障碍需特别注意出血并发症治疗，之前应进行有关检查，必要时进行调整后再做治疗。如果患者息肉较大尤其根部较粗需注意出血及穿孔并发症。如有心脏起搏器，电切时可干扰其功能，甚至出现心脏停跳，应请有关科室调整起搏模式后再行治疗。

8. 结肠息肉患者如何随诊?

由于超过半数的腺瘤性息肉患者会复发，所以腺瘤切除后应长期随诊。多数主张发现腺瘤后应行结肠镜检查全结肠一次，以了解有无多发性腺瘤的可能，腺瘤切除后 1 年应复查结肠镜或气钡双重造影。随后对单发性息肉切除患者可 3 年左右复查一次，对多发性息肉切除患者可 2 年左右检查 1 次。连续 2 次阴性后可结束随诊。

结肠息肉病

1. 结肠息肉病包括哪些?

结肠息肉病是大肠内发生大量息肉的病变，息肉也可分布于胃、小肠，可合并有肠道外的表现。各种不同息肉病的息肉数量、组织学结构及恶性倾向以及遗传方式不尽相同。主要包括家族性结肠息肉病、Gardner 综合征、Turcot 综合征、少年性息肉病、Peutz-Jegher 综合征、Cronkhite-Canada 综合征、Cowdon 病、肠神经节瘤病以及淋巴性息肉病等。

2. 家族性息肉病（familial adenomatosis polyposis）的临床特点是什么?

家族性息肉病，又称家族性腺瘤息肉病，为结肠息肉病中最常见的一种。为常染色体显性遗传，主要指结肠、直肠分布有多发性腺瘤。腺瘤也可发生于胃、小肠，腺瘤的数目可达数百至数千个。该病被诊断时平均年龄为 36.5 岁。10 岁以前，腺瘤常不出现，有家族史的患者被证实患有该病的平均年龄为 23.8 岁。如果发现患有腺瘤性息肉病而不加治疗，则无一例外地会发生癌变。发生癌变的平均年龄为 39 岁。家族性息肉病患者的病变为腺瘤。其组织学改变类似于非家族性息肉病的腺瘤患者。多为典型的管状腺瘤，也可有绒毛状腺瘤及混合性腺瘤出现。开始为广基，以后逐渐增大成为有蒂息肉，大小自数毫米至 5cm 以上，多数小于 1cm。临床多表现为便血、腹泻，有时可有腹痛、黏液便，甚至可以有贫血，体重下降等。

3. Gardner 综合征（参见综合征章）

参见本书第十二章“消化系统各种综合征”。

4. Peutz-Jegher 综合征（参见综合征章）

参见本书第十二章“消化系统各种综合征”。

大肠癌

1. 什么是早期大肠癌，主要包括哪几种形式？

早期大肠癌指肿瘤局限于大肠黏膜及黏膜下层，无淋巴结转移。包括4型：①隆起型（Ⅰ型）；②表面型（Ⅱ型）；③凹陷型（Ⅱc型）；④偏侧发育型。

2. 进展期大肠癌包括哪几型？

包括四大类型：隆起型、溃疡型、浸润型及胶样型。

3. 大肠癌的临床病理分期标准是什么？

Dukes分期法：A期：癌局限于肠壁；B期：癌穿透浆膜层；C期：有局部淋巴结转移；D期：有远处转移。

4. 右侧大肠癌的主要临床表现特点是什么？

主要表现为肠功能紊乱，腹部钝痛，粪便呈糊状，右腹肿块，便潜血阳性，贫血等。

5. 左侧大肠癌的主要临床表现有哪些？

主要表现为肠梗阻，腹胀，肠绞痛，粪便形状变细，血便或脓血便，直肠指诊可扪及肿块。

6. 大肠癌的早期诊断策略是什么？

早期大肠癌并无症状，便潜血可阴性。故早期大肠癌的诊断应采取积极主动措施。对有高危因素患者如大肠腺瘤患者、有家族性病史如大肠息肉综合征或家族遗传性非息肉大肠癌或第一血缘亲属中有大肠癌病史、有血吸虫病史、有溃疡性结肠炎病史等患者应进行长期随访，可定期行结肠镜检查。对高发区进行普查工作，可采用免疫粪隐血试验、高危因素分析、直肠黏液T抗原试验等进行综合筛检，任何一项阳性者可进行结肠镜检查。由于年龄较大者患结肠腺瘤机会较大，故对50岁以上患者可进行积极筛检，放宽结肠镜检查适应证。

第四章　消化道出血

1. 消化道出血如何分类?

消化道出血分为上消化道出血和下消化道出血，上消化道出血（upper gastrointestinal hemorrhage）是指 Treitz 韧带以上的消化道，包括食管、胃、十二指肠、胃空肠吻合术后的空肠以及胰胆等部位病变引起的出血。其主要的临床表现为呕血和黑便，但当上消化道出血量大于 1 000ml，速度快，约 4 小时排出时，也可以表现为暗红色甚至鲜红色便血。下消化道出血（lower gastrointestinal hemorrhage）是指 Treitz 韧带以下部位的出血，与上消化道出血比较，下消化道出血的发病年龄偏大，便血为其主要出血方式。

2. 上消化道出血的常见原因有哪些?

消化道出血的病因以消化性溃疡、食管胃底静脉曲张破裂、急性胃黏膜损害和胃癌等最为常见。Mallory - Weiss（食管贲门黏膜撕裂）、血管畸形、全身性疾病（如淀粉样变）以及肿瘤均可以起出血。

3. 上消化道出血有何临床表现?

（1）成人每日消化道出血大于 5～10ml 时，粪便隐血试验（愈创木酯法）即可为阳性。一般出血量在 50ml 以上时可出现黑便。

（2）呕血：常发生在幽门以上部位的出血，但十二指肠部位出血多时，也可引起呕血。胃内血量达到 250～300ml 时即可发生呕血。出血量少、血液在胃内存留时间长，由于胃酸的作用，可呈咖啡渣样棕黑色；出血量大可呈暗红色或鲜红色。黑便可以无呕血，但呕血常有黑便。

（3）便血：上消化道出血量大时，可以为便暗红色甚至鲜红色便血，易误诊为下消化道出血；横结肠以上部位的下消化道出血量少时也可以表现为黑便。

（4）其他：少数病人早期无呕血及黑便，仅表现为软弱、乏力、苍白、心悸、脉搏细数、出冷汗、晕厥及休克等急性周围循环衰竭的表现。结合病史，排除其他疾病，必须考虑上消化道大出血的可能。

1）发热：于 24 小时内出现发热，体温多数在 38.5℃以下，可持续数日。

2）血中尿素氮增高：一般于一次出血后数小时血尿素氮开始上升，约 24～48 小时可达高峰，大多不超出 6.7mmol/L，3～4 日后降至正常。

3）血白细胞计数升高：因失血的应激反应，在大量出血 2～5 小时后，外周白细胞计数可达（10～20）$\times 10^9$/L，血止后 2～3 天才恢复正常。但在肝硬化患者，如同时有脾功能亢进，则白细胞计数可不增高。

4. 如何确立上消化道出血的诊断及病因？

根据患者的病史及体征可对其可能出血的病因及部位作出初步诊断。为明确病因，以下的检查是必要的：

（1）胃镜检查：是诊断上消化道出血病因的首选。在纠正休克、补充血容量的同时，主张尽快进行检查，这对于急性胃黏膜病变等的诊断，以及及时进行内镜下止血治疗有重要意义。一般认为在出血后 24～48 小时内进行检查。急诊胃镜检查还可根据病变的特征判断是否继续出血或估计再出血的危险性。如有大量活动性出血，可先插胃管抽吸胃内积血，并用生理盐水灌洗，以免积血影响观察。

（2）X 线钡餐检查：对于有活动性出血患者，一般不主张进行此项检查，应在出血停止和病情基本稳定数天后进行为宜。主要应用于有胃镜检查禁忌证或不愿进行胃镜检查的患者。

（3）选择性血管造影：对急诊内镜检查不能明确诊断的活动性出血患者，出血量大于 0.5ml/min 时，可行选择性血管造影。可见造影剂自血管溢出，从而确定出血部位。对由血管畸形、血管瘤等血管病变及肿瘤所致的出血此项检查可以明确病因。

（4）十二指肠镜及小肠镜检查：对于十二指肠远端，胃镜不能到达部位病变所致的上消化道出血，应用十二指肠镜或小肠镜可以明确诊断。

5. 如何评估消化道出血的严重程度？

急性上消化道出血症状的轻重与失血的量和速度有关。一次出血量不超过400ml（小于循环血容量的10%）时，一般不引起全身症状。出血量超过400～500ml，可出现全身症状，如头昏、心悸、乏力等。短期内出血量超过1 000ml，可出现周围循环衰竭表现。严重者呈休克状态。

6. 如何判断出血仍在进行？

临床上出现下列情况应考虑继续出血或再出血：

（1）反复呕血，或黑便次数增多、粪质稀薄，甚至呕血转为鲜红色、黑便变成暗红色，伴有肠鸣音亢进。

（2）周围循环衰竭的表现经补液输血而未见明显改善，或虽暂时好转而又恶化，或经快速补液输血中心静脉压仍有波动，稍稳定又再下降。

（3）红细胞计数、血红蛋白浓度及血细胞比容继续下降，网织红细胞计数持续升高。

（4）在补液与尿量足够的情况下，血尿素氮持续或再次升高。

7. 消化道出血的治疗原则是什么？

上消化道出血患者的治疗的原则：①迅速纠正低血容量，稳定患者的生命体征；②评估出血的严重程度、确定出血部位及可能原因；③急诊内镜检查，决定治疗方案；④防止出血复发。其中，迅速补充血容量，稳定患者的生命体征应放在一切医疗措施的首位。

8. 消化道出血的治疗措施有哪些？

（1）一般治疗：对于呕血和大量便血的患者应收住入院，重症患者应卧位休息，保持呼吸道通畅，避免呕血时血液吸入引起窒息。①饮食：一般在出血停止后1周逐渐恢复饮食。过早易引起再次出血。②吸氧及镇静：对出血量较大发生休克患者应予供氧，对于极度紧张的患者可给予镇静剂。但对肝硬化食管静脉曲张破裂出血的患者应慎用镇静剂，以免诱发肝性脑病。③监测：密切观察患者的生命体征、尿量、神志等变化，对年老、生命体征不稳定者应进行心电监护。

(2) 积极补充血容量：尽快建立有效的静脉输液通道，尽快补充血容量。立即配血，在配血过程中，可先输葡萄糖盐水、林格液、右旋糖酐或706代血浆等，开始时输液宜快。对于上消化道大量出血的患者，应尽快输血，必要时应加压输血。下列情况为紧急输血指征：①收缩压低于90mmHg（或较基础血压下降25%）；②心率加快，每分钟大于110次；③血红蛋白低于7g/L或血细胞比容低于25%，老年人或有冠心病者应放宽输血指征以防止心脏缺血。对于有心脏病或老年患者，应注意因输液、输血过快、过多而引起的急性肺水肿，这时行中心静脉压测定，以便检测输液速度及输液量。

(3) 止血药物：口服或胃管内灌注的药物有凝血酶、冰盐水或去甲肾上腺素等，有凝血功能障碍者可用凝血酶原复合物，溃疡病应用抑酸药。

(4) 三腔二囊管（ballon tamponade）压迫止血：适用于食管胃底静脉曲张破裂出血的患者。

(5) 内镜治疗：上消化道出血的内镜治疗是有效止血的重要措施。它包括内镜下局部喷洒止血药物，如凝血酶、去甲肾上腺素等，无效者可内镜下行注射疗法、激光、热探头、高频电灼、微波以及应用止血夹（clip）等止血。其他原因引起的出血，也可视情况选择上述方法进行内镜止血治疗。

(6) 介入治疗：在少数特殊情况下，上消化道大量出血既无法进行内镜治疗，又不能耐受手术，可行选择性血管造影寻找出血灶，必要时进行血管栓塞治疗。

9. 食管胃底静脉曲张破裂出血如何治疗？

食管胃底静脉曲张破裂出血是肝硬化的严重并发症和主要死亡原因，应予积极抢救，具体措施如下：

（1）重症监护：卧床、禁食、迅速建立静脉通道以维持循环血容量稳定，密切监测生命体征及出血情况，必要时输血。

（2）控制急性出血：①药物治疗：主要为缩血管药物，降低门脉压力，从而达到止血效果，常用药物为加压素（VP）。用法：0.2～0.4U/min 静脉点滴，有冠状动脉粥样硬化性心脏病者禁用，合用硝酸甘油（舌下含化或静脉点滴）可减少副作用，增加降门脉压力的效果。生长抑素（somatostatin）近年来用于治疗食管胃底静脉曲张破裂出血，十四肽生长抑素（首剂 250μg 静推，继以250～500μg/h 维持静脉点滴），八肽的生长抑素同类物奥曲肽（首剂 100μg 静推，继以 25～50μg/h 维持静脉点滴），生长抑素止血率较高，副作用较少。②气囊压迫止血：为治疗的有效措施，气囊压迫止血率约为50%～80%。经鼻腔或口插入三腔二囊管压迫胃底或食管下段，常用于药物止血失败者，可作为暂时止血措施为急救治疗赢得时间，应在止血后 12 小时内转入内镜治疗（详见三腔二囊管的使用章节）。③内镜治疗：经过抗休克或药物治疗血流动力学稳定者应立即做急诊内镜，以明确上消化道出血的原因及出血部位。如仅有食管静脉曲张，并且还在活动性出血者，应予内镜下注射硬化剂止血，止血成功率达 90%，明显优于单纯使用药物治疗者。如无活动性出血，可对食管中下段曲张的静脉用皮圈进行套扎，如果是胃底静脉出血，可注射组织疏松剂。内镜治疗是目前治疗食管胃底静脉曲张破裂出血的重要手段。并发症主要有局部溃疡、出血、穿孔、瘢痕狭窄等。④急诊手术：上述急症治疗后仍出血不止，根据患者肝脏功能储备情况可行外科手术。

（3）预防再出血：食管静脉曲张者可用内镜治疗，首选套扎，套扎后的较小曲张静脉可用硬化剂注射，多次内镜治疗可使曲张静脉消失。也可选用药物治疗，常用药物为普萘洛尔，通过其β受体阻滞作用，收缩内脏血管、降低门静脉血流量而降低门静脉压力。

用法：从每天 10mg 开始，逐日增加 10mg，直到静息时心率降到基础心率的 75%，作为维持量长期服用，并根据心率调整剂量。联合使用扩血管药物，如 5-单硝酸异山梨醇，通过降低门脉阻力，可提高其降低门静脉压力效果。有手术条件患者如伴脾亢，可行分流术＋脾切除术。终末期肝病伴食管静脉反复出血者是肝移植的适应证。

10. 对于上消化道出血，何种情况需进行外科治疗？

（1）内科治疗失败的患者（包括内镜治疗）。

（2）动脉造影证实血管畸形（如杜氏病）的患者。

（3）溃疡病合并有穿孔或幽门梗阻等并发症或怀疑胃癌者。

11. 下消化道出血的常见病因是什么？

下消化道出血根据出血的部位可分为大肠出血和小肠出血，其原因有所不同。引起出血的常见大肠疾病有痔疮、大肠腺瘤、大肠癌、炎症性肠病、血管畸形及缺血性结肠炎等。常见的引起小肠出血的疾病为炎症性肠病、小肠腺癌、淋巴瘤、平滑肌肉瘤及血管畸形等。

12. 下消化道出血的临床表现有哪些？

便血是下消化道出血的主要表现，直肠、肛门部病变以便鲜红色血为其特点，痔疮出血为无痛性的便前、便后滴血。呕血一般均为上消化道出血，但高位的空肠出血偶尔也可表现为呕血。黑便一般为上消化道出血的表现，但当出血量少肠道的运动缓慢，在肠道内存留时间长（超过 14 小时）时，右半结肠及低位小肠的出血也可以表现为黑便。

13. 上、下消化道出血的鉴别要点是什么？

见表 4-1。

表 4-1 上、下消化道出血的鉴别要点

	上消化道出血	下消化道出血
出血部位	Treitz 韧带以上的消化道	Treitz 韧带以下的消化道
临床表现	多为呕血、黑便，出血量大，速度快也可表现为便血	多为血便或暗红色大便
鼻胃管抽吸液	多	常清亮
血尿素氮/血肌酐	＞25/1	＜25/1
胃镜检查	可有阳性发现	多阴性
常见病因	消化道溃疡，肝硬化，食管胃底静脉曲张，急性胃黏膜损害，胃癌	大肠疾病：痔，肿瘤 小肠疾病：炎症性肠病，肿瘤，血管畸形

14. 为明确病因，下消化道出血应做哪些检查？

（1）全结肠镜检查：结肠镜检查是下消化道出血最重要的诊断手段之一，它不仅可以明确大肠及末端回肠出血的部位，并可以根据内镜下形态及内镜下取活检进行组织学检查而对病因进行确立诊断，必要时还可行内镜下止血治疗。

（2）小肠镜检查：一般分为推进式小肠镜和探针式小肠镜。推进式小肠镜镜身一般可达 Treitz 韧带下 60～80mm 空肠，对于这一部位的病变的诊断有一定意义。探针式小肠镜细而柔软，长约 3m，无活检钳道，依靠肠蠕动使其在小肠中推动，可达回盲部。当达到回盲部后边退镜边观察，因无角度控制装置，因此难以观察到全部黏膜，可观察小肠黏膜的 50％～70％。

（3）选择性血管造影：当持续活动性出血的病人经上述方法未能发现出血源时应做选择性动脉造影。此项检查对于有活动性出血在 0.5ml 出血时，即可显示造影剂外漏，对于肠血管畸形小肠平滑肌瘤等病变引起的出血有很高的诊断价值。

15. 如何治疗下消化道出血？

（1）使用加压素、生长抑素（见上消化道出血部分）。

（2）动脉栓塞治疗：由于动脉栓塞治疗有13%～18%发生严重的肠梗死和延迟性狭窄，不同程度的缺血更常见，因此其适应证仅对于不能进行外科手术的出血患者。老年人因其广泛的动脉粥样硬化，对于栓塞治疗有更大缺血的危险。

（3）内镜治疗：下消化道出血在内镜能达到的部位可以行局部止血治疗，可选用局部喷洒止血药物，如8mg/dl去甲肾上腺素、1 000U/20ml凝血酶和医用粘合胶等。如无效可行内镜下注射止血药物，如1‰肾上腺素、95%～98%乙醇等，也可行电凝、激光、微波等。内镜治疗后再发出血的可能为0～30%。对于内镜治疗后第二次出血者可进行再次治疗，仍无效者应行外科手术治疗。

（4）手术治疗指征：①持续出血和复苏术后无效的持续低血容量性休克。②肠道血管畸形或怀疑肿瘤的患者。③持续出血原因不明，须剖腹探查者。

长跑运动员消化道出血

1. 长跑运动员消化道出血的病因及发病机制有哪些？

（1）胃肠道血流量减少：运动时全身血流再分配，胃肠道血流量减少。

（2）胃肠道黏膜血管痉挛。

（3）胃肠道应激性溃疡。

2. 长跑运动员消化道出血临床表现有哪些？

在长跑或剧烈运动时，或运动后出现大便潜血阳性或呕血、黑便，少数病人可有消化道大出血。

第五章　功能性胃肠病及罗马Ⅲ标准

第一节　功能性便秘

1. 什么是便秘以及功能性便秘?

一般情况下便秘是指大便干结、排便困难、便意减少、便次减少。功能性便秘首先需要除外肠道本身和全身器质性病因及其他因素导致的便秘。

2. 诊断功能性便秘需除外哪些继发性因素?

需要除外的疾病有：①代谢或内分泌紊乱：如糖尿病，甲状腺功能低下，高钙血症，垂体功能低下，卟啉病。②系统性疾病：系统性硬化，皮肌炎，淀粉样变。③神经源性疾病：脑血管意外，帕金森病，多发性硬化，脊髓硬变，某些精神疾病。④肠道疾病：结直肠癌、肛管狭窄、直肠黏膜脱垂，Hirschsprung 病。

导致便秘的药物有：①麻醉剂。②抗胆碱能药物。③含阳离子类药物（铁剂、铝剂、含钙剂、硫酸钡）。④其他类药物如鸦片制剂、神经节阻断药、长春碱属、抗惊厥药物、部分抗高血压药物及钙离子阻断药物。

3. 功能性便秘分为哪几类?

可以分为 3 类，各类特点如下：

（1）慢传输性便秘（STC）：是指肠内容物从肠内近端到结肠和直肠远端的通过时间较正常为慢。又分为结肠无力型和末端结肠运动紊乱型。临床上以年轻或中年女性多见，少便意、便次少，粪质坚硬；肛诊无粪便或触及坚硬粪块；全胃肠或结肠通过时间延长；缺乏出口梗阻型证据。

（2）出口梗阻性便秘（OOC）：是指盆底肌和肛门括约肌排便时不能完成松弛或产生矛盾运动；部分患者具有排便反射的损害或丧失，使直肠排便敏感性降低。临床上可有全结肠传输时间正常或轻度减慢，但残余物在直肠内停留时间过长；排便费力、排便不尽、直肠内存有泥沙样粪便、用力排便时矛盾运动。

（3）混合性便秘：患者同时具有上述两型便秘的特点。

4. 怎样诊断成人慢性便秘？

现在采用罗马Ⅲ标准，患者在过去的6个月中，至少有3个月具有下列症状：

（1）排便费力（每4次排便中至少有1次）。

（2）排便为块状便或硬便（每4次排便中至少有1次）。

（3）有排便不尽感（每4次排便中至少有1次）。

（4）有肛门直肠梗阻和（或）阻塞感（每4次排便中至少有1次）。

（5）需要用手操作（如手指辅助排便、盆底支撑排便）以促进排便（每4次排便中至少有1次）。

（6）排便少于每周3次。

5. 对便秘患者应做哪些检查？

对一个便秘患者，应该首先进行常规体格检查，重点注意肛门指诊，其次是实验室检查，包括大便常规及潜血、血常规、血糖、电解质、甲状腺功能等检查。还要根据不同情况选择器械检查。为了排除肠道器质性疾病，对于年龄50岁以上，伴有贫血、腹痛或腹胀，便血或大便潜血阳性，有结肠癌的家族史，以前从未进行过结肠癌或结肠炎筛查的患者进行内镜检查；对无结肠癌危险的年轻患者或儿童或青少年排除Hirschsprung病、原发性巨结肠的可以选用钡剂灌肠。为了对便秘进行分型，了解结直肠功能，可以进行胃肠传输试验、肛门直肠测压、球囊排出试验、排粪造影。

6. 怎样治疗功能性便秘患者？

（1）树立患者信心。

（2）改善生活习惯：主要是指增加水分和膳食纤维的摄入量，不要喝酒或含有大量咖啡因的饮料。同时还要建立定时排便的习惯，每天留有充分的时间排便，排便时要集中精力，排便困难时可采取蹲位。

（3）心理干预。

（4）药物治疗（见下题）。

（5）生物反馈治疗：指人体在进行某一种生理活动时，通过仪器同步观察和记录其生理信息指标，如存有异常，则通过调整该生理活动的强度、生活方式、协调性等来使这些异常指标达到正常，从而使其异常的生理活动得以纠正。适用于盆底肌协同失调的患者。

（6）外科治疗：经过一段时间的非手术治疗后收效不大，各种特殊检查显示有明确的解剖异常和确凿的功能性异常者，可以考虑手术治疗。适用于结肠传输功能障碍型便秘，直肠排空障碍性便秘。

7. 治疗便秘的药物有哪些？

口服泻药有以下几种：

（1）容积性泻剂：主要为含纤维素和含欧车前的各种制剂，不被人体吸收，吸水后形成凝胶，能增加粪便量和轻度刺激肠蠕动，改善粪便的硬度，还能增加肠道正常菌群的数目。适用于低纤维饮食、妊娠期、使用撤退刺激性泻剂的患者。品种有小麦麸皮、玉米麸皮、魔芋淀粉、琼脂、甲基纤维素、车前子制剂。注意：需多饮水；肠狭窄者慎用。

（2）泻盐：通过刺激胆囊收缩素的分泌，缩短粪便通过结肠时间，口服后不易吸收，使肠腔内渗透压升高，阻止了粪便中水分的吸收，致使肠内容物体积增大，肠道扩张而刺激肠蠕动。特点是起效快，适用于便秘的急性处理。品种有硫酸镁、枸橼酸镁、磷酸钠。该类药物可影响体液及电解质平衡，导致肠绞痛，因此心肾功能不良的患者及月经期、妊娠妇女及老年人慎用。

（3）渗透性泻剂：在肠道内不被吸收而又具有高渗透性，从而增加肠道内水分，促进肠蠕动。如乳果糖、山梨醇，可导致腹胀。

（4）刺激性泻剂：通过刺激结肠黏膜、肌间神经丛、平滑肌、增加肠蠕动和黏液分泌而发生导泻作用。品种包括蓖麻油、蒽醌类（番泻叶、芦荟、大黄）多酚化合物，该类药物可能导致严重腹泻和肠绞痛、低钠低钾、“泻剂结肠”、结肠黑变病等。

（5）大便软化剂：该类泻药主要为含钙、钠或钾离子的多库盐，为表面活性剂，能使水分和脂质混入粪便并使之软化，有助于缓解排便时的肛门直肠疼痛。这类药物还能抑制小肠和大肠对水分的吸收，刺激肠道分泌，增加肠道运动频率。品种有多库酯钙、多库酯钠等。本类药物自身不能吸收，但是可以影响其他药物的吸收，只可以短期使用。

（6）润滑剂：在肠道内不被消化吸收，可包绕粪块，使之容易排出，同时又妨碍结肠对水的吸收，故能润滑肠腔，软化大便。该类药物有石蜡油等。长期应用可以影响脂溶性维生素的吸收；老年或存在吞咽障碍的患者有发生脂质吸入性肺炎的危险。

（7）胃肠动力药物：如西沙必利适用于慢传输型便秘患者。胃肠动力感觉调节剂替加色罗，适用于女性便秘型肠易激综合征。

（8）中成药：如复方芦荟胶囊、六味安消胶囊等等，但均含有刺激性泻药，不宜长期服用。

（9）灌肠剂和栓剂：具有刺激结肠收缩和软化大便的作用，适用于术前肠道准备、粪便嵌塞、急性便秘，可使用水、盐水、高渗磷酸钠和矿物油等，但热水、过氧化物、肥皂水、家用清洁剂和高渗盐溶液具有刺激性，不适用。

8. 何谓生物反馈?

利用仪器把与心理生理过程有关的某些生物学信息加以处理，以视觉或听觉的方式传递给人（即信息反馈），使人们认识并有意识地控制自身的生理、心理活动。近年来，生物反馈技术在胃肠道功能障碍的治疗方面作用日趋显著。

9. 生物反馈主要用于哪种胃肠疾病?

（1）治疗便秘：盆底痉挛综合征患者导致出口梗阻型便秘，其排便时肛门外括约肌与耻骨直肠肌出现矛盾性收缩。生物反馈训练可让患者排便时学会如何放松盆底，并使外括约肌松弛，同时增加腹压，以达到排便目的。对慢传输型便秘也有一定疗效。

（2）治疗大便失禁。

（3）经国内外研究，目前认为药物配合生物反馈也可用于胃食管反流病、肠易激综合征的治疗，疗效好于单纯药物治疗。

第二节　功能性胃肠病及罗马Ⅲ标准

1. 功能性胃肠病的病因有哪些?

（1）遗传因素：某些人可能注定会发展为功能性胃肠病（FGID），而对于其他人，环境因素可能更重要。

（2）早期家庭因素：孩子从父母那里学到的东西可能会增加FGID的危险。

（3）心理因素：虽然心理因素不用来定义和诊断FGID，但的确会影响FGID的发生。

（4）动力异常：在正常人，严重的心理或环境压力可使食管、胃、小肠和结肠的运动加快。与正常人相比，FGID患者的特点是遇到压力后胃肠运动加快。

（5）内脏高敏感性：内脏高敏感性有助于解释为什么许多胃肠疾病的疼痛和胃肠道运动相关性差。这些患者在肠道充气膨胀时痛阈降低，并可使内脏痛的躯体区域扩大。

（6）炎症：大约一半肠易激综合征（IBS）患者活化的黏膜中炎症细胞增加。

（7）菌群：一些IBS患者肠道中可能存在细菌过度生长，菌群对FGID的影响还需要进一步研究。

（8）脑-肠轴双向作用：脑-肠轴通过双向信息传递将胃肠道功能与中枢的情感和认知中心联系在一起。外部或内在的感受信息可影响胃肠道感觉、运动、分泌和炎症。胃肠道的信息也会影响痛觉中枢、情绪和行为。

（9）应激和感染后FGID：FGID的一个特征是胃肠道运动及其对周围刺激反应增加，导致肠道对应激或神经化学递质的生理反应增加。脑肠相互作用模型与感染后 IBS 相关。

（10）脑显像：通过正电子发射断层成像和功能性磁共振成像进行脑显像可以观察大脑对内脏刺激的反应，有助于了解中枢神经系统在调节内脏疼痛和运动中的作用。

（11）脑肠肽：脑肠功能失调的一种治疗方法可能涉及中枢神经系统表达的神经肽和受体。这些神经肽整合了胃肠道功能和人的行为。

2. 罗马Ⅱ标准与罗马Ⅲ标准的主要区别是什么？

与罗马Ⅱ标准相比，罗马Ⅲ标准主要对参考文献以及委员会的推荐意见（根据新资料制定）进行了更新，对分类和标准也有一些修改，总结如下。

（1）FGID 时间设定的变化：罗马Ⅲ推荐诊断前至少 6 个月出现症状，且近 3 个月病情活动。罗马Ⅱ对 FGID 病程的限定是过去 12 个月内至少 12 周有症状。

（2）分类标准的改变：反刍综合征从功能性食管疾病改为功能性胃十二指肠疾病，表明该症状是由胃及腹部功能障碍引起的。

（3）将功能性腹痛综合征（FAPS）单独归为一类：这是由于越来越多的证据表明，FAPS 是由 CNS 对正常内脏信号的放大所致。

（4）制定了两个儿童类型：罗马Ⅱ中的儿童 FGID 被重新划分为新生儿和婴幼儿型以及儿童和青少年型。

（5）诊断标准改变：罗马Ⅲ不再强调将功能性消化不良作为一个整体来研究，推荐将其分为餐后不适综合征和上腹疼痛综合征，类似于罗马Ⅱ中的动力障碍型和溃疡型消化不良。

（6）胆囊和 Oddi 括约肌功能障碍的诊断标准更严格：提出要通过内镜检查、逆行胰胆管造影或压力测定等进一步明确诊断和治疗。

（7）IBS 亚型的修订：推荐腹泻、便秘及混合亚型需要根据粪便性状进行分类。在罗马Ⅱ中使用的亚型（便秘型 IBS 和腹泻型 IBS）仍然被接受。

3. 在罗马Ⅲ标准中，功能性胃肠病分为哪几类?

（1）功能性食管疾病。
（2）功能性胃十二指肠疾病。
（3）功能性肠道疾病。
（4）功能性腹痛综合征。
（5）胆囊和 Oddi 括约肌功能障碍。
（6）功能性肛门直肠疾病。
（7）新生儿和婴幼儿功能性疾病。
（8）儿童和青少年功能性疾病。

4. 功能性食管疾病分哪几类?

（1）功能性烧心。
（2）推测源自食管的功能性胸痛。
（3）功能性吞咽困难。
（4）癔球症。

5. 功能性胃十二指肠疾病分哪几类?

（1）功能性消化不良：餐后不适综合征及上腹疼痛综合征。
（2）嗳气：吞气症、非特异性过度嗳气。
（3）恶心呕吐：慢性特发性恶心、功能性呕吐及周期性呕吐综合征。
（4）成人反刍综合征。

6. 功能性肠道疾病分哪几类?

（1）肠易激综合征。
（2）功能性腹胀。
（3）功能性便秘。
（4）功能性腹泻。
（5）非特异性功能性肠病。

7. 胆囊和 Oddi 括约肌功能障碍分哪几类?

（1）胆囊功能障碍。

（2）胆管 Oddi 括约肌功能障碍。

（3）胰腺 Oddi 括约肌功能障碍。

8. 功能性肛门直肠疾病分哪几类?

（1）功能性大便失禁。

（2）功能性肛门直肠痛：①慢性肛门痛：肛提肌综合征及非特异性肛门直肠痛。②痉挛性肛门痛。

（3）功能性排便障碍：①不协调性排便。②排便推进力不足。

9. 新生儿和婴幼儿功能性疾病分哪几类?

（1）新生儿反胃。

（2）新生儿反刍综合征。

（3）周期性呕吐综合征。

（4）新生儿肠绞痛。

（5）功能性腹泻。

（6）新生儿排便困难。

（7）功能性便秘。

10. 儿童和青少年功能性疾病分哪几类?

（1）呕吐和吞气症：①青少年反刍综合征。②周期性呕吐综合征。③吞气症。

（2）腹痛相关的功能性胃肠病：①功能性消化不良。②肠易激综合征。③腹型偏头痛。④儿童功能性腹痛。

（3）便秘和大便失禁：①功能性便秘。②非潴留性大便失禁。

11. 功能性烧心的诊断标准是什么?:

必须包括以下所有条件：

（1）胸骨后烧灼样不适或疼痛。

（2）无胃食管酸反流导致该症状的证据。

（3）没有以组织病理学为基础的食管运动障碍。

诊断前症状出现至少6个月，近3个月满足以上标准。

12. 推测源自食管的功能性胸痛的诊断标准是什么？

必须包括以下所有条件：

（1）胸骨后非烧灼样疼痛或不适。

（2）无胃食管酸反流导致该症状的证据。

（3）没有以组织病理学为基础的食管运动障碍。

诊断前症状出现至少6个月，近3个月满足以上标准。

13. 功能性吞咽困难的诊断标准是什么？

必须包括以下所有条件：

（1）固体和（或）液体食物通过食管有黏附、存留或通过异常的感觉。

（2）无胃食管酸反流导致该症状的证据。

（3）没有以组织病理学为基础的食管运动障碍。

诊断前症状出现至少6个月，近3个月满足以上标准。

14. 癔球症的诊断标准是什么？

必须包括以下所有条件：

（1）喉部持续或间断的无痛性团块感或异物感。

（2）感觉出现在两餐之间。

（3）没有吞咽困难或吞咽痛。

（4）没有胃食管酸反流导致该症状的证据。

（5）没有以组织病理学为基础的食管运动障碍。

诊断前症状出现至少6个月，近3个月满足以上标准。

15. 功能性消化不良的诊断标准是什么？

必须包括以下1条或多条：

（1）餐后饱胀不适。

（2）早饱感。

（3）上腹痛。

（4）上腹烧灼感。

并且没有可以解释上述症状的功能性疾病。诊断前症状出现至少 6 个月，近 3 个月满足以上标准。

16. 餐后不适综合征的诊断标准是什么？

必须包括以下 1 条或 2 条：

（1）进食正常食量后出现餐后饱胀不适感，每周至少发生数次。

（2）早饱感，抑制了正常进食，每周至少发生数次。

诊断前症状出现至少 6 个月，近 3 个月满足以上标准。

支持诊断的标准：

（1）上腹部胀气或餐后恶心或过度打嗝。

（2）可能同时存在上腹疼痛综合征。

17. 上腹疼痛综合征的诊断标准是什么？

必须包括以下所有条件：

（1）中等程度以上的上腹部疼痛或烧灼感，每周至少 1 次。

（2）间断性疼痛。

（3）不是全腹痛，不位于腹部其他部位或胸部。

（4）排便或排气后不能缓解。

（5）不符合胆囊或 Oddi 括约肌疾病的诊断标准。

诊断前症状出现至少 6 个月，近 3 个月满足以上标准。

支持诊断的标准：

（1）疼痛可能为烧灼样但不包括胸骨后疼痛。

（2）疼痛通常由进食诱发或缓解，但也可能在禁食时发生。

（3）可能同时存在餐后不适综合征。

18. 吞气症的诊断标准是什么？

必须包括以下所有条件：

（1）每周至少发生数次反复嗳气。

（2）可以客观地观察或检测到吞咽空气。

诊断前症状出现至少 6 个月，近 3 个月满足以上标准。

19. 非特异性过度嗳气的诊断标准是什么？

必须包括以下所有条件：

（1）每周至少发生数次反复嗳气。

（2）没有过度吞咽空气的证据。

诊断前症状出现至少 6 个月，近 3 个月满足以上标准。

20. 慢性特发性恶心的诊断标准是什么？

必须包括以下所有条件：

（1）每周至少发生数次恶心。

（2）不经常伴有呕吐。

（3）胃镜检查无异常或不存在可以解释恶心的代谢性疾病。

诊断前症状出现至少 6 个月，近 3 个月满足以上标准。

21. 功能性呕吐的诊断标准是什么？

必须包括以下所有条件：

（1）呕吐平均每周发生 1 次或 1 次以上。

（2）不存在进食障碍、反刍或主要精神疾病（依据 DSM - IV）。

（3）不存在自行诱导或长期应用大麻素，且不存在可以解释反复呕吐的中枢神经系统疾病或代谢性疾病。

诊断前症状出现至少 6 个月，近 3 个月满足以上标准。

22. 周期性呕吐综合征的诊断标准是什么？

必须包括以下所有条件：

（1）同样的呕吐症状反复急性发作，每次发作持续不超过 1 周。

（2）在前 1 年有 3 次或多次间断发作。

（3）在发作间期无恶心和呕吐。

诊断前症状出现至少 6 个月，近 3 个月满足以上标准。

支持诊断的标准：有偏头痛病史或家族史。

23. 反刍综合征的诊断标准是什么？

必须包括以下所有条件：

（1）持续或反复地将刚进食的食物反入口中，随后吐出或再咀嚼并吞咽。

（2）反刍前无干呕。

诊断前症状出现至少 6 个月，近 3 个月满足以上标准。

支持诊断的标准：①反刍前一般无恶心。②当反流物质变为酸性时此过程停止。③反流物是可以辨认的食物，并且无难闻的气味。

24. 肠易激综合征的诊断标准是什么？

反复发作的腹痛或不适，最近 3 个月内每个月至少有 3 天出现症状，合并以下 2 条或多条：

（1）排便后症状缓解。

（2）发作时伴有排便频率改变。

（3）发作时伴有大便性状（外观）改变。

诊断前症状出现至少 6 个月，近 3 个月满足以上标准。

不适意味着感觉不舒服而非疼痛。在病理生理学研究和临床试验中，筛选可评估的患者时，疼痛和（或）不适出现的频率至少为每周 2 天。

25. 功能性腹胀的诊断标准是什么？

必须包括以下 2 条：

（1）3 个月内每月至少有 3 天反复出现腹胀感或肉眼可见的腹部膨胀。

（2）没有足够的证据诊断功能性消化不良、肠易激综合征（IBS）或其他功能性胃肠疾病。

诊断前症状出现至少 6 个月，近 3 个月满足以上标准。

26. 功能性便秘的诊断标准是什么？

（1）必须满足以下 2 条或多条：

1）排便费力（至少每4次排便中有1次）。

2）排便为块状或硬便（至少每4次排便中有1次）。

3）有排便不尽感（至少每4次排便中有1次）。

4）有肛门直肠梗阻和（或）阻塞感（至少每4次排便中有1次）。

5）需要用手操作（如手指辅助排便、盆底支撑排便）以促进排便（至少每4次排便中有1次）。

6）排便少于每周3次。

（2）不用缓泻药几乎没有松散的大便。

（3）诊断IBS的条件不充分。

诊断前症状出现至少6个月，近3个月满足以上标准。

27. 功能性腹泻的诊断标准是什么？

至少75％的时间内大便为不伴有腹痛的松散（糊状）便或水样便。

诊断前症状出现至少6个月，近3个月满足以上标准。

28. 功能性腹痛综合征的诊断标准是什么？

必须包括以下所有条件：

（1）持续性或近乎持续性腹痛。

（2）与生理行为（即进食、排便或月经）无关或仅偶然相关。

（3）日常活动能力部分丧失。

（4）疼痛不是伪装的。

（5）不符合可能解释疼痛的其他功能性胃肠病诊断标准。

诊断前症状出现至少6个月，近3个月满足以上标准。

29. 胆囊和Oddi括约肌功能障碍的诊断标准是什么？

必须包括局限于上腹和（或）右上腹的疼痛发作及以下所有条件：

（1）发作持续30分钟或更长。

（2）间隔不同时间（不是每天）症状复发。

（3）疼痛程度维持稳定。

（4）疼痛呈中到重度并足以影响患者的日常活动或需到急诊科就诊。

（5）排便后疼痛不缓解。

（6）改变体位后疼痛不缓解。

（7）应用抗酸药后疼痛不缓解。

（8）排除可以解释症状的其他器质性疾病。

支持诊断的标准：

疼痛可以伴有以下 1 条或多条：

（1）疼痛与恶心和呕吐有关。

（2）疼痛放射至背部和（或）右侧肩胛下区。

（3）夜间被疼醒。

30. 胆囊功能障碍的诊断标准是什么？

必须包括以下所有条件：

（1）符合胆囊及 Oddi 括约肌功能障碍的标准。

（2）胆囊在位。

（3）肝酶、结合胆红素以及淀粉酶和（或）脂肪酶正常。

31. 功能性胆道 Oddi 括约肌疾病的诊断标准是什么？

必须包括以下两条：

（1）符合胆囊及 Oddi 括约肌功能障碍的标准。

（2）淀粉酶和（或）脂肪酶正常。

支持诊断的标准：至少 2 次疼痛发作时血清转氨酶、碱性磷酸酶、结合胆红素暂时升高。

32. 胰腺 Oddi 括约功能障碍的诊断标准是什么？

必须包括以下两条：

（1）符合胆囊及 Oddi 括约肌功能障碍的标准。

（2）淀粉酶和（或）脂肪酶升高。

33. 功能性大便失禁的诊断标准是什么？

（1）年龄≥4 岁的个体反复发生不能控制的排便，伴有以下 1

种或1种以上情况：

1）神经支配和肌肉结构正常但功能异常，和（或）

2）括约肌结构和（或）神经支配或轻微异常，和（或）

3）排便习惯正常或异常（如大便潴留或腹泻），和（或）

4）心理原因。

（2）排除以下所有情况：

1）由于下述病变导致神经支配异常：颅脑病变（如痴呆）、脊髓或骶神经根或混合病变（如多发性硬化症）或者全身性周围或自主神经病变的一部分（如糖尿病神经病变）。

2）与多系统疾病有关的肛门括约肌异常（如硬皮病）。

3）结构或神经病变可能是大便失禁的主要或基本病因。

满足上述标准至少3个月。

34. 功能性肛门直肠痛的诊断标准有哪些？

慢性肛门痛必须包括以下所有条件：

（1）慢性或复发性直肠疼痛。

（2）发作持续至少20分钟。

（3）排除导致直肠疼痛的其他原因，如缺血、炎性肠病、隐窝炎、肌间脓肿、肛裂、痔疮、前列腺炎及尾骨痛。

诊断前症状出现至少6个月，近3个月满足标准。

35. 何谓肛提肌综合征？

符合慢性肛门痛诊断标准且向后牵拉耻骨直肠肌时有压痛。

36. 何谓非特异性肛门直肠痛？

符合慢性肛门痛诊断标准，但向后牵拉耻骨直肠肌时无压痛。

37. 何谓痉挛性肛门痛？

必须包括以下所有条件：

（1）反复发生的肛门或下段直肠疼痛。

（2）发作持续数秒至数分钟。

（3）在发作间期无肛门直肠疼痛。

在科研中满足标准的发病时间为 3 个月，但用于临床诊断和评估时，发病时间可不足 3 个月。

38. 何谓功能性排便障碍？

（1）患者必须满足功能性便秘的诊断标准。

（2）在反复尝试排便的过程中，至少满足以下 2 条：

1）球囊逼出实验或影像学检查存在排出障碍的证据。

2）测压法、影像学检查或肌电图显示盆底肌肉不协调收缩（如肛门括约肌或耻骨直肠肌），或基础静息状态下括约肌压力松弛小于 20%。

3）测压法或影像学检查发现推进力不足。

39. 何谓不协调性排便？

在反复尝试排便时，盆底肌肉不协调收缩，或基础静息状态下括约肌压力松弛小于 20%，但有足够的推进力。

40. 何谓排便推进力不足？

在反复尝试排便时，推进力不足，伴或不伴有盆底不协调收缩或基础静息状态下括约肌压力松弛小于 20%。

41. 新生儿反胃的诊断标准是什么？

满足以下所有条件且为 3 周至 12 个月的健康婴儿：

（1）每天反胃 2 次或 2 次以上，持续 3 周或更长时间。

（2）无干呕、呕血、误吸、呼吸暂停、生长迟缓、喂养或吞咽困难，或者姿态异常。

42. 新生儿反刍综合征的诊断标准是什么？

必须满足以下所有条件至少 3 个月：

（1）腹部肌肉、膈肌和舌反复收缩。

（2）胃内容物反流至口腔，吐出或重新咀嚼后再次咽下。

（3）满足以下 3 条或 3 条以上：

1）在 3～8 个月时发病。

2）对胃食管反流病的治疗、抗胆碱能药物、手法抑制、饮食方案改变以及管饲法或胃造口术喂养均无效。

3）不伴有恶心或痛苦的表现。

4）新生儿在睡眠中以及与环境中其他人接触时不发生反刍。

43. 周期性呕吐综合征的诊断标准是什么？

必须满足以下 2 条：

（1）发生 2 个或多个周期的剧烈恶心和不间断呕吐或干呕（持续数小时至数天）。

（2）恢复到正常健康状态，持续数周至数月。

44. 新生儿肠绞痛的诊断标准是什么？

指发生于出生至 4 个月的新生儿，必须包括以下所有条件：

（1）阵发性易激惹、烦躁或哭闹，开始或停止没有明显诱因。

（2）每天发作持续 3 小时或更长时间，每周至少有 3 天发作且至少发作 1 周。

（3）无生长迟缓。

45. 新生儿功能性腹泻的诊断标准是什么？

必须包括以下所有条件：

（1）每天无痛性反复排便 3 次或 3 次以上，为大量不成形便。

（2）症状持续超过 4 周。

（3）在 6 个月至 36 个月时出现症状。

（4）排便发生在清醒状态。

（5）如果热量摄入充足，不会出现生长迟缓。

46. 新生儿排便困难的诊断标准是什么？

指发生于年龄 6 个月以内的新生儿，同时满足以下两个条件：

（1）在成功排出软便前处于紧张和哭闹状态至少持续 10 分钟。

（2）无其他健康问题。

47. 幼儿功能性便秘的诊断标准是什么？

年龄≤4 岁的幼儿至少满足以下 2 条，持续时间达 1 个月：

（1）每周排便 2 次或少于 2 次。

（2）排便动作训练后每周至少出现 1 次大便失禁。

（3）有大便潴留病史。

（4）有排便疼痛和费力史。

（5）直肠内存在大量粪便团块。

（6）大块粪便曾堵塞厕所。

伴发的症状可能包括易激惹、食欲下降和（或）早饱。随着大量粪便排出，伴随症状立即消失。

48. 青少年反刍综合征的诊断标准是什么？

必须包括以下所有条件：

（1）反复无痛性反胃并重新咀嚼或吐出食物。

1）进食后不久发生。

2）睡眠期间不发生。

3）经胃食管反流常规治疗无效。

（2）无干呕。

（3）无炎症、解剖学、代谢性或肿瘤性疾病证据可以解释患者的症状。

至少诊断前 2 个月满足上述标准，每周至少发作 1 次。

49. 青少年周期性呕吐综合征的诊断标准是什么？

必须包括以下所有条件：

（1）发生 2 个或多个周期的剧烈恶心和不间断呕吐或干呕（持续数小时至数天）。

（2）恢复到健康状态持续数周或数月。

50. 青少年吞气症的诊断标准是什么？

必须至少包括以下 2 条：

（1）吞咽空气。

（2）由胃肠道内的气体导致腹胀。

（3）反复打嗝和（或）排气增加。

至少诊断前 2 个月满足上述标准，每周至少发作 1 次。

51. 青少年功能性消化不良的诊断标准是什么？

必须包括以下所有条件：

（1）持续或反复发作的疼痛或不适感集中于上腹（脐上）。

（2）排便后不能缓解，或与大便频率或大便性状改变无关（即不是 IBS）。

（3）无炎症、解剖学、代谢性或肿瘤性疾病的证据可以解释患者的症状。

至少诊断前 2 个月满足上述标准，每周至少发作 1 次。

52. 青少年肠易激综合征的诊断标准是什么？

必须包括以下所有条件：

（1）腹部不适（难以用疼痛来形容的不适感）或至少 1/4 时间疼痛与以下 2 条或多条相关：

1）排便后可改善。

2）发病与排便频率改变相关。

3）发病与大便性状（外观）改变相关。

（2）无炎症、解剖学、代谢性或肿瘤性疾病的证据可以解释患者的症状。

至少诊断前 2 个月满足上述标准，每周至少发作 1 次。

53. 腹型偏头痛的诊断标准是什么？

必须包括以下所有条件：

（1）持续 1 小时或更长时间的突发急性脐周剧烈疼痛。

（2）发作间期正常，持续数周至数月。

（3）疼痛可影响正常活动。

（4）疼痛可伴随以下 2 种或多种症状：①厌食；②恶心；③呕吐；④头痛；⑤畏光；⑥面色苍白。

（5）无炎症、解剖学、代谢性或肿瘤性疾病的证据能够解释患者的症状。

在过去的 12 月内有 2 次或多次发作满足上述标准。

54. 儿童功能性腹痛的诊断标准是什么?

必须包括以下所有条件：

（1）间断或连续发作的腹痛。

（2）不满足其他功能性胃肠病的诊断标准。

（3）无炎症、解剖学、代谢性或肿瘤性疾病的证据可以解释患者的症状。

至少诊断前 2 个月满足上述标准，每周至少发作 1 次。

55. 儿童功能性腹痛综合征的诊断标准是什么?

至少在 1/4 时间内存在儿童功能性腹痛的症状且满足以下 1 条或多条：

（1）日常功能部分丧失。

（2）伴随躯体症状如头痛、肢体痛或入睡困难。

至少诊断前 2 个月满足上述标准，每周至少发作 1 次。

56. 儿童和青少年功能性便秘的诊断标准是什么?

年龄≥4 岁不符合 IBS 诊断标准的儿童必须满足以下 2 条或多条：

（1）每周在厕所排便≤2 次。

（2）每周至少出现 1 次大便失禁。

（3）有保持体位或过度克制排便病史。

（4）有排便疼痛或困难的病史。

（5）直肠内存在大粪块。

（6）大块粪便曾堵塞厕所。

至少诊断前 2 个月满足上述标准，每周至少发作 1 次。

57. 儿童和青少年非潴留性大便失禁的诊断标准是什么?

年龄≥4 岁的儿童必须包括以下所有症状：

（1）每月至少有 1 次在不适当的公共场所排便。

（2）无炎症、解剖学、代谢性或肿瘤性疾病的证据可以解释患者的症状。

（3）没有便潴留的证据。

至少诊断前2个月满足上述标准。

第三节　神经性厌食

1. 什么叫神经性厌食（anorexia nervosa）？

神经性厌食是以厌食和体重减轻、闭经为主要特点的疾病。以女孩多见，患者多有拘谨、保守、偏食、焦虑、强迫或癔病样性格的特征。

2. 神经性厌食的病因有哪些？

（1）社会心理因素：少女对青春期发育的恐惧和视身材苗条为美的观念，过分控制食物的摄入。

（2）个体的易感素质：患者常争强好胜，自我为中心，神经质。

（3）下丘脑功能异常：可能与下丘脑摄食中枢和饱腹中枢功能紊乱有关。

3. 神经性厌食的临床表现有哪些？

本病以进食少和体重减轻为主要症状。虽然胃肠功能无异常，病人却出现明显食量减少，甚至拒食。严重者可出现不同程度的营养不良，甚至恶病质。此外女病人可出现闭经数月之久，并可造成一系列并发症，如极度消瘦、各种维生素缺乏、贫血、水电解质紊乱、体温和血压低于正常。

4. 神经性厌食有何并发症？

（1）心血管并发症：厌食症患者由于滥用利尿剂和泻药，致电解质紊乱，引起心动过缓、心动过速、低血压、窦性心律失常、严重时可出现心力衰竭甚至猝死。

（2）胃肠道并发症：表现为腮腺、唾液腺良性增大，釉质和舌面的牙质受侵蚀，食管糜烂和溃疡，小肠功能失调常见。

（3）肾脏并发症：可出现肾小球滤过率及浓缩功能下降，血尿素氮增高，电解质失衡。

（4）血液系统并发症：常见各类血细胞的减少。

（5）内分泌并发症：闭经是神经性厌食症的主要表现。

（6）骨骼并发症：神经性厌食症可发生骨质疏松和病理性骨折。

5. 如何诊断神经性厌食症？

根据《美国疾病诊断统计手册》的标准为：体质量保持在预期体重的85％，对体重增长恐惧，对自身体重及体型不准确地感知，闭经。

我国的诊断标准为：体重显著下降，比正常平均体重值减轻大于25％，体重指数小于17.5。

6. 神经性厌食症主要应和哪些疾病鉴别？

神经性厌食症除与癌瘤、粟粒型结核、局限性小肠炎、糖尿病鉴别外，还应注意与垂体功能全面减退症鉴别。此外，还需与减肥鉴别，减肥是在正常心理状态下进行的，将体重减轻到正常即停止，选用的方法是安全的，如合理调节饮食、适度进行活动。而神经性厌食症则是在病态心理支配下的异常行为，无休止地追求体重减轻，直至体重远远低于标准体重，其采用的是远不能维持生理活动的进食方法。

7. 如何治疗神经性厌食症患者？

神经性厌食症需要临床、营养和精神等多科协作治疗。

（1）饮食疗法：通过饮食治疗，达到增加体重的目的，使体重达到一定的标准出院。要帮助病人理解住院目的，制定每日食谱，其能量应达到3 000千卡/日，分3～4次食用。在饮食选择上，应以未精加工食品为主，选用低脂、低奶类及低盐饮食。一旦进食模式建立，应逐渐给予病人原想回避的食物，扩大食谱范围，增加能量摄入，逐渐恢复体重。一般每周增加体重0.5～1kg，8～12周为一个疗程。

（2）行为疗法：结合奖励法，让病人达到规定的标准。鼓励病人配合治疗，如期达到标准者，可给予物质奖励，以加强病人的自制能力。

（3）药物治疗：①对各种合并症，采取对症治疗，如静脉输液，补充体内缺乏的各种维生素、电解质等，严重贫血者，可输血治疗。②应用适量的抗精神药物，如氯丙嗪、舒必利等，可解除病人对进食的紧张心理，还可起到止吐、降低代谢及增加体重的作用。③病人出现抑郁情绪时，可给予抗抑郁药物。

（4）对于神经厌食症患者，要进行心理及饮食护理，同时应做好宣教，以预防疾病复发。

第六章　肝脏疾病

第一节　肝脏结构和功能

1. 肝脏的主要功能有哪些?

（1）代谢功能：人体中所需的糖、蛋白质、脂肪、维生素、激素都是通过肝脏或在肝脏的参与下完成代谢的。

（2）胆汁生成、排泄：经肝细胞制造和分泌的胆汁，经胆管运送到胆囊，进行浓缩和排放，每天肝脏制造出 800～1 000ml 胆汁。胆汁能帮助小肠内脂肪的消化吸收。

（3）解毒作用：人体代谢过程中产生的废物及外来的毒物、毒素和代谢分解的产物，都要在肝内解毒。肝细胞是通过氧化、还原、水解和结合等方式来把有害物质排放出体外的。

（4）血液凝固功能：体内所有凝血因子，都由肝脏制造，肝脏对凝血和抗凝血系统的动态平衡起重要作用。肝功能损害严重程度与凝血障碍程度相平行，肝功能衰竭者常死于出血。

（5）免疫功能：肝脏是最大的网状内皮细胞吞噬系统。它可吞噬、隔离、消除、改造入侵和内生的各种抗原物质。因此与免疫能力极为密切。

（6）其他功能：肝脏参与人体血容量、热量的产生和水、电解质的调节。肝损害时，对钠、钾、铜、钙、镁、磷、锌等电解质失衡，常见的水和钠在体内滞留，造成水肿。

2. 临床上应用 AST、ALT 判断肝脏损害时，应注意哪些问题?

谷丙转氨酶和谷草转氨酶是临床上常用的肝功能检查指标：谷丙转氨酶（ALT）主要分布在肝脏，其次是骨骼肌、肾脏、心肌等组织，谷草转氨酶（AST）主要分布在心肌，其次是肝脏、骨骼肌和肾脏等组织；在肝细胞中，ALT主要存在于非线粒体中，AST主要存在于线粒体中，当肝细胞受损时，二者释放入血，致使血清中二者增高。在中等度肝细胞损伤时，ALT漏出率远大于AST。此外，ALT与AST的血浆半衰期分别为47小时和17小时，因此ALT测定反映肝细胞损伤的灵敏度较AST高，但在严重肝损伤时，线粒体膜亦损伤，可导致线粒体内AST释放，血清中AST/ALT比值增高。

血清ALT和AST活性是肝细胞损害的敏感指标。AST/ALT比值主要用于：①估计肝损害程度，在轻型肝炎时比值下降，重型肝炎时比值上升。②协助诊断酒精性肝病和病毒性肝炎，病毒性肝炎时AST/ALT比值常小于1，而在酒精性肝病时常大于2。

3. 碱性磷酸酶（ALP）和r-谷氨酰转移酶（GGT）在肝脏疾病方面有何临床意义？

ALP主要分布在肝脏、骨骼、肾，在临床上可用于：①各种肝内、外胆管阻塞性疾病，如胰头癌、胆道结石引起的胆管阻塞、肝内胆汁淤积等，ALP常明显升高，且与血清胆红素升高相平行；累及肝实质细胞的肝胆疾病，ALP仅轻度升高。②黄疸的鉴别：胆汁淤积性黄疸，ALP和血清胆红素明显升高，转氨酶仅轻度增加；肝细胞性黄疸，血清胆红素中等度增加，转氨酶活性很高，ALP正常或稍高；肝内局限性胆道阻塞，ALP明显增高，ALT无明显增高，血清胆红素大多正常。

GGT：该酶在肝脏中广泛分布于肝细胞的毛细胆管一侧和整个胆管系统，因此当肝内合成代谢亢进或胆汁排除受阻时，血清中GGT会增高。在临床上其值升高可见于：胆道阻塞性疾病、病毒性肝炎、肝硬化、酒精性肝炎、药物性肝炎等。

4. 白蛋白与肝脏功能有何关系？

90%以上的血清总蛋白和全部的血清白蛋白是由肝脏合成的，因此血清总蛋白和白蛋白监测是反映肝脏功能的重要指标。白蛋白含量与有功能的肝细胞数量成正比，白蛋白下降常伴有γ球蛋白增高，白蛋白下降与白蛋白/球蛋白比值下降提示肝细胞坏死进行性加重，预后不良。在肝胆系统疾病中见于亚急性重症肝炎，慢性中度以上持续性肝炎、肝硬化、肝癌。

5. 肝胆疾患对凝血系统有何影响?

肝脏合成多种凝血因子：急性肝细胞疾病时，PT（凝血酶原时间）延长提示严重肝细胞坏死，预后严重；慢性肝病时，PT 延长预示远期预后不良。PT 延长机制为：①肝脏不能有效地清除血浆中激活的凝血因子和凝血抑制物；②肝脏合成纤溶酶原功能受损；③原发性纤溶，合并弥散性血管内凝血。

在胆汁淤积患者中，肠腔对脂溶性维生素 K 的吸收减少，维生素 K 依赖因子（Ⅱ、Ⅶ、Ⅸ和Ⅹ）不能被激活，引起凝血障碍，临床检验凝血酶原时间延长。

6. 肝病病人需行哪方面出凝血检查？有何临床意义？

肝脏可合成多种凝血因子，肝脏疾病可因凝血因子减少而出现凝血障碍。

（1）血小板：正常（100～300）$\times 10^9$/L，肝硬化病人因脾功能亢进出现血小板减少，一般低于 10×10^9/L 需输注血小板。

（2）血浆凝血酶原时间（prothrombin time，PT)：受Ⅶ、Ⅹ、Ⅱ因子及纤维蛋白原含量影响。检测值及对照值：正常人一般为 11～13s，超过正常对照 3s 以上有临床意义。凝血酶原时间比值 PTR＝检测值（s）/对照值（s)，参考值为 1＋0.15。国际标准化比值 INR＝ PTR^{ISI}[ISI 为国际敏感指数（international sensitivity index)]，参考值为 1＋0.1。PT 延长（或 PTR 升高、INR 升高）见于严重肝病、维生素 K 缺乏、DIC 等。

（3）活化部分凝血活酶时间（activated partial thromboplastin time，APTT)：主要测定血浆中凝血因子Ⅷ、Ⅸ、Ⅺ、Ⅻ的水平。正常值为 31～43s，延长主要见于严重肝病、维生素 K 缺乏、血友病等。

（4）血浆纤维蛋白原（plasma fibrinogen)：正常值 2～4g/L。升高见于：急性感染、烧伤、急性心肌梗死时明显升高，恶性肿瘤、糖尿病等也会升高。降低常见于 DIC 及严重肝病。

7. 什么是肝小叶，其解剖结构及功能特点是什么?

经典肝小叶是指肝的基本结构单位，肝细胞以中央静脉为中心呈放射状排列，形成肝细胞索。肝细胞相互吻合成网，网眼间有窦状隙和血窦。肝细胞间的管状间隙形成毛细胆管。因此可以说肝小叶是由肝细胞、毛细胆管、血窦和相当于毛细淋巴管的窦周隙（狄氏间隙）所组成。肝细胞的重要功能包括：生成与分泌胆汁；调节糖代谢的动态平衡，合成脂质与分泌血浆脂蛋白；调节胆固醇的代谢；合成尿素、血清蛋白、凝血因子、酶和其他蛋白质以及对药物及其他外来物质的代谢与解毒。不同区域的肝细胞在执行其功能时表现出代谢的异质性（如糖原合成主要在Ⅰ带而葡萄糖合成以Ⅲ带为主）。大多数的肝脏疾病，都发生不同程度的肝细胞功能紊乱，因此可出现各种异常的临床表现和实验室改变。窦状隙细胞至少有4组：内皮细胞，Kupffer 细胞，窦周贮脂细胞和凹细胞。①内皮细胞因缺乏基底膜和含有较多的微孔（窗口）而不同于身体其他部位的血管内皮细胞。它允许营养物质和大分子物质穿过与附近肝细胞间的窦周隙而相互交换。内皮细胞也能摄取各种分子和颗粒，合成影响细胞外基质的蛋白质，并在脂蛋白的代谢中起一定的作用。②形似纺锤体的 Kupffer 细胞内衬于肝血窦，是机体网状内皮系统的重要组成部分。它们来源于骨髓的前体，起组织中巨噬细胞的作用，主要功能包括吞噬外源性物质，清除肠源性毒素和其他有害物质，调节免疫应答。由于肝内存在 Kupffer 细胞且肝血供丰富，所以感染或其他全身性疾病常继发性地累及肝脏。③窦周贮脂细胞（Ito 细胞）贮存维生素 A 并在肝损伤时转化为成纤维细胞，它们可能是肝纤维化的主要来源。④罕见的凹细胞被认为是具有自然杀伤作用的组织淋巴细胞，其在肝病时的作用未明。

黄疸的诊断和鉴别诊断

1. 什么是黄疸（jaundice or icterus）及亚临床黄疸?

黄疸为一种常见的临床表现，是可由多种疾病引起的症状，系指血清中胆红素增高（高胆红素血症，hyperbilirubinemia），使巩膜、皮肤、黏膜及体液呈现黄染的一种体征。

亚临床型黄疸：血清胆红素正常范围为0.5～1.0mg/dl（≤17.1μmol/L）。当胆红素超过正常范围，无黄疸所见时，为亚临床型黄疸。

2. 黄疸的发生机制是什么？

黄疸是胆红素代谢紊乱所致。其紊乱包括4个方面：①胆色素生成过多；②肝脏对胆红素的摄取减少；③肝脏结合胆红素的功能受损；④胆红素从肝脏到胆管的排泌降低。前三种类型的紊乱呈现以非结合胆红素增高为主的高胆红素血症。第四种类型的紊乱引起结合胆红素增高为主的高胆红素血症和胆红素尿。

3. 结合胆红素（直接胆红素）和非结合胆红素（间接胆红素）区别是什么？

非结合胆红素的理化特性：

（1）不溶于水的脂溶性物质。

（2）能从肾小球滤过，故尿中无胆红素。

（3）溶于有机溶剂及脂类中。

（4）能通过血脑屏障。正常脑脊液中含有少量的非结合胆红素，其浓度为血清中的1/10～1/100，当过量时可引起脑核黄疸，或称胆红素脑病。

（5）凡登白试验呈间接反应。

结合胆红素的理化性质：

（1）可溶于水，成为极性很强的水溶性化合物。

（2）不能透过肝细胞的血窦膜，而只能透过肝细胞的毛细胆管膜。

（3）可从肾脏排出，血中总胆红素＞2mg/dl时，尿中可出现胆红素尿。

（4）凡登白试验呈直接反应。

4. 黄疸常见的临床分型有哪些？

在临床上，根据病因黄疸常分为溶血性黄疸、肝细胞性黄疸、胆汁淤积性黄疸、先天性非溶血性黄疸。

5. 溶血性黄疸（hemolytic jaundice）的发病机制和鉴别特征是什么？

发病机制：溶血性黄疸是由于红细胞破坏加速所致，临床上表现为黄疸、贫血、肝脾肿大。

鉴别特征：

（1）血清胆红素至少 75%凡登白试验为间接反应。

（2）肝功能正常（包括 ALT、AST、r－GT、AKP 等），血清胆红素不超过 5mg/dl。

（3）无胆红素尿。

（4）^{51}Cr 标记法测定红细胞寿命缩短。

（5）尿及粪中胆素原增多，尿胆原＞4mg/d，粪胆原＞250mg/d。

（6）溶血试验阳性。

（7）骨髓增生明显活跃。

（8）网织红细胞明显增高及血清铁增多。

6. 先天性非溶血性黄疸的（congenital non－hemolytic hyperbilirubinemia）特征是什么？

发病机制：先天性非溶血性黄疸系指血清中胆红素含量增多，但胆汁其他成分并不于血中停滞，因此，不属于肝内胆汁淤积性疾患。胆红素的排泄方式是胆盐非依赖性的排泌。这是一组先天性、遗传性胆红素代谢异常而引起的体质性黄疸。分为四型：①Gilbert 综合征；②Crigler－Najjar 综合征；③Dubin－Johnson 综合征；④Rotor 综合征。

7. 胆汁淤积性黄疸（jaundice of cholestasis）的特征是什么？

胆汁淤积可分为肝内性和肝外性。肝内性见于肝内泥沙样结石、癌栓、毛细胆管型病毒性肝炎、药物性胆汁淤积、原发性胆汁性肝硬化。肝外性胆汁淤积可由胆总管结石、狭窄、炎性水肿、肿瘤及蛔虫等阻塞性所引起。由于胆道阻塞，阻塞上方的压力增高，胆管扩张，最后导致小胆管和毛细胆管破裂，胆汁中的胆红素反流入血。临床上患者皮肤呈暗黄色，完全阻塞者颜色更深，甚至呈黄绿色，并有皮肤瘙痒及心动过速，尿色深，粪便颜色变浅或呈白陶土色。

胆汁淤积性黄疸的鉴别特征：

(1) 血总胆红素增加，血直接胆红素明显增加。

(2) 直接胆红素/总胆红素＞50%～60%。

(3) 尿胆红素试验阳性。

(4) 尿胆原及粪胆素减少或缺如。

(5) 血清碱性磷酸酶及总胆固醇增高。

8. 肝细胞性黄疸的特征是什么?

各种使肝细胞广泛损害的疾病均可发生黄疸，如病毒性肝炎、肝硬化、中毒性肝炎、败血症等。由于肝细胞的损伤致肝细胞对胆红素的摄取、结合及排泄功能降低，因而血中非结合胆红素增加。而未受损的肝细胞仍能将非结合胆红素转变为结合胆红素。一部分结合胆红素仍经毛细胆管从胆道排泄，一部分经已损害或坏死的肝细胞反流入血中；亦可因肝细胞肿胀、汇管区渗出性病变与水肿以及小胆管内的胆栓形成使胆汁排泄受阻而反流入血循环中，致血中结合胆红素亦增加而出现黄疸。在临床上，患者皮肤黏膜呈浅黄至深黄色，疲乏、食欲减退，严重者可出现出血倾向。

鉴别特征：

(1) 总胆红素增加，血直接胆红素明显增加。

(2) 直接胆红素/总胆红素＞30%～40%。

(3) 尿胆红素试验阳性。

(4) 谷丙转氨酶、谷草转氨酶明显增高。

(5) 白蛋白降低，球蛋白增高，白/球＜1.5。

9. 黄疸鉴别诊断的临床思路是什么？（见图 6－1）

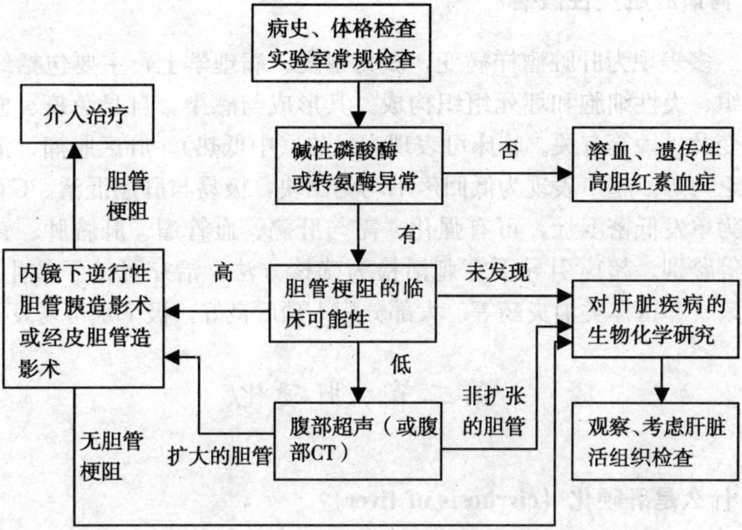

图 6－1　黄疸鉴别诊断的临床思路

其他肝脏疾病

1. 何为肝囊肿？

通常所说的肝囊肿指的是先天性孤立性肝囊肿，起源于肝内迷走胆管。囊肿可为一个，亦可为多发。大小差别很大，可有巨大者，内壁有柱状上皮。囊液澄清，可含有胆汁。可并发囊内出血、感染。治疗方法有囊肿抽液酒精硬化、囊肿腹腔引流、囊肿空肠吻合等。

2. 肝血管瘤有何特点？

肝血管瘤是肝脏内良性肿瘤最常见的一种，也是内脏血管瘤最好发的部位。肝血管瘤绝大部分为肝脏海绵状血管瘤，肝毛细血管瘤十分少见。海绵状血管瘤主要是在胚胎发育过程中血管发育异常所致。肝血管瘤可单发，亦可多发。肿瘤可大可小，生长缓慢，一般不会发生恶变。肿瘤位于肝表面者易发生出血。大部分典型的血管瘤可通过超声诊断，CT 对其诊断的价值高于超声。

3. 何谓肝脏炎性假瘤？

多表现为肝脏瘤样病变，多为单发。病理学上，主要包括纤维组织、炎性细胞和坏死组织构成。其形成与感染、自身免疫、血管病变及过敏等有关。临床可表现为发热（中低热）、肝区胀痛、消瘦和乏力等。超声表现为低回声不均匀团块，极易与肝癌混淆。CT 表现为单发低密度灶，可有强化。需与肝癌、血管瘤、肝脓肿、转移癌等鉴别。超声引导下穿刺活检为确诊方法。治疗可给予抗生素、激素、非甾体类消炎药等。大部分病人预后良好，极个别可复发。

第二节　肝硬化

1. 什么是肝硬化（cirrhosis of liver）？

肝硬化是一种常见的慢性、进行性、弥漫性肝病，是由不同病因长期反复作用，引起肝细胞广泛的变性、坏死及肝内结缔组织增生，导致正常肝小叶结构破坏和假小叶形成。临床上以肝功能受损和门脉高压为主要表现，晚期常出现上消化道出血、肝性脑病和继发感染等严重并发症。

2. 何谓肝肾综合征（HRS）？其诊断依据是什么？

肝肾综合征（HRS）系指严重肝病或急性重度肝损害患者在肝衰竭基础上发生的特发性进行性肾衰竭，它是肝衰竭综合征的临床表现之一。患者肾脏无原发疾患，肾脏的病理组织学无明显发现或仅有轻度非特异性改变。HRS 常继发于各种类型的肝硬化失代偿期、暴发性肝衰竭、重型病毒性肝炎、原发或继发性肝癌等严重肝病。其特点为进行性少尿和氮质血症，但肾小管功能基本正常，尿钠低，尿渗透压与血浆渗透压之比＞1.1。

（1）主要诊断依据

1）急慢性肝病伴有进行性肝衰竭和（或）门脉高压症。

2）GFR 低，血清肌酐＞132.6μmol/L 或 24 小时肌酐清除率

＜40ml/min。

3）无原发性肾脏疾病，并排除肾前性氮质血症。

4）大量利尿剂并快速扩张血容量，肾功能无明显改善。

5）尿蛋白＜0.5g/d，超声检查无肾小管和输尿管受损征象。

（2）参考依据

1）尿量＜400ml/d。

2）尿钠＜10mmol/L。

3）尿渗透压＞血渗透压。

4）尿红细胞记数每高倍视野＜50个。

5）血钠＜130mmol/L。

3. 什么是肝肺综合征（hepatopulmonary syndrome，HPS）？其诊断依据是什么？

肝肺综合征是指在没有心肺疾病基础上的肝功能不全患者发生肺血管扩张和动静脉氧合功能降低，从而引起低氧血症，称为肝肺综合征。

Krowka 提出 HPS 的诊断标准（2000年）为：

（1）慢性肝脏疾病。

（2）动脉血氧分压＜70mmHg。

（3）（A－a）DO_2＞20mmHg。

（4）经影像学证实有肺内血管扩张。

4. 什么是肝源性糖尿病？与原发性糖尿病相比，有何特点？

肝源性糖尿病是指继发慢性肝实质损害而发生的糖尿病，肝硬化/门脉高压引起者较多见，其中酒精性肝硬化继发肝源性糖尿病的发病率较高。该病的特点为糖耐量进行性损害，有高胰岛素血症及高胰高糖素血症。

与原发性糖尿病的鉴别要点为：①男性患者多，遗传倾向不明显；②常发生于肝硬化后的若干年；③80％以上的患者有明显的自发性或手术形成的门体分流；④糖尿病“三多一少”的症状较轻；⑤酮症酸中毒及微血管病变少见；⑥高胰岛素血症，而原发性糖尿病胰岛素常绝对或相对缺乏；⑦与原发性糖尿病相比，很少需要胰岛素治疗。

5. 肝硬化常常导致哪些内分泌紊乱?

肝功能减退后对各种激素或血管活性物质灭活能力下降，导致体内相关激素和血管活性物质含量增加，引起内分泌紊乱。

(1) 高生长激素血症有抗胰岛素作用，可致血糖代谢紊乱。

(2) 高泌乳素血症可增加糖异生，参与胰岛素抵抗，严重者可引起男性乳房发育。

(3) 雌激素增加引起血管扩张（蜘蛛痣和肝掌)。

(4) 醛固酮增多引起水钠潴留。

(5) 肾上腺皮质功能减退及黑色素细胞刺激素代谢障碍导致面色灰暗。

(6) 甲状腺素代谢异常，可引起低 T3 综合征。

(7) 血管活性物质增多导致肝硬化患者高排低阻的血流动力学变化。

6. 肝硬化的凝血功能有何异常?

(1) 肝功能减退引起凝血因子及纤维蛋白原合成减少。

(2) 抗凝血酶合成减少。

(3) 血小板减少及血小板功能异常。

(4) 肝病损伤血管内皮，刺激内皮细胞合成纤溶酶原激活物增多。

(5) 抗纤溶酶减少致纤溶酶活性增强，这导致纤溶亢进，从而引发出血加重。

(6) 内毒素血症及脾功能亢进对红细胞的破坏均能导致血管内凝血倾向。

7. 肝硬化腹水的形成机制是什么?

(1) 门脉压力增高，腹腔内血管床静水压增高，使组织液回吸收减少。

(2) 低白蛋白血症，胶体渗透压减低。

(3) 肝淋巴液生成增多，淋巴液自肝包膜和肝门淋巴管渗出至腹腔。

（4）继发性醛固酮增多致水钠储留。

（5）抗利尿激素分泌增多致水的重吸收增加。

（6）有效循环血量不足，致肾血流量减少及排钠和排尿减少。

8. 肝硬化腹水如何治疗?

肝硬化的腹水可分 3 型：①Ⅰ型，多是初发少量腹水的患者，此型患者的血钠大于 130mmol/L，尿钠为 50～90mmol/L，尿钠/尿钾大于 2，自由水清除率大于 1ml/min，肾小球滤过率和肾血管血流量均正常，提示患者对水和钠均耐受，治疗时不必严格控制水的摄入，经卧床和限钠后，停用利尿药，在第 12 天至 2 月发生自发性利尿，腹水逐渐消退。②Ⅱ型，多为中量腹水，常在摄入过多钠盐时发生，血钠大于 130mmol/L，尿钠为 40～50mmol/L，尿钠/尿钾小于 2，大于 1，自由水清除率大于 1ml/min，肾小球肌酐滤过率和血流量正常，多数病人对抗醛固酮利尿药或联合使用排钠利尿药有效，利尿期间不必严格控制饮水，提示患者对钠耐受差，但对水尚能耐受。③Ⅲ型，多为大量腹水，持续 3 个月以上，血钠小于 130mmol/L，尿钠小于 40mmol/L，尿钠/尿钾小于 1，自由水清除率小于 1ml/min，肾小球肌酐清除率和血流量均低于正常。提示患者对水和钠均不能耐受，应严格控制水和盐的摄入，应用大剂量利尿剂，但易发生肝肾综合征。限钠、限水、利尿及补充白蛋白是治疗肝硬化腹水的常用措施，需根据病情而定。目前，对于顽固性腹水建议用改善肾脏血流的药物。方案如下：①酚妥拉明 20mg ＋ 10％葡萄糖 250ml，20～40 滴/分静脉滴注。②654 - 2 20～40mg＋低分子右旋糖苷 300ml 静脉滴注，之后给予速尿 20mg 静脉小壶注入。③多巴胺 40mg＋低分子右旋糖苷 100ml＋ 5％葡萄糖 250ml 以 20 滴/分静脉滴注，之后给予速尿 20mg 静脉小壶注入。另外，腹腔内注射多巴胺等药物对一些患者可能有效。

间断放腹水也是有效的治疗手段，通常一次 2 000～3 000ml，并及时补充白蛋白 10～20g 有较好的疗效。也有人主张一次 4 000～6 000ml，补充白蛋白 10～20g。

腹水浓缩回输、经颈静脉肝内体静脉分流术（TIPS）也是治疗顽固性腹水的方法。

9. 何谓 Child－Pugh 分级？有何临床意义？

表 6－1 Child－Pugh 分级

观察指标	1	2	3
肝性脑病	无	1～2 级	3～4 级
腹水	无	易消除	顽固
胆红素（mmol/L）	＜34	35～50	＞51
白蛋白（g/L）	＞35	28～34	＜28
凝血酶原时间（s）	＜14	14～18	＞18

总分：5～8 分为 A 级，9～11 分为 B 级，12～15 分为 C 级。

该分级主要是对肝硬化患者的肝脏储备功能进行评价，在临床工作中应用普遍。他对指导临床治疗并判断预后具有重要价值。

10. 何谓血清-腹水白蛋白梯度（SAAG）？有何临床意义？

血清-腹水白蛋白梯度（serum－ascites albumin gradient，SAAG）是指血清白蛋白与同日内测得的腹水白蛋白之间的差值（SAAG＝血清白蛋白－腹水白蛋白），SAAG≥11g/L 的腹水提示为门脉高压所致，包括肝硬化、慢性心功能不全、巨大的肝脏占位及门静脉血栓等。摄入含盐食物、输注白蛋白、使用利尿剂、治疗性腹腔穿刺前后，SAAG 没有或仅有极细微的改变。SAAG＜11g/L 为非门脉高压性腹水，常由腹腔肿瘤、腹腔结核、胰源性腹水及肾病综合征等疾病引起。

确保 SAAG 作为腹水分类指标准确性的注意事项：①腹水应和血清标本同一天抽取，最好在同一小时内；②外周低血压、休克时，门静脉压力降低，可导致的 SAAG 值减小；③腹水中脂质可干扰白蛋白的测定，乳糜腹水可引起高血清腹水白蛋白梯度；④当第一次测定值为 10～11g/L 时，需要重复穿刺抽液分析；⑤球蛋白对 SAAG 会造成影响，当球蛋白在 30～50g/L 范围内，SAAG 才能较准确地反映渗透压梯度及门脉压力，若血清球蛋白＜30g/L

或>50g/L，则需使用经球蛋白校正的 SAAG 才能正确反映门脉压力，公式为：校正的 SAAG＝0.016×［血清球蛋白（g/L）＋25］×SAAG。

11. 肝硬化失代偿期电解质紊乱发生的机制是什么?

（1）低钠血症：①恶心、呕吐、腹泻等临床症状以及反复利尿和放腹水，使钠排泄增多；②肝硬化腹水患者，由于限制钠的摄入导致摄入不足；③伴有其他电解质紊乱（如低钾），加重了低钠程度。

（2）低钾血症：①肝硬化患者常限制饮食或无食欲，导致钾摄入不足；②恶心、呕吐、腹泻等临床症状使钾从消化道丢失；③反复利尿、继发性醛固酮增多和低镁血症均使钾从肾脏排泄增多。放腹水，使钠排泄增多。

（3）低镁血症：①厌食或限制饮食致摄入不足；②呕吐腹泻等消化道症状致丢失增多；③应用利尿剂及醛固酮增多促进镁的排泄。

临床上偶尔会因为患者脱水严重或治疗不当引起高钠、高钾、高镁血症。

12. 如何诊断失代偿期肝硬化?

（1）有病毒性肝炎、长期饮酒等有关病史。

（2）有肝功能减退和门脉高压的临床表现。

（3）肝脏质地坚硬有结节感。

（4）肝功能试验常有阳性发现。

（5）肝活检见假小叶形成。

13. 自发性腹膜炎的诊断依据有哪些?

（1）具有腹腔内感染的症状和体征。

（2）腹水细菌培养阳性。

（3）腹水中 PMN 计数>0.25×10^9/L。

（4）排除继发性感染。

核素心肝血流比

肝硬化病人为什么要做核素心肝血流比检查？

临床上用放射性核素^{99M}Tc 经直肠同位素扫描测定心/肝血流比值能间接反映门脉高压和门体分流程度，对诊断肝硬化有一定意义，正常值为 0.26，肝硬化病人一般在 0.6 以上，伴门脉高压者>1。

第三节　原发性胆汁性肝硬化

1. 什么是原发性胆汁性肝硬化（PBC）？其病因是什么？

原发性胆汁性肝硬化是一种较为少见的原因未明的胆汁性肝硬化，其病变主要为肝内细小胆管的慢性非化脓性破坏性炎症，有长期持续性肝内胆汁淤积，最终演变为再生结节不明显性肝硬化。原发性胆汁肝硬化的病因目前不明确，现在认为是自身免疫性疾病的一种，患者有体液免疫和细胞免疫的异常，还与其他自身免疫性疾病相关。

2. 原发性胆汁性肝硬化有哪些病理特点？

肝脏组织病理学变化分为 4 期。

（1）第 1 期（胆管炎期）：主要为肝小叶叶间胆管和中隔胆管慢性非化脓性炎症，受损胆管及其周围有单个核细胞浸润，汇管区扩大，肝实质无明显受累，无胆汁郁积。

（2）第 2 期（小胆管增生期）：小胆管破坏增生，小叶间胆管消失，炎症从门脉区发展到肝实质，可出现片状坏死，并有淤胆现象，胆汁郁积以汇管区周围较中心明显。

（3）第 3 期（瘢痕期）：坏死处出现瘢痕，纤维化。淤胆加重，为进展损害期。

（4）第 4 期（肝硬化期）：出现再生结节，汇管区纤维隔互相扩展，连接，分隔肝小叶形成假小叶，汇管区胆管消失为本病特征。

3. 原发性胆汁肝硬化有哪些临床表现？

（1）中年女性多，男女发病率之比为 1∶9，好发年龄为 40～60 岁。

（2）初发症状常为瘙痒，可有皮肤抓痕，常在黄疸发现前数月至 2 年左右出现，少数与黄疸同时出现，黄疸出现后尿色深黄，粪色变浅，皮肤渐有色素沉着。

（3）由于胆汁酸分泌和排泄减少，脂肪消化吸收障碍，导致脂肪泻和脂溶性维生素吸收障碍，出现皮肤粗糙和夜盲症（维生素 A 缺乏）、骨软化和骨质疏松（维生素 D 缺乏）、出血倾向（维生素 K 缺乏）等。由于胆小管阻塞，血中脂类总量和胆固醇持续增高。可形成黄瘤，为组织细胞吞噬多量胆固醇所致；黄瘤为黄色扁平斑块，常见于眼睑内眦附近和后发际。

（4）肝中度或显著大，常在肋下 4～10cm，质硬，表面平滑，压痛不明显，脾也中度以上大，晚期出现腹水、门静脉高压与肝衰竭。此外，还可伴有干燥综合征、甲状腺炎、类风湿关节炎等自身免疫病的临床表现。

4. 哪些检查支持原发性胆汁性肝硬化的诊断？

（1）尿、粪检查：尿胆红素阳性，尿胆原正常或减少，粪色变浅。

（2）血清胆红素：以直接胆红素增高为主；血清胆固醇、碱性磷酸酶在疾病早期、甚至在胆红素增高前即有显著增高，谷氨酰转移酶、5’-核苷酸酶等亦明显增高；血清胆酸浓度增高，凝血酶原时间延长，早期患者注射维生素 K 后可恢复正常，至晚期则不能纠正；血清白蛋白含量在早、中期正常，晚期则减少，球蛋白增加，主要为 α_2 和 β 球蛋白增加（与高脂血症有关）；因肝内胆汁淤积，肝铜排泄障碍，致血清铜水平增高。

（3）免疫学检查：免疫球蛋白 IgM 显著增加，80％以上患者血清抗线粒体抗体阳性，且滴度很高，常在 1∶128 以上，以 M_2 型的特异性最好。

（4）B 超可见肝脾大。

5. 怎样诊断原发性胆汁郁积性肝硬化？需和哪些疾病鉴别？

（1）①中年以上女性，有显著皮肤瘙痒、肝大、出现黄瘤；②有显著胆汁淤积性黄疸的生化改变；③ IgM 明显增高、抗线粒体抗体阳性，且滴度很高。确诊靠肝穿刺活组织病理检查。

（2）除外肝外胆管阻塞引起的继发性胆汁性肝硬化，还要和自身免疫性肝炎、慢性肝炎、药物性肝内胆汁淤积、硬化性胆管炎以及其他类型肝硬化等鉴别。

6. 怎样治疗原发性胆汁郁积性肝硬化？

本病主要是对症和支持疗法。饮食以低脂肪、高热量、高蛋白为主，同时注意补充脂溶性维生素。

药物治疗首选熊去氧胆酸，可减少内源性胆汁酸的肝毒性，保护肝细胞膜，增加内源性胆汁酸的分泌，降低血胆红素并抑制免疫球蛋白及 IL－2 和 IL－4 的产生，故有免疫调节作用而改善症状。剂量一般为 13～15mg/（kg·d）。

其他如免疫抑制剂如泼尼松、硫唑嘌呤、环孢素等，可改善患者症状，促使生化指标好转，但无组织学改善。青霉胺和秋水仙碱可减少肝铜含量和减轻纤维化，但应注意其不良反应。

晚期患者施行肝移植手术，可提高患者存活率。

第四节　门静脉高压症及门静脉血栓形成

1. 什么是门静脉高压症？

门静脉高压症是指一组由于门静脉压力持久增高引起的症候群，绝大多数由肝硬化引起，少数病人继发于门静脉主干或肝静脉梗阻以及一些原因不明的因素。当门静脉压力持续超过 25cmH_2O 时，认为存在门静脉高压症。

2. 门静脉高压易发哪些疾病？

（1）门静脉血栓形成：常继发于腹腔及盆腔炎症、肝硬化、肝脏及腹腔脏器肿瘤以及脾和肠系膜血栓的蔓延。

1）急性型：可引起肝细胞萎缩、肝梗死。病人可有急性腹痛、消化道出血、急性肝功能衰竭、休克。

2）慢性型：肝功能损害不明显，主要为门脉高压表现。

(2) 肝脏门静脉硬化：肝细胞损害不明显，主要为肝窦间隙纤维组织增生，致窦腔狭窄，中型静脉平滑肌增生，管腔狭窄，汇管区纤维结缔组织增生。

(3) Cruveihier - Baumgarten 综合征（参见本书第十二章）。

3. 怎样对门静脉高压症进行分类?

根据发病原因和病变部位可以分为：①肝前型：包括先天性门静脉闭塞，门静脉或脾静脉血栓，门静脉或脾静脉受肿瘤或假性胰腺囊肿压迫，各部位的动门静脉瘘。②肝内型：肝硬化（包括肝炎后型、门脉型、混合型、血吸虫型、胆汁型），其他（包括肝豆状核综合征、血色素沉着症）。③肝后型：Budd - Chiari 综合征、缩窄性心包炎。④特发性门静脉高压症：Banti 综合征，某些热带性脾肿大、肝脏门脉硬化症。

4. 门静脉高压的形成机制有哪些学说?

主要有 2 个学说。

(1) 后向血流学说：门脉压力主要决定于门脉血管阻力，门脉血管阻力增加，门脉系统被动充血，门静脉高压形成。门脉阻力的增加与下列因素相关：①肝内血管间隙缩小；②肝窦毛细血管化；③肝内血液分流；④肝内流出道梗阻。

(2) 前向血流学说：门静脉高压的始动因素虽然是门脉血管阻力增加，但随着门静脉侧支循环的形成，门脉血管阻力下降，肠系膜高动力循环，增加了门脉血流量，决定了门静脉高压的持续存在。

5. 门静脉高压症的临床表现是什么?

(1) 脾肿大：患者都有不同程度的脾肿大，并常伴有脾功能亢进。

（2）腹水：约 1/3 的患者可有腹水。呕血后常引起腹水加剧。

（3）食管胃底静脉和腹壁静脉曲张。

（4）呕血与黑便：约半数患者有此症状，出血量大而且危急为其特征，其中约 50%的患者在第 1 次大出血时可直接因休克或肝损害致急性肝衰竭死亡。出血自动停止或经治疗后得到控制的患者，约半数在第一次出血后 1～2 年内可再次大出血。

（5）其他症状：部分患者可有黄疸、肝肿大及内痔。

（6）原发病的表现。

6. 何谓左侧门脉高压症?

左侧门脉高压症又称节段性、区域性、脾性门脉高压症。由胰腺疾病引起者又称胰源性门脉高压症。

门静脉循环分为肠系膜区（即右区）、脾胃区（即左区)。左区由脾静脉、胃左静脉、胃网膜左静脉、胃短静脉及门静脉主干组成。脾静脉阻塞后，血流经胃短静脉流向胃底静脉网，进入胃左静脉和胃右静脉，最终汇入门静脉减压。结果形成孤立性胃底静脉曲张，有时可见胃大弯静脉曲张。此现象是脾胃区域压力增高表现，因门静脉本身未被波及，高压状态局限于门静脉左侧部分，故称左侧门脉高压症。

7. 怎样诊断门静脉高压症?

（1）临床上具有脾大、腹水、腹壁静脉曲张体征及血常规三系减少的脾亢表现，生化检查及凝血功能检查可有肝功能失代偿表现，可考虑门静脉高压病。

（2）内镜检查或上消化道造影可有食管胃底静脉曲张。

（3）肝内型门静脉高压症 B 超可见门静脉主干宽度超过 13mm，脾静脉超过 10mm，肠系膜上静脉超过 10mm；肝前型门静脉高压彩超可见门脉内有强回声团块，血流信号减弱或消失。

（4）测定门脉压力：分为直接和间接法两种，直接法包括术中经肠系膜静脉插管至门静脉直接测压，经皮肝穿刺肝内门静脉分支测压。间接法是采用气囊套管肝静脉插管测肝静脉嵌入压（WHPV)、游离肝静脉压（FHPV）及肝静脉压力梯度（HPVG)。

8. 怎样预防门静脉高压患者出血?

（1）药物：对中、重度食管静脉曲张，如曲张静脉直径＞0.5cm 伴红色征、串珠状或结节状；肝静脉压力梯度 1.6kPa，食管曲张静脉内压力＞2.7kPa，曲张静脉壁张力＞8.0kPa 者应给予药物预防首次出血。仅有轻度食管静脉曲张者不主张用药物预防首次出血。药物包括 β 受体阻滞剂、硝酸酯类药物、利尿剂、钙离子拮抗剂；可以单独应用，也可以联合用药。为了预防再次出血，在急性出血止血后 5～15 天开始 β 受体阻滞剂，必要时可加用 5-单硝酸异山梨醇酯，奥曲肽等生长抑素类药物也可预防早期再出血。

（2）内镜：内镜下食管曲张静脉硬化剂注射治疗（EVS）或内镜下食管曲张静脉套扎术（EVL）。

（3）外科手术：术式的选择应遵循有效、安全、简单和微创的原则。主要如下：①贲门周围血管离断术或冠状静脉结扎术：操作较简便，易于推广，不适于胃曲张静脉出血和门静脉高压性胃出血。②非选择性门体分流术：普遍应用，控制出血迅速有效，但分流后向肝门静脉血流降低，肝性脑病发生率较高。③选择性分流术：代表术式为远端脾肾分流术，维持了肠系膜静脉高压和门静脉血流灌注，肝门解剖结构保留，但解压不完全，手术难度高，手术医师需有一定的经验。④肝移植术。

（4）介入治疗：经颈静脉肝内门静脉内支架分流治疗肝硬化门静脉高压症是近年才应用于临床的，并取得了良好的近、中、晚期治疗效果。其适应证包括：①肝硬化门静脉高压症合并消化道出血而不适合外科手术治疗者；②多次合并静脉硬化，经治疗仍不能控制消化道出血者；③重度肝硬化门静脉高压症行肝移植术前，需对消化道出血作预防性治疗者；④外科治疗失败者；⑤有重度胃底静脉曲张者；⑥曾有消化道大出血史或无出血史但有出血可能作预防性治疗者。禁忌证为败血症、胆系感染，心、肺、肾功能不良、血栓、肿瘤栓子等引起的门静脉闭塞。其并发症主要为肝包膜破裂、胆道损伤、肝性脑病、溶血性贫血、门静脉血栓和败血症等。

9. 怎样治疗门静脉高压患者出血？

参见本书消化道出血一节。

10. 怎样治疗门静脉高压脾功能亢进？

对于脾功能亢进的治疗，可以采用内科治疗、外科治疗及介入治疗三种方式。

（1）内科治疗：主要针对表现为重度贫血、自发出血倾向的重度血细胞减少或手术前的准备性治疗。内科治疗疗效持续时间短，费用昂贵，因此在脾亢改善后尽快完成手术治疗脾亢。

（2）外科治疗：脾切除术加分流或断流术是门静脉高压症的主要治疗手段，脾切除后脾功能亢进现象很快得到纠正，门脉压力下降，但是切除脾脏后可导致机体免疫功能减弱，易发生不同程度的感染，还易发生血管栓塞的危险。因此目前许多学者对肝硬化门静脉高压性巨脾患者开展了保脾手术。

（3）介入治疗：介入治疗方法的指导原则是使脾组织部分坏死，有效体积减小，功能减退，从而达到改善脾亢的症状。包括脾部分栓塞术、超声引导下经皮脾内注射油酸乙醇胺或无水酒精、脾脏射频消融、高强度聚焦超声无创脾脏消融、经颈静脉肝内门体静脉分流术等。

11. 怎样治疗门静脉高压所导致的腹水？

具体见相关章节。

门静脉血栓形成

1. 门静脉血栓形成的病因有哪些？

（1）慢性肝病：肝硬化发生率最高。

（2）医源性：如食管胃底静脉曲张硬化治疗后、肝移植后、分流断流术后等。

（3）恶性肿瘤：最多见为原发性肝癌、胰腺癌，其次为肺癌、胃癌、结肠癌、胆囊癌等。肿瘤发生血栓的机制为高凝状态、血管壁损伤、静脉血淤积、血小板异常。

(4) 感染：常见于严重腹部及盆腔感染，如化脓性门静脉炎、化脓性阑尾炎、胆道感染、肝脓肿等。

(5) 炎症疾病：自身免疫性疾病、胰腺炎、炎症性肠病等。

(6) 血液疾病：真性红细胞增多症、血小板增多症、骨髓纤维化等。

(7) 致门静脉淤滞性疾病：右心衰、心包炎、Budd－Chiari 综合征及肝小静脉闭塞症等。

(8) 其他：抗心磷脂综合征、口服雌激素等。

(9) 特发性：多见于特发性门脉高压症。

(10) 混合性病因。

2. 门静脉血栓形成有哪些临床表现？

(1) 急性型：剧烈腹痛伴恶心、呕吐，血栓累及肠系膜静脉可出现腹泻、便血、腹膜炎和麻痹性肠梗阻。可以上消化道出血为首发。常有脾大，可有腹壁静脉曲张。

(2) 慢性型：①在出现门脉高压前可无症状；②门脉高压症状。

3. 慢性肝病病人当出现哪些情况需警惕门脉血栓的形成？

(1) 不明原因的难治性腹水。
(2) 不明原因的血性腹水。
(3) 突然加重的上消化道大出血。
(4) 短期内脾脏迅速增大。
(5) 原因不明的腹痛及麻痹性肠梗阻。

门脉高压性胃病

1. 什么是门脉高压性胃病？

门静脉高压性胃病是门静脉高压性胃肠血管病最多见的类型，其特征为内镜下胃黏膜出现特殊病变伴有黏膜和黏膜下层细血管、毛细血管的明显扩张、扭曲，而组织学上没有明显的炎症。

2. 门脉高压性胃病的发病机理有哪些？

门脉高压性胃病发生的机理尚未完全清楚，但在门静脉高压基础上的各种情况所致的胃黏膜屏障功能的削弱是其主要原因。

（1）胃黏膜血液循环障碍：门静脉高压时高动力循环使胃壁血管网血流量剧增，可达 78％～100％，造成胃黏膜毛细血管和微静脉不同程度的扩张及广泛的黏膜下动静脉短路。胃微循环发生改变，胃黏膜有效血流量显著减少，尤其是胃窦部黏膜有效血流量减少显著，血氧饱和度降低，致使胃黏膜易受各种攻击因素损害而发生糜烂、出血。

（2）胃黏膜屏障受损：门脉高压时胃黏液层变薄，保护能力显著下降，同时黏膜更新修复能力下降。肝功能不全时机体应激能力下降，更易受内毒素血症、低氧血症、细菌感染、低血糖、水电解质酸碱失衡等易感素影响，促使门脉高压性胃病的形成。

（3）体液因子异常：肝功能障碍使体内一些激素及血管活性因子代谢紊乱，也使胃黏膜防御能力明显下降，胃黏膜较一般人群更易受到损伤。

（4）胃酸作用：尽管肝硬化门脉高压性胃病患者胃泌酸量并不升高，且血清胃蛋白酶原Ⅰ水平显著低于对照，但是 H^+ 回渗现象说明胃酸在门静脉高压性胃黏膜病变的形成中起重要作用。

3. 门脉高压性胃病在病理形态上有哪些特点？

（1）胃镜表现：特征性表现是充血型红斑或马赛克征，可分为：①轻型：细小的粉红色环点或“猩红热”疹样表现；皱襞表面呈条纹状外观或出现浅表红斑；由淡黄色或苍白色网格分隔的多发性红斑，即“蛇皮”征或马赛克图案；②重型：散在或融合的樱桃红斑点；弥漫性出血性胃炎。

（2）组织学变化：特征是胃黏膜血管病，在光镜下胃黏膜和黏膜下血管，包括毛细血管、小动脉和小静脉普遍扩张，螺旋小动脉走行垂直、扭曲、扩张，形成动静脉短路和血管瘤，黏膜下静脉呈现动脉化。黏膜血管病变正是胃镜下所见到的红斑。

4. 如何治疗门脉高压性胃病?

（1）轻型门脉高压性胃病：因为一般无明显症状，出血发生少，只需对门静脉高压进行治疗，适当加用胃黏膜保护剂，减少损伤因素对黏膜的破坏。

（2）重型门脉高压性胃病：常并发急慢性上消化道出血，应积极治疗处理。治疗的目标为预防出血，治疗急性出血，防治再出血。治疗手段可分为药物治疗和手术治疗。所需药物包括β受体阻滞剂、生长抑素类似物、加压素及其类似物。细菌感染可诱发门脉高压性胃病出血，可选用抗生素。手术包括门腔静脉分流术和经颈静脉肝内门体分流术。

第五节　腹水

1. 腹水的定义是什么?

腹水是指某些疾病所引起的腹膜内病理性液体积聚，正常人腹腔内有少量游离液体，一般不超过 200ml，这些腹腔内的液体正常情况下处于进出的动态平衡中，如因种种原因导致这种平衡失调，腹腔内液体积聚过多，便形成了腹水。

2. 腹水病人在病史上有什么特点?

肝硬化是腹水的主要原因，多数肝硬化病人出现腹水前肝硬化的诊断已得到明确，但也有少数在出现腹水时经系列检查后才明确有肝硬化。病毒性肝炎（乙型、丙型）及酗酒是引起肝硬化的主要原因。恶性肿瘤，特别是消化系肿瘤，例如胃癌、大肠癌、胰腺癌等病史者出现腹水要考虑恶性腹水，此时可伴有消瘦、食欲差、腹部疼痛等症状。心源性腹水有心脏病病史。结核性腹膜炎可有其他部位结核病史，并有低热、盗汗、消瘦等结核毒血症状和腹部不适等症状。肾脏疾病所致的腹水常伴有全身水肿，黏液性水肿所致的腹水患者有嗜睡、怕冷和皮肤改变。结缔组织病如系统性红斑狼疮所致的腹水可有皮肤和其他系统损害的表现。

3. 腹水的症状有哪些?

少量的腹水不一定会有明显的症状，一般腹水多达 1 500ml 以上才会出现明显的症状。症状出现的早晚、轻重与个体差异有关。腹水可突然发生，也可在数月中隐匿发生，腹胀是患者的主要症状。一些患者在感觉到原来的衣服、裤子偏紧偏小后才注意到腹水的发生。患者尿量减少，少部分可出现下肢尤其是足背水肿。随着腹水量的增加，腹部膨隆明显，患者可出现气急。

4. 腹水的体格检查有什么特点?

望诊腹部膨隆和叩诊移动性浊音阳性是腹水的主要体检所见，但需要与巨大的卵巢囊肿、妊娠子宫和滞留尿液胀大的膀胱相鉴别。当腹腔内游离腹水在 1 000ml 以上时，即可查出移动性浊音。如果腹水量少，仰卧位体检未能查出时，可让患者取肘膝位，使脐部处于最低位，此时脐部叩诊成浊音，则提示有腹水可能，用此种方法可查出至少 150ml 的腹水。

5. 腹水的实验室检查有哪些?

(1) B 超和 CT：腹部 B 超可以鉴别腹水和卵巢囊肿，可以诊断肝、胰、肠系膜肿块，下腔静脉、肝静脉、门静脉血栓形成，还可以检测到微量腹水如位于肝肾韧带量小到 10ml 的腹水，CT 也有相仿的价值。

(2) 诊断性腹穿和腹水的实验室检查：腹水检验各种原因所致腹水特点见表 6-2。

表 6-2　腹水的鉴别诊断

腹水原因	外观	总蛋白(g/L)	SAAG(g/L)	RBC $>1.0\times10^{10}$/L	WBC/μl 细胞类型	其他试验
肝硬化	深或深黄色	<25 (95%)△	≥11	<1% △	<250 内皮细胞为主	
肿瘤	淡黄色、血性或乳糜性	>25 (75%)	<11	20%	>500 细胞类型不稳定	细胞学检查阳性
结核性腹膜炎	淡黄色、混浊、血性或乳糜性	>25 (50%)	<11	7%	>500 70%以上为淋巴细胞	ADA 升高
心源性	淡黄色	≥25	≥11	10%	<500 内皮细胞、单个核细胞	
肾源性	淡黄色或乳糜样	≥25	<11	<1%	<250 内皮细胞、单个核细胞	
胰源性	混浊血性或乳糜样	≥25	<11	不定，可能血性	不定	淀粉酶升高

△指出现此种情况的百分率

（3）白蛋白梯度：血清-腹水蛋白梯度（SAAG）比腹水白蛋白浓度更有价值。SAAG 为血清白蛋白-腹水白蛋白浓度，若＞11g/L 则可诊断有门脉高压，准确率达 97%，梯度越大，门脉高压越高，如 SAAG ＜11g/L，则患者无门脉高压，高 SAAG 和低 SAAG 已用来替代漏出液与渗出液的概念。漏出液是指高 SAAG，而渗出液是指低 SAAG。肝硬化患者处于休克时，SAAG 很低是因为门脉压低所致。总之，SAAG 反映门脉压，肝硬化是高 SAAG 最常见病因，而腹膜癌是低 SAAG 的最常见病因，腹水患者的 SAAG 分类见表 6－3。

表 6－3　腹水患者的 SAAG 分类

高 SAAG（＞11g/L）	低 SAAG（＜11g/L）
肝硬化	腹膜炎症
心源性腹水	结核性腹膜炎
肝广泛转移	胰性腹水
急性重症肝炎	胆汁性腹水
酒精性肝炎	肾病综合征
门脉血栓形成	多发性浆膜炎
肝小静脉闭塞症	肠梗阻的腹水
急性妊娠脂肪肝	
黏液性水肿	
混合性水肿（肝硬化＋癌肿）	

（4）总蛋白质：肝硬化腹水中的总蛋白质量取决于血清总蛋白质量及门脉压。19%＜25g/L，67%＞25g/L，有门脉高压的肝细胞癌和广泛转移性肝癌患者腹水内总蛋白质含量常＜25g/L，而心源性腹水常＞25g/L，渗出液的定义是包括腹水与血清总蛋白质浓度比值＞0.5，LDH＞140U/L，腹水/血清 LDH＞0.6，只有一种或 0 提示为漏出液，有 2 种或 3 种的为渗出液。现在认为 SAAG 比总蛋白质的价值为大。虽然如此，测定腹水内总蛋白质、葡萄糖和 LDH 对鉴别自发性细菌性腹膜炎和肠穿孔引起腹水的继发性细

菌性腹膜炎有价值，有中性粒细胞增多，总蛋白质>10g/L，葡萄糖2.8mmol/L，LDH>正常血清的高限，指向自发性细菌性腹膜炎；腹水内葡萄糖低或0mmol/L指向继发性细菌性腹膜炎。

（5）腹水特殊化验

1）细胞学检查：是诊断肿瘤性腹水的重要依据，常需要反复多次腹水找瘤细胞。为了提高阳性率，送检的腹水量需大于2 500ml，待腹水中细胞自然沉降后离心，可富集细胞。腹水细胞学检查腹膜癌阳性率可达100%，而肝转移癌、肝细胞癌、乳糜性腹水的细胞学检查可为阴性。因此，腹水细胞学阴性时并不能排除恶性肿瘤。

2）腹水细菌培养：对诊断腹水有较大价值。传统的方法培养阳性率低（40%），床边血瓶接种培养法阳性率显著提高（90%）。自发性腹膜炎一般仅能培养出单种细菌，如培养出多种细菌，则要考虑继发性腹膜炎。腹水中找结核菌对结核性腹膜炎有诊断价值，但阳性率较低。

3）ADA：腺苷酸脱氨酶（ADA）是嘌呤碱分解酶，其活性在T淋巴细胞中较强，ADA增高与T淋巴细胞对结核杆菌抗原的细胞免疫反应有关。ADA值增高对诊断结核性腹膜炎的诊断率达90%，ADA在其他病因所致的腹水中多不升高。

4）淀粉酶：胰性腹水淀粉酶浓度2 000U/L可以诊断，其腹水-血清淀粉酶比值为6.0。

5）葡萄糖：葡萄糖相对分子量小，易进入腹膜腔，所以腹水中的葡萄糖在没有被白细胞和细菌消耗时，其含量近似于血糖浓度，腹水感染时腹水葡萄糖浓度降低。

6）胆红素：腹水呈褐色时要检查胆红素，腹水胆红素水平超过血清时提示有肠道或胆道穿孔。

6. 何谓乳糜腹水？是怎样形成的？

乳糜腹水指腹腔内积聚富含乳糜微粒的液体，外观呈乳白色。小肠淋巴液富含脂肪，呈乳糜样。当淋巴管阻塞高压时致淋巴液溢入腹腔，形成乳糜腹水。

7. 乳糜腹水常见于哪些疾病？

（1）肿瘤：是成人最常见原因，多为腹腔恶性肿瘤。

（2）感染：结核、丝虫病多见。

（3）创伤：腹部手术多见。

（4）先天性：先天淋巴管异常。

（5）其他：如肝硬化。

8. 如何鉴别真假乳糜腹水？

表 6-4　真假乳糜腹水的鉴别诊断

	真性	假性
病因	肿瘤、外伤、结核等	慢性腹腔感染
形成机制	淋巴液外漏	脓细胞变性坏死
比重	1.012～1.028	＜1.012
静置后	分层	底部有沉渣
组成	淋巴为主，可见脂肪球	含大量胆固醇结晶，脓细胞及少量蛋白
	脂肪含量＞20g/L，蛋白＞30g/L	脂肪含量＜20g/L，蛋白＜30g/L
乳糜样物质	游离脂肪酸、卵磷脂	胆固醇、卵磷脂、细胞碎屑
细菌培养	阴性	阳性
乙醚实验	阳性	阴性
苏丹Ⅲ染色	阳性	阴性

第六节　原发性肝癌

1. 什么是原发性肝癌？

原发性肝癌是指发生自肝细胞或肝内胆管细胞等肝组织细胞的恶性肿瘤，肝细胞癌占绝大部分，是我国常见恶性肿瘤之一，其死亡率在恶性肿瘤中占第三位，仅次于肺癌和胃癌。原发性肝癌的疗效主要取决于能否早期发现和早期手术治疗，目前早期发现的主要手段是血清甲胎蛋白检查和影像检查，尤其是对慢性病毒性肝炎患者的定期检查。

2. 原发性肝癌的病因是什么？

原发性肝癌的病因尚不完全清楚，其发生可能与下列因素有关：①病毒性肝炎：是原发性肝癌的最主要病因，有慢性肝炎病毒乙型（HBV）、丙型（HCV）和丁型三种，尤其是 HBV 感染，这些病毒感染导致的慢性肝炎与肝癌的发生有重要关系。②肝硬化：约 70％的原发性肝癌发生在肝硬化基础上，尤其是病毒性肝炎后的结节性肝硬化，每年平均约有 3％～6％的 HBV 相关性肝硬化发生癌变；肝硬化进展为肝癌的危险因素有年龄、感染持续时间、男性、酗酒和 HBV、HCV 重叠感染等；但血吸虫性肝纤维化、胆汁性和淤血性肝硬化与原发性肝癌的发生可能无关。③环境及理化因素：黄曲霉毒素 B_1 有强烈的致癌作用，它可能是受其污染严重地区肝癌发生的重要因素；池塘中生长的蓝绿藻产生的藻类毒素可能与肝癌发生有关；华支睾吸虫感染胆管可导致原发性胆管细胞癌；一些化学物质如亚硝胺类、偶氮芥类、有机氯农药、酒精，一些类固醇药物等以及慢性辐射可能与肝癌的发生有关。④遗传因素：一些能引起肝硬化的遗传性疾病如遗传性血色病、高酪氨酸血症、α_1-抗胰蛋白酶缺乏症、毛细血管扩张性运动失调等也与肝癌的发生有关。

3. 简述原发性肝癌的病理分型

（1）大体形态分三型：①块状型：最常见，肿瘤直径≥5cm，又分为单块、多块、融合块状 3 亚型，肿瘤直径≥10cm 称巨块型；②结节型：多伴有肝硬化，肿瘤直径＜5cm，又分单结节、多结节、融合结节 3 亚型；③弥漫型：此型最少见，癌结节较小，弥漫分布于全肝，与肝硬化结节难以区分。

（2）组织学分型：①肝细胞型：约占 90％；②胆管细胞型：约占 10％；③混合型：肝细胞型、胆管细胞型同时存在，较少见；

④特殊类型：如纤维板层型、透明细胞型等，罕见。

4. 何为小肝癌？其组织学和生物学特性是什么？

若肝癌单个结节直径小于3cm或相邻两个结节直径之和小于3cm，就被称为小肝癌。

小肝癌的组织学和生物学特性有：①小肝癌癌细胞分化较好，恶性程度低，包膜多完整，癌周有较多淋巴细胞浸润；②癌栓发生率低；③合并的肝硬化程度较轻；④小肝癌DNA多为二倍体，异倍体率小于大肝癌。

5. 肝癌的转移途径有哪些？

原发性肝癌可发生肝内转移和肝外转移：①肝内转移：癌细胞沿肝血窦生长，引起肝内播散，并可侵犯门静脉分支及其主干，引起或加重门静脉高压。②肝外转移：血行转移至全身各部，最多见于肺，其次是肾上腺、骨、脑等；淋巴转移以肝门淋巴结最多，其次是主动脉旁、锁骨上、胰、脾等处淋巴结；直接蔓延侵犯与其毗邻的器官或组织，如膈肌、结肠、胃等；种植转移至腹膜或盆腔，形成血性腹水或盆腔肿块。

6. 原发性肝癌的临床表现是什么？

原发性肝癌起病隐匿，早期常无明显表现，一旦出现典型的症状和体征，则多为中、晚期。

（1）症状：①肝区疼痛：最常见，是由迅速生长的癌肿牵拉肝包膜所致，多为持续性钝痛或胀痛。疼痛部位与肿瘤位置有关，如膈面癌肿侵犯膈肌可引起右肩牵涉痛，癌结节破裂出血可引起急腹症和失血表现。②消化道症状：类似于消化不良表现，如食欲减退、腹胀、恶心等，可能与肝功能受损、肿瘤压迫等因素有关。③全身表现：如进行性乏力、消瘦、营养不良甚至恶病质等，有的有发热。④伴癌综合征：以自发性低血糖、红细胞增多症为常见。⑤转移灶症状：肝外转移所累及器官可出现相应的症状，转移至肺可有咳嗽、咯血甚至继发肺部感染表现；胸腔转移以右侧多见，可出现胸水；脊柱转移可出现疼痛或神经受压症状；颅脑转移可有相应的定位症状和体征。

（2）体征：①肝肿大：中、晚期肝癌的主要体征，最常见；肿大肝脏表面多凹凸不平，可触及大小不等质硬结节，有压痛；但若肿块位置较深，以上体征可不明显；右肝膈面肿瘤可使右侧膈肌抬高，肝肿大可不明显。②脾肿大：常为合并的肝硬化所致；但肿瘤压迫门静脉或门静脉内癌栓形成可引起或加重门静脉高压而引起或加重脾脏淤血肿大。③腹水：为草黄色或血性，可能与合并的肝硬化、癌肿广泛侵犯肝组织肝功能失代偿、门静脉癌栓形成、腹膜转移等有关。④黄疸：多是晚期表现，常见于弥漫型肝癌或胆管细胞癌，癌肿广泛侵犯肝实质可引起肝细胞性黄疸，也可是癌肿侵犯、压迫胆管或肝门淋巴结压迫胆管引起梗阻性黄疸。⑤其他体征：肝区血管杂音，多为癌肿压迫血管所致；有肝外转移灶的相应体征表现等。

7. 什么是伴癌综合征？原发性肝癌有哪些伴癌综合征？

伴癌综合征是由于癌肿本身代谢异常或癌组织直接或间接合成和分泌的生物活性物质对机体产生影响，引起的内分泌或代谢异常症候群。

原发性肝癌的伴癌综合征以自发性低血糖和红细胞增多症为常见，还可有高钙血症、高脂血症、类癌综合征、血小板增多、高纤维蛋白原血症等表现。

8. 原发性肝癌主要有哪些并发症？

原发性肝癌的并发症主要有：①肝性脑病：常为终末期并发症，1/3 因此死亡；②消化道出血：15%因此死亡，可表现为食管胃底静脉曲张破裂出血，或与胃肠道黏膜糜烂、凝血功能障碍有关；③肝癌结节破裂出血：发生率约 9%～14%，可以是癌组织坏死液化自发破裂或外力作用下破裂出血，可表现为肝包膜下出血或破入腹腔出血，可引起突发肝区疼痛或类似于溃疡穿孔的急腹症表现以及失血表现，对于不明原因的右上腹痛、休克者要想到肝癌结节破裂出血的可能，小量出血一般表现为血性腹水；④继发感染：由于癌肿长期消耗及各种治疗打击等因素，患者抵抗力下降，易并发各种感染，如肺部、肠道感染等。

9. 列举几种肝癌肿瘤标志物，并简要说明其临床价值

肝癌诊断中可进行检测的肿瘤标志物及其临床意义是：①甲胎蛋白（AFP）：是诊断原发性肝癌最特异的指标，阳性率为70％～90％，可用于肝细胞癌的普查、诊断、疗效判定、复发预测；②γ-谷氨酰转移酶同工酶Ⅱ（γ-GTⅡ）：可用于诊断肝癌，且具有早期诊断价值，但不能区分原发性和转移性肝癌；③异常凝血酶原（AP）：肝癌细胞羧化功能障碍使合成的凝血酶原前体羧化不全所致，可用于诊断原发性肝癌，但少数良性肝病、转移性肝癌也可呈阳性；④α-L-岩藻糖苷酶（α-AFU）：肝细胞癌时血清AFU可以升高，对AFP阴性肝癌和小肝癌的诊断有一定意义。在以上标志物中，AFP是目前最常用、最实用、最特异的指标，为提高肝癌的诊断率可以联合检测2～3种标志物。

10. 甲胎蛋白检测有何临床意义？实际应用中应注意什么？

甲胎蛋白（AFP）是目前诊断原发性肝癌最特异的肿瘤标志物，其阳性率达70％～90％，可用于肝细胞癌的普查、诊断、疗效判定、复发预测。AFP和超声检查是目前普查肝癌的最主要手段。普查中AFP升高可早于肝癌症状出现前8～11个月。中分化肝细胞癌合成AFP较多，而高分化和低分化肝细胞癌合成AFP较少或不合成。

但单纯AFP阳性并不能肯定就是肝癌，同样AFP阴性并不能否定肝癌。孕妇、新生儿、睾丸和卵巢生殖腺胚胎瘤AFP可以升高，部分肝炎、肝硬化亦可升高，少数胃癌患者AFP可升高，此类患者恶性度高，易发生肝转移。故在实际应用中应注意鉴别。

11. 哪些影像检查手段可用于肝癌检查？它们各有何特点？

原发性肝癌的影像检查有：①超声检查：一般可显示直径2cm以上的肿瘤，不仅可以显示肿瘤的大小、形态、部位及与血管的关系，还能了解有无门静脉和肝静脉癌栓形成，是肝癌普查中的首选影像手段（当然应与AFP结合），若行造影检查可进一步提高检出率；②CT检查：一般可显示直径2cm以上的肿瘤，结合静脉注射碘造影剂行增强扫描是目前诊断小肝癌和微小肝癌的最佳方法，因它可显示直径1cm以下的肿瘤；③磁共振显像（MRI）：能获取横断、冠状、矢状面图像，能清晰显示肿瘤与血管的关系以及有无子瘤和瘤栓，MRI能更好地鉴别肝血管瘤、囊肿等良性病变；④肝动脉造影：对微小肿瘤的定位最准确，可以显示0.5～1.0cm的微小肝癌，一般不首选（因为有创）；⑤放射性核素显像：传统方法已被淘汰，但PET（正电子发射型计算机断层扫描）能发现早期肿瘤，监测肿瘤发展，指导选择治疗方案；⑥超声或CT监视下肝穿刺活体组织检查：必要时选用，但要注意出血、肿瘤破裂及针道转移的危险。

总之，原发性肝癌的影像检查一般首选超声和CT，必要时选择MRI和血管造影等检查。

12. 如何治疗原发性肝癌？

原发性肝癌治疗方法的选择应根据肿瘤的分期、肝功能状况、病人的全身情况决定，能手术者尽量进行手术治疗。早期根治切除是改善肝癌预后的最关键因素，综合治疗可进一步改善预后。原发性肝癌治疗手段如下：

（1）外科治疗：①手术切除：根据病情可行一期切除（首次术中根治性切除）、二期切除（首次术中不能根治切除，经非切除性外科治疗使肿瘤缩小后再行切除）、二步切除（无法根治切除患者先行介入治疗后再行切除）；若肿瘤局限于一叶，肝功代偿者应行根治切除；伴肝硬化者主要行局部切除。②非切除性外科治疗：术中使用消融肿瘤的措施，包括液氮冷冻、高功率激光气化、微波局部高热、瘤内无水酒精注射、肝动脉结扎、肝动脉插管化疗等，主要适用于有手术指征而术中不能切除者，有的患者因此可获二期切除机会。

（2）介入治疗：①经皮穿刺肝动脉栓塞化疗（TACE）：为肝癌不适合外科手术治疗者的首选方法，是肝动脉栓塞和局部化疗的结合。②经皮经肝穿刺瘤内无水酒精注射（PEI）：引起注射局部肿瘤凝固性坏死，适用于不适于手术切除的小肿瘤。

（3）放射治疗：对于病灶局限、肝功能较好、能耐受较大放射剂量者有较好疗效，不宜用于弥漫性肝癌和肝功能失代偿者。

（4）生物治疗：是继手术、化疗、放疗后肿瘤治疗的第四种模式，主要是借助细胞因子和免疫效应细胞调节机体免疫来抑制和杀伤肿瘤细胞；单克隆抗体导向治疗（“生物导弹”）和基因治疗尚不成熟。

（5）其他治疗：全身化疗副作用大、疗效差已基本被其他方法取代；中药治疗能增强疗效；肝移植由于有肿瘤复发问题争议较大，但对于肝功能失代偿的小肝癌或因位置不能切除的小肝癌不失为理想疗法。

第七节　肝性脑病

1. 什么是肝性脑病？怎样分型？

肝性脑病是指由严重肝病引起的、以代谢紊乱为基础的中枢神经系统功能失调的综合病征，其主要临床表现包括神经和精神方面的异常，如意识障碍、行为失常和昏迷。目前分为三型：①A 型：与急性肝衰竭相关的肝性脑病。②B 型：是存在明显门体分流但无内在肝病的脑病，很少见，需肝活检方能诊断。③C 型：包括了大多数的肝性脑病，是在肝硬化或慢性肝病基础上发生的，通常也有明显的门体侧支循环，通常所说的“门体分流性脑病”基本都是此型。

2. 肝性脑病的常见病因包括哪些？

常见病因包括：各种类型的肝硬化，门体分流手术，重症病毒性肝炎、中毒性肝炎和药物性肝病的急性或暴发性肝功能衰竭阶段；其他较少见的病因有原发性肝癌、妊娠期急性脂肪肝、严重胆道感染等。

3. 肝性脑病有哪些诱因？

肝性脑病，特别是门体分流性脑病多有明显的诱因，常见的有上消化道出血、大量排钾利尿、大量放腹水、高蛋白饮食、使用安眠镇静药或麻醉药、便秘、尿毒症、外科手术、感染等。

4. 肝性脑病的发病机制有哪些假说？

有关肝性脑病发病机制有许多假说，包括：氨中毒学说，氨、硫醇和短链脂肪酸的协同毒性作用，假性神经递质学说，GABA / BZ 受体学说，氨基酸代谢失衡学说等。其中以氨中毒理论的研究最多，也最确有实据。

5. 氨中毒学说的具体内容是什么？

氨代谢紊乱引起的氨中毒是肝性脑病、特别是门体分流性脑病的重要发病机制，在严重肝脏疾病时，由于氨的来源、生成和吸收增加，而清除减少，导致血氨增高，过高的血氨可抑制丙酮酸脱氢酶的活性，干扰脑中三羧酸循环，影响脑的能量代谢；此外血氨与 α 酮戊二酸结合，形成谷氨酸，谷氨酸与氨结合形成谷胺酰胺，谷氨酸的减少则大脑的抑制增加新的研究发现氨可直接作用于神经膜，引起突触后抑制；最终导致中枢神经系统功能紊乱。

6. 氨基酸代谢失衡学说的具体内容是什么？

芳香族氨基酸在肝脏中代谢分解，肝衰竭时分解减少，血浓度增高。支链氨基酸主要在骨骼肌而不在肝脏代谢分解，但胰岛素有促使这类氨基酸进入肌肉的作用。肝衰竭时由于胰岛素在肝内的灭活作用降低，血浓度升高，因而促使支链氨基酸大量进入肌肉组织，故血浓度降低。上述两组氨基酸是在互相竞争和排斥中通过血脑屏障进入大脑与谷氨酰胺交换。支链氨基酸减少，则进入脑中的芳香族氨基酸增多，后者形成假性神经递质。肝硬化患者由于肝代谢障碍和血浆白蛋白含量降低，致血清游离色氨酸增多，脑中增多的色氨酸可衍生 5-羟色胺，后者是中枢神经某些神经元的抑制性递质，有拮抗去甲肾上腺素的作用，故也可能与昏迷有关。精氨酸、谷氨酸与门冬氨酸本身或其衍生物对氨中毒所致的实验性肝性脑病有逆转作用，对肝硬化昏迷患者有催醒作用。

7. 氨中毒的诱因有哪些？

（1）低钾性碱中毒：低钾引起酸碱平衡失常，从而改变氨的细胞内外分布。

（2）摄入过多的含氮食物或药物，或上消化道出血（每 100ml 血液约含 20g 蛋白质）时，肠内产氨增多。

（3）低血容量与缺氧：见于上消化道出血、大量放腹水、利尿等情况。休克与缺氧可导致肾前性氮质血症，使血氨增高。脑细胞缺氧可降低脑对氨毒的耐受性。

（4）便秘：使含氨类等有毒衍生物与结肠黏膜接触的时间延长，有利于毒物的吸收。

（5）感染：增加组织分解代谢从而增加产氨，失水可加重肾前性氮质血症，缺氧和高热增加氨的毒性。

（6）低血糖：葡萄糖是大脑产生能量的重要燃料，低血糖时能量减少，脑内去氨活动停滞，氨的毒性增加。

（7）其他：镇静、安眠药可直接抑制大脑和呼吸中枢，造成缺氧。麻醉和手术增加肝、脑、肾的负担。

8. 肝性脑病的临床分期有哪些？

一般根据意识障碍程度、神经系统表现和脑电图改变，将肝性脑病分为四期：

一期（前驱期）：轻度性格改变和行为失常。应答尚准确，但吐词不清且较缓慢。睡眠改变，多为昼夜倒错。可引出扑翼样震颤。病理反射多阴性。患者脑电图多数正常。

二期（昏迷前期）：以意识错乱、睡眠障碍、行为失常为主。定向力和理解力均减退。言语不清、书写障碍、举止反常、昼睡夜醒、甚至有幻觉、恐惧、狂躁，而被看成一般精神病。此期患者有明显神经系统体征，如腱反射亢进、肌张力增高、踝阵挛及 Babinski 征阳性等。此期扑翼样震颤存在，脑电图有特征性改变（θ 波）。患者可出现不随意运动及运动失调。

三期（昏睡期）：以昏睡和精神错乱为主，各种神经体征持续或加重，大部分时间，患者呈昏睡状态，但可以被唤醒。醒时尚可应答问话，但常有神志不清和幻觉。扑翼样震颤仍可引出。肌张力增加，四肢被动运动常有抗力。锥体束征常呈阳性，脑电图有异常波形（θ 波）。

四期（昏迷期）：神志完全丧失，不能被唤醒。浅昏迷时，对痛刺激和不适体位尚有反应，腱反射和肌张力仍亢进；由于患者不能合作，扑翼样震颤无法引出。深昏迷时，各种反射消失，肌张力降低，瞳孔常散大，可出现阵发性咀嚼、踝阵挛和换气过度。脑电图明显异常（极慢的 δ 波）。

各期的分界不很清楚，临床表现可有重叠，病情发展或治疗好转时，程度可进级或退级。

9. 怀疑肝性脑病时常需做哪些检查？

（1）血氨：空腹动脉血氨比较稳定可靠。慢性肝性脑病尤其是门体分流性脑病患者多有血氨增高。在急性肝衰竭所致的脑病，血氨多正常。正常人空腹静脉血氨为 40～70μg/dl，动脉血氨含量为静脉血氨的 0.5～2 倍。

（2）脑电图检查：脑电图在生化异常或精神异常出现前即可有异常。典型的改变为节律变慢，主要出现普遍性每秒 4～7 次的 θ 波，有的也出现每秒 1～3 次的 δ 波。昏迷时两侧同时出现对称的高波幅 δ 波。需与尿毒症、CO_2 潴留、维生素 B_{12} 缺乏或低血糖引起的脑病相鉴别。

（3）诱发电位：是体外可记录的电位，由各种外部刺激经感觉器传入大脑神经元网络后产生的同步放电反应，分为视觉诱发电位（VEP）、听觉诱发电位（AEP）和躯体诱发电位（SEP）。最近认为，VEP 缺乏特异性和敏感性，不如简单的心理或智力测试有效。

（4）简易智力测验：目前认为智力测验对于诊断早期肝性脑病包括亚临床脑病最有用。测验内容包括书写、构词、画图、搭积木、用火柴杆搭五角星等，而作为常规使用的是数字连接试验，其结果容易计量，便于随访。

10. 为治疗肝性脑病，应如何注意消除诱因？

治疗肝性脑病首先要寻找并去除诱因，如积极控制感染；控制消化道出血；纠正低钾低氯性碱中毒；慎用或减量应用安眠、镇静等药物，禁用吗啡及其衍生物、副醛、水合氯醛、哌替啶及速效巴比妥类；注意纠正水、电解质和酸碱平衡失调。

11. 治疗肝性脑病，如何减少肠内毒物的吸收？

（1）开始数日内限制蛋白质摄入，热量供给以碳水化合物为主，可加 3～6g 必需氨基酸，注意补充电解质和维生素。神志清楚后，可逐步增加蛋白质至 40～60g/d，植物蛋白含甲硫氨酸、芳香族氨基酸较少，含支链氨基酸较多，又能增加粪氮排泄。同时植物蛋白含非吸收纤维素，被细菌酵解产酸有利于氨的排除，且有利于通便，故比动物蛋白更有益。

（2）清除肠道内含氮物质：灌肠或导泻清除肠内积食、积血或其他含氮物质，可用生理盐水或弱酸性溶液（例如稀醋酸液，临床常用）灌肠，或口服或鼻饲 25％硫酸镁 30～60ml 导泻。

（3）降低肠道内的 pH 值，减少氨的吸收：为最重要的临床治疗方法。常用药物为乳果糖，是一种合成的双糖（β-半乳糖苷果糖），在结肠内细菌作用下产生乳酸和醋酸，使肠腔内 pH 下降，促使 NH_3转化成 NH_4^+；其次可促进乳酸杆菌生成，抑制类杆菌和其他分解蛋白和尿素的细菌；再次，其还有渗透性通便作用，减少 NH_3的生成和吸收。可口服或灌肠，一般无严重副作用，可有饱胀、腹痛、恶心、呕吐、腹泻等。乳果糖有糖浆剂和粉剂两种剂型，每日口服 30～100ml 或 30～100g，分 3 次口服，宜从小剂量开治，达到每日 2～3 次软便，粪 pH 值 5～6。乳梨醇也是一种和乳果糖类似的双糖，疗效与乳果糖相仿。此外对乳糖酶缺乏的病人可使用乳糖。

（4）调节肠道菌群：口服应用氨苄西林、甲硝唑等抑制产氨菌的生长；服用不产尿素酶的某些微生态制剂，可起到维护肠道正常菌群、减少毒素吸收的作用。

12. 治疗肝性脑病，怎样促进有毒物质的代谢清除，纠正氨基酸代谢的紊乱？

（1）降氨药物：①谷氨酸钾和谷氨酸钠，呈碱性，可与氨结合生成谷氨酰胺，经肾脏排出。谷氨酸钾、钠比例视血清钾、钠浓度和病情而定。②精氨酸，是肝脏鸟氨酸循环合成尿素过程中的中间产物，可促进尿素合成，间接参与氨的清除。该药为呈酸性，适用于血 pH 偏高的患者。剂量为 25％的盐酸精氨酸 40～80ml 加入葡萄糖液中，每日 1 次。降氨药对反复发作的门体分流性脑病的疗效较好，对重症肝炎所致的急性肝性昏迷无效。在应用过程中可引起代谢性酸中毒，中前最好先检查血气。

（2）支链氨基酸口服或静脉输注以支链氨基酸为主的氨基酸混合液，理论上可纠正氨基酸代谢的不平衡，减少大脑中假性神经递质的形成，但对门体分流性脑病的疗效尚有争议。支链氨基酸比一般食用蛋白质的致昏迷作用较小，如患者不能耐受蛋白食物，摄入足量富含支链氨基酸的混合液对恢复患者的正氮平衡是有效和安全的。

亚临床肝性脑病

1. 什么是亚临床肝性脑病?

是指常规临床精神和神经系统功能检查正常的慢性肝病患者，经定量的神经心理学测试和大脑诱发电位检测异常者。由于这一概念比较模糊，容易误导，已经被“轻微型肝性脑病”所取代。

2. 亚临床肝性脑病的发病机制可能有哪些?

目前，亚临床肝性脑病的机制尚未阐明，有关因素的研究多集中在氨、氨基酸、微量元素锌等方面。但是研究结果尚不统一。

3. 怎样诊断亚临床肝性脑病?

（1）心理测验：可分为智力测验、人格测验以及神经心理学检查。

1）韦氏成人智力量表：该表分为语言试验和操作试验两个量表，前者包括知识广度、理解力、计算力、相似性试验、数字广度试验、词汇试验；后者包括数字符号试验、图画完成试验、积木图案试验，图片排列试验，图片拼凑试验。

2）连线试验：分为A、B两种形式，前者是要求受试者将不同位置上的数字1至25按大小顺序连接起来，依其完成试验所需时间计分。后者要求受试者将不同位置的数字1至13及A至L交叉连接。连线试验是诊断亚临床肝性脑病的最基本的方法之一。

（2）反应时间测定：单一光反应时间及单一声反应时间测定；选择光反应时间及选择声反应时间测定，连续反应时间测定。共三种，以后者敏感。

（3）诱发电位测定：包括听觉、视觉以及体感诱发电位检查三种。

（4）脑电地形图检查。

4. 怎样治疗亚临床肝性脑病？

对亚临床肝性脑病的临床治疗尚处于探索阶段。应注意以下几个方面：为避免发生危险，亚肝性脑病患者患者不宜开车和从事危险机械操作。目前一般认为改善肝功能是基础治疗，也是根本的治疗措施；饮食控制方面，植物蛋白比动物蛋白和混合蛋白更易获得明显的正氮平衡，但食用单一植物蛋白会产生早饱、腹部胀气、大便次数增多等副作用而使患者不易坚持，因此推荐均衡混合蛋白饮食；此外建议对患者进行低剂量乳果糖长程疗法。

第八节　肝豆状核变性

1. 什么是肝豆状核变性？

肝豆状核变性，又称Wilson病，是常染色体隐性遗传的铜代谢障碍性疾病，铜在肝、脑、基底节、角膜及肾脏过量蓄积可导致相关症状的出现。发病年龄多在10～20岁间。肝豆状核变性可以累及肝脏、神经系统、肾脏、骨骼肌肉、血液系统以及皮肤和眼。

2. 肝豆状核变性的肝脏表现是怎样的？

肝脏组织损害与沉积在组织中的铜含量呈正相关，所以4岁以下儿童症状不明显，一般肝病症状较神经系统症状早出现半年至一年。临床表现类似暴发性肝炎，慢性活动性肝炎及肝硬化等。

3. 肝豆状核变性患者的神经系统有哪些表现?

由于铜在大脑（尤其在基底节）沉积，易出现锥体外系症状。表现为上肢震颤，精细动作困难，步态不稳，可出现精神症状。若基底节区广泛受损，可表现为流涎、口吃、言语模糊、智力减退、表情异常等，大多在出现肝脏症状数月或数年后才表现出来。根据其主要特征可分为各种亚型，按发病率高低依次为帕金森神经功能障碍型、假硬化症型、张力障碍型和舞蹈病型。

4. 肝豆状核变性患者的肾脏表现有哪些?

肾脏可由于铜沉积而肿大，可有肾性糖尿、氨基酸尿、高尿钙、高尿磷及肾小管酸中毒等。少数病人以血尿、水肿等泌尿系统症状为早期表现，1 年后出现神经系统症状。

5. 肝豆状核变性患者的骨骼肌肉有哪些表现?

骨肌型 Wilson 病的病人无明显锥体外系或肝脏受累症状，而以骨骼和肌肉为主要受累器官，表现为关节痛、关节畸形和肌无力等。

6. 肝豆状核变性患者的血液系统有哪些表现?

可表现为溶血性贫血、营养障碍性贫血等。

7. 肝豆状核变性患者的皮肤及眼部有哪些表现?

患儿全身皮肤黝黑，以双小腿伸侧明显；K－F 环是本病的特殊表现，常出现在神经系统症状或肝硬化之前。该环位于角膜周围缘的膜后弹力层，呈棕色或绿色，或金黄色，宽度达 2mm。需裂隙灯检查较较为准确，此环与铜和钢结合蛋白沉着有关。

8. 怎样诊断肝豆状核变性?

根据 Sternlieb 标准，具备以下其中 2 项者可考虑诊断：①神经系统的症状和体征。②具有肝损害的症状和临床表现。③眼裂隙灯下查角膜 K－F 环阳性。④血清铜蓝蛋白降低或铜氧化酶活性降低。

9. 怎样对肝豆状核变性患者进行药物治疗?

药物治疗目的是阻止或减少铜在组织内蓄积，主要应用排铜药物排除体内过量的铜，避免铜继续沉积，恢复和维持组织的正常功能。

锌制剂为治疗肝豆状核变性的一线药物，是轻度肝豆状核变性患者的起始和首选药；D－青霉胺为传统驱铜金属络合物，为重症肝豆状核变性的首选药，具有尿排铜量较高的优点，但早期可发生消化道症状和过敏反应，少数可引起白细胞和血小板的减少、溶血性贫血等；此外还可应用驱铜作用迅速，副作用较少的二巯基丁二酸钠及二巯基丁二酸胶囊；二巯基丙磺酸钠是新型有机驱铜药，其疗效和青霉胺相当，副反应少，可肌注或静脉给药。对不能耐受青霉胺治疗的患者可应用三乙烯四甲胺；还原性谷胱甘肽为巯基络合剂，与体内铜络合，促进铜的排泄，参与体内铜蓝蛋白的合成，使血清游离铜浓度降低，使沉积于脑基底节、肝、肾部位的铜向血清中释放，结合态的铜经肝脏代谢，由毛细血管-胆道-十二指肠从大便排出，达到排铜目的。另外，还可保护肝脏，防止肝细胞变性，坏死。

除西药外，中药类主要有肝豆汤（片），由大黄、黄连、姜黄、金钱草、泽泻、三七等组成。能促进胆汁及尿、粪中铜的排泄，安全有效，可长期应用。

10. 怎样对肝豆状核变性患者进行饮食治疗?

减少铜摄入，促进铜排除是饮食治疗的目的。不用铜制炊具；避免食用含铜高的食物，如动物内脏、贝壳类、坚果、菌类、巧克力等，多食用低铜食物，如精白米、面、瘦猪肉、瘦鸡鸭肉、土豆、桔子、苹果及牛奶等；高蛋白饮食中的蛋白质能构建组织、修复细胞，保护肝脏功能，降低脂肪摄入量，低脂性食物能增加尿铜排出。高糖类饮食能保护肝脏并促进铜的排出。

11. 肝豆状核变性还有哪些治疗?

(1) 针对不同的障碍进行合理有效的功能康复治疗，可以提高患者的生活质量。

(2) 肝移植治疗。

第九节 肝脓肿

1. 细菌性肝脓肿的感染途径有哪些?

(1) 胆道系统：胆系感染伴胆道狭窄、梗阻（结石、蛔虫、肿瘤)，细菌可沿胆管上行，导致肝胆的化脓性感染而形成肝脓肿。急性梗阻性化脓性胆管炎是重要病因。

(2) 肝动脉：体内任何部位的化脓性病变，如骨髓炎、中耳炎、痈等，特别在发生脓毒血症时，细菌可经肝动脉进入肝脏。

(3) 门静脉：已较少见，如痔核感染、坏疽性阑尾炎、菌痢等疾病，引起门静脉属支的血栓性静脉炎，脓毒栓子脱落进入肝内，即可引起脓肿。

(4) 肝外伤：特别是肝的贯通伤或闭合伤后肝内血肿的感染而形成脓肿。

(5) 肝脏邻近脏器的化脓灶：如胆囊炎、膈下脓肿以及胃、十二指肠、横结肠、胰腺等处的脓肿穿孔，细菌可直接侵入肝脏。

2. 引起细菌性肝脓肿的致病菌有哪些? 有何临床特点?

(1) 多菌种混合感染多于单一菌种感染。

(2) 经胆道和门静脉感染的多为大肠杆菌等革兰阴性菌和厌氧性链球菌。

(3) 经肝动脉侵入的多为革兰阳性球菌，特别是金黄色葡萄球菌。

(4) 在创伤后和免疫抑制状态的患者致病菌以链球菌和葡萄球菌多见。

(5) 克雷白杆菌、变形杆菌和绿脓杆菌是长期住院和使用抗生素治疗的患者发生肝脓肿的重要致病菌。

（6）厌氧菌感染多见，约占所有病例的40%。

3. 细菌性肝脓肿有哪些临床表现？

细菌性肝脓肿多为继发病变，其临床表现受原发疾病的影响，多系在原发病病程中骤起寒战、高热，肝区或右上腹痛并伴有厌食、乏力和体重减轻等症状，中毒性休克多见于革兰阴性菌感染，毒血症严重者尚可引起中毒性心肌炎和肝、肾损害。多发性肝脓肿症状最重，单发性者症状较为隐匿。查体有时可见右季肋区呈饱满状态，有时甚至可见局限性隆起，右下胸及肝区叩击痛，肋间有压痛及皮肤可出现凹陷性水肿；肝脏常肿大，有明显触痛，严重时，由于肝脏的广泛性损害可出现黄疸和腹水。

4. 细菌性肝脓肿有哪些并发症？

右肝脓肿穿破可形成膈下脓肿，进而可发生脓胸、肺脓肿或肝-支气管瘘，若同时穿破胆管并咯出胆汁样物，称为胆-支气管瘘。病变侵及脓腔内或胆道血管可分别导致脓腔大出血或胆道出血。少数穿破至十二指肠或结肠而形成内瘘。并发脓毒血症或穿破至腹腔引起腹膜炎病情严重，常为本病的主要死因。

5. 细菌性肝脓肿的CT表现有何特点？

根据病理变化，可将肝脓肿的CT表现分为不同类型：圆形或类圆形低密度区，边缘清楚或具有薄层包膜，增强后可见包膜强化或低密度区外肝实质内环状强化。多房性病变呈蜂窝状改变的低密度区，增强后边缘或其中的分隔明显强化。病变发展过程中出现分隔征象是破坏后增生反应的结果。多数细小脓肿互相聚集可呈簇状或花瓣状形态，有诊断意义。边缘不规则，分界不清，密度不均匀的肿块，可伴不同程度的增强表现，但当无明确的包膜和环状边缘增强时，易误诊为原发性肝癌。

6. 细菌性肝脓肿的超声检查有何特点？

肝脓肿初期，声像图上可见病变区呈分布不均匀的低到中等回声，与周围组织间有一个不规则较模糊的边界，此时易与肝癌相混淆。随病情进展，脓肿区坏死、液化，超声下可见蜂窝状结构，其间出现无回声液化暗区，并可见较厚的脓腔壁的回声增强带，厚3～5mm，内侧壁不光滑，外侧壁因炎症反应致回声稍增强。液性暗区内见大小不等的点、片状或絮状回声，系坏死组织和脓性渗出物的有形成分。

7. 阿米巴肝脓肿的发病机制是什么?

溶组织阿米巴以小滋养体的形态生活于盲肠和结肠的肠腔内，亦称肠腔型阿米巴，通常不致病，当出现宿主抵抗力下降时，肠内阿米巴滋养体侵袭血管，经门静脉系抵肝，大多数原虫被消灭，存活的则可引起小静脉及其周围组织炎症，因肝小静脉栓塞及原虫的溶组织作用，使肝实质发生虫蚀样坏死区，液化后形成脓肿。

8. 阿米巴肝脓肿有哪些临床表现?

本病的临床表现视脓肿大小、部位、病程长短，以及有无并发症而异，典型病例多以发热、肝区痛起病，发热呈弛张热或不规则热型，热退时有盗汗，右叶肝脓肿有右上腹痛、右季肋部压痛和叩击痛，病变近胸腹壁时出现肋间压痛及局部明显隆起伴压痕样水肿。肝肿大程度不一，多数质中并有触痛，病变向上扩展，引起放射性右肩痛，左叶肝脓肿疼痛位于中上腹，伴有肝左叶肿大。

9. 阿米巴肝脓肿有何并发症?

（1）继发细菌感染：致病菌以金黄色葡萄球菌和大肠杆菌常见，继发感染后脓液呈灰黄色或乳白色，有臭味。可以出现脓毒血症。

（2）穿破：穿破至肺引起肺炎和肺脓肿，穿破至支气管引起肝-支气管瘘，穿破至胸膜腔引起脓胸，穿破至心包引起化脓性心包炎，穿破至胃可引起呕血，右叶下面脓肿与结肠肝曲粘连而穿破入结肠引起内瘘。穿破至腹腔可引起弥漫性腹膜炎，穿破入胆道引起胆绞痛及胆道出血，穿破至胸腹壁可引起局部脓肿，有皮肤窦道与肝脓腔相连，穿破至下腔静脉引起血栓性静脉炎、Budd－Chiari

综合征和原虫血源性播散。

（3）原虫血源性播散：为该症最严重并发症，常引起死亡。

10. 如何鉴别阿米巴肝脓肿和细菌性肝脓肿（表6－5）

表6－5　细菌性肝脓肿与阿米巴性肝脓肿的鉴别诊断

	细菌性肝脓肿	阿米巴性肝脓肿
病史	继发于胆道感染或其他化脓性疾病	继发于阿米巴痢疾后
病程	病情急骤，全身脓毒血症状明显	起病较缓，病程较长，症状较轻
血液化验	白细胞计数增加，血培养可阳性	白细胞计数可增加，血培养阴性
粪便检查	无特殊发现	部分病人可找到阿米巴滋养体
脓肿穿刺液	多为黄白色脓液，涂片和培养可发现细菌	棕褐色脓液，可找到阿米巴滋养体
诊断性治疗	抗阿米巴药物治疗无效	抗阿米巴药物治疗有好转

11. 细菌性肝脓肿治疗方法有哪些？

细菌性肝脓肿是一种严重的疾病，必须早期诊断、早期治疗。

（1）全身支持疗法：给予充分营养，纠正水和电解质及酸碱平衡失调，必要时多次小量输血和血浆以增强机体抵抗力。

（2）抗生素治疗：应使用大剂量抗生素。由于肝脓肿的致病菌以大肠杆菌和金黄色葡萄球菌最为常见，在未确定病原菌之前，可首选对此两种细菌有效的抗生素，然后根据细菌培养和抗生素敏感试验结果选用有效的抗生素。

（3）B超引导下经皮肝穿刺抽脓或进行置管引流术。

（4）手术治疗：①经非手术疗法脓液引流不畅者；②需手术处理的原发病变者（如胆源性肝脓肿）；③慢性脓肿因其壁厚经非手术疗法难以奏效者；④脓肿穿破至胸腹腔或胆道，应立即手术治疗者。

12. 阿米巴肝脓肿的治疗方法有哪些?

(1) 药物治疗：首选甲硝唑或替硝唑，高效、安全，对于肠内、外阿米巴感染均有效，兼有抗厌氧菌作用。以甲硝唑为例治疗方案为 0.6g，每天 3 次，20～30 天为一疗程，大部分症状控制满意，若症状缓解不满意，可以再用一个疗程。

(2) 穿刺抽脓：经药物治疗 3～7 天，临床征象无改善，且超声显示有明确脓腔积脓时，或脓肿局部疼痛及压痛明显，肝局部隆起显著，有穿破危险者亦应及时引流。

(3) 手术治疗：以下情况需手术引流：①脓肿位置较深（距离体表超过 8cm)；②合并细菌感染，脓液不易吸出者；③多发性脓肿穿刺引流困难或失败者；④左叶肝脓肿易向心包穿刺，穿刺易污染腹腔，应尽早引流。此外，肝脓肿穿破至腹腔引起弥漫性腹膜炎时需紧急手术。

(4) 控制继发细菌感染：脓液细菌培养阳性率近 20%，当患者出现毒血症表现，单用抗阿米巴药物临床症状无改善，此时应给予广谱抗生素治疗。

13. 阿米巴肝脓肿的治愈标准是什么?

经合理治疗后，脓腔多数在 1～3 个月内逐步愈合，愈合时间偶尔可长达一年。故判断疗效主要根据临床表现，如体温正常、肝脏肿痛及压痛消失，血象、血沉等恢复正常，可认为“临床治愈”，给患者治疗 2～3 周后如“临床治愈”，即使脓腔仍存在，也可让患者出院休息，1 个月后复查，必要时再给予一个疗程甲硝唑治疗，这些患者一般在出院后 1～3 个月脓肿消失，鲜有复发者。

第十节 药物性肝病

1. 何谓药物性肝病 (drug induced liver disease)?

肝脏是体内药物代谢的主要场所，由于药物在其代谢过程中可形成数量和毒性程度不同的中间产物，因而，几乎每一种药物在体内均有可能造成肝脏的损害。由药物或其代谢产物引起的肝脏损害称为药物性肝病。

2. 引起药物性肝病的常见药物有哪些?

(1) 抗生素类：占药物性肝病的24%～26%。能造成肝损害的抗菌药物较多，如大环类酯类、磺胺类、氟喹诺酮类以及呋喃妥因等其他类抗菌药。其中，以大环类酯类和磺胺类临床上最为多见。

(2) 解热镇痛剂类：解热镇痛剂类药物引起的肝损害约占11.1%，如水杨酸盐类、醋酸酮、吲哚美辛等。其中，以对乙酰氨基酚较常见。

(3) 抗结核药类：临床上8%～13%的药物性肝病由抗结核药引起。

(4) 神经系统疾病治疗药物：占药物性肝病的9%～11%。其中，以氯丙嗪、卡马西平等较常见。

(5) 消化系统疾病治疗药物：消化系统疾病治疗药物引起的肝损害约占5%～6%。临床上多表现为轻度的胆汁淤积。

(6) 麻醉药：有6%～11%的药物性肝病由麻醉药物引起。

(7) 激素类药及其他：激素类药物引起的肝损害约占药物性肝病的3%，以口服避孕药、雌激素和雄激素最为多见。

(8) 化疗药物：绝大部分化疗药物对肝脏都有毒害作用。

(9) 中药：中药一向被人们认为毒副作用少，然而随着中草药及中成药的广泛应用，一些中药的毒副作用时有发生。据不完全统计，可造成中毒的单味药达百余种，而能引起肝损害的中药也逐渐被发现，约占肝损害的8.3%。

3. 药物性肝损害的发病机制是什么?

(1) 药物对肝细胞的直接损害：药物可使肝血流量下降，解毒功能减退，药物清除率下降，造成药物蓄积。毒性大的药物能直接破坏整个肝细胞造成肝细胞坏死，如四氯化碳；毒性小的间接毒物，如氯丙嗪可选择性损害胆汁排泌系统。此外，药物可损伤肝细胞线粒体，破坏脂肪酸氧化和能量生成。

（2）免疫过敏损害：药物作为一种半抗原，可与肝内的载体蛋白发生作用而引起药物过敏造成肝细胞损害。一部分人对特定的药物可产生超敏反应，如有人即使使用少量的氯丙嗪就可能产生严重的肝损害。

（3）药物中间代谢产物对肝脏的间接损害：有些药物性肝损害与药物转化过程中产生的有毒代谢物质有关，如异烟肼乙酰化后可形成异烟酸乙酰肼，与肝细胞内大分子结合后变为毒性物质而引起肝细胞坏死。

（4）药物对肝脏内其他细胞的损害：药物除损害肝细胞外，也可损害肝脏内其他细胞如巨噬细胞、储脂细胞等。

（5）自身免疫性损害：药物性肝炎较多见于女性，尤其更年期前后的女性更为多见。而且，部分患者血清学中可出现抗核抗体、抗平滑肌抗体和抗线粒体抗体，这一现象提示部分药物性肝炎可能有自身免疫机制参与。

4. 临床上药物性肝病的促发因素有哪些?

药物性肝病的发生是多因素的，除药物本身毒性、药物的剂量外，患者的年龄、性别、免疫状态、对药物的敏感性及所患疾病情况，药物联合应用情况，原有肝病等都可能起到一定的促进作用。研究提示，联合用药的患者更容易发生药物性肝病，可能与联合应用的药物之间存在相互作用有关。药物相互作用可以通过诱导或抑制肝内细胞色素 P450 系统，或通过影响药物的蛋白结合率、药物从肾脏和胆道排泄、药物在体内的再分布等因素起作用。

5. 药物性肝病有哪些病理类型?

（1）急性肝炎：病理特点主要表现为肝小叶及门管区内出现炎性细胞浸润而没有纤维化。可伴有肝细胞变性、坏死，胆汁淤积，或两者兼存。肝细胞损害是药物性肝病的主要表现，以小叶中央区为主。

（2）肝内胆汁淤积：肝细胞分泌胆汁功能受到药物及其代谢产物的破坏，不能将胆汁排出细胞，或由于胆小管内胆汁流速减慢以及免疫反应引起小叶间胆管进行性的破坏和减少，胆汁在肝内聚集即出现肝内淤胆。

(3) 混合型：以肝实质损害为主伴轻度胆汁淤积，可伴有发热、皮疹、淋巴结肿大等肝外表现。其机制可能是因机体对药物过敏，诱导免疫反应所致。

(4) 慢性肝炎、肝硬化：引起慢性肝炎的药物已证实有双醋酚汀、呋喃妥因、异烟肼、丙硫氧嘧啶、磺胺等。组织学变化与慢性病毒性肝炎相同。慢性肝炎进展为肝硬化时，表现为肝小叶结构破坏，广泛结节状增生。

(5) 脂肪肝：主要表现为肝细胞内充满甘油三酯，或脂肪小滴分散在整个细胞浆中。以四环素和丙戊酸钠最常见。

(6) 其他：药物性肝病还可造成以下少见的肝脏损害：①肝血管病变：门静脉硬化、窦周纤维化、肝窦扩张和紫癜性肝炎、肝静脉和门静脉阻塞、Budd－Chiari 综合征；②硬化性胆管炎；③肝肿瘤：肝细胞腺瘤、肝细胞癌、血管肉瘤等（口服避孕药、性激素）。

6. 药物性肝病有哪些临床表现?

根据临床特征可以分为急性和慢性两类。急性肝细胞损害中，急性药物性肝炎最为多见，以肝细胞坏死为主时，临床表现酷似急性病毒性肝炎，常有发热、乏力、纳差、黄疸和血清转氨酶升高，轻重不一，可为正常高值的 2～30 倍。碱性磷酸酶（ALP）和白蛋白受影响较小，高胆红素血症和凝血酶原时间延长与肝损严重度相关。病情较轻者，停药后短期能恢复（数周至数月），重者可发生肝衰竭，出现进行性黄疸、出血倾向和肝性脑病。以过敏反应为主的急性药物性肝病，常有发热、皮疹、黄疸、淋巴结肿大，伴血清转氨酶、胆红素和 ALP 中度升高，药物接触史常较短，多在 4 周以内。

药物引起的慢性肝炎与慢性病毒性肝炎的临床表现及生化检查相似。以胆汁淤积为主的药物性肝病，其临床与实验室表现与肝内胆汁淤积、肝外胆道梗阻、急性胆管炎相似，可有发热、黄疸、上腹痛、瘙痒、右上腹压痛及肝肿大，血清转氨酶轻度升高、ALP 升高，结合胆红素明显升高，GGT 及胆固醇升高。一般于停药后 3 个月～3 年恢复。偶有不可逆性胆管损害，最后发展为肝硬变。

7. 如何确立药物性肝病的诊断？

药物性肝病的诊断可根据用药史、临床表现、实验室检查、肝组织活检等作出综合判断。对于怀疑药物性肝病患者要详细询问发病前3个月内使用的药物，包括剂量、用药途径、开始和停止用药的时间。同时，还应询问药物或化学物质接触史。有无药物过敏史或过敏性疾病史。除用药史外，注意有无发热、皮肤黏膜损害、皮疹、关节痛和嗜酸性粒细胞增多等过敏表现。皮疹和嗜酸性粒细胞增多对药物性肝病的诊断十分重要。此外还要注意原发病是否有可能累及肝脏；既往有无肝病史，有无病毒性肝炎和其他原因肝病的证据。早期肝组织活检有助于鉴别病变类型和了解肝损伤程度。若肝活检见有门脉区炎症，伴大量嗜酸性粒细胞浸润及胆汁淤积时，有利于药物性肝炎的诊断。

8. 如何治疗药物性肝病？

（1）早期诊断和立即停用已知或可疑的肝损药物为治疗的关键。

（2）病情较重的药物性肝病，需要卧床休息，加强营养，给予高蛋白、高糖、丰富维生素及低脂肪饮食。高蛋白饮食可补充蛋白酶合成所需蛋白，高糖饮食可以减少一些药物的肝毒性，维生素可影响肝脏各种酶活性。

（3）特殊药物引起的肝损害可用相应的解毒药物，如异烟肼引起的肝炎可静脉给予较大剂量的维生素 B_6。过量对乙酰氨基酚引起的肝损伤，可给予N-乙酰半胱氨酸。还原型谷胱甘肽有利于药物的生物转化。该药参与三羧酸循环，促进能量代谢，具有解毒、保护肝脏等作用。

（4）对药物过敏性肝病，可试用抗组织胺药。

（5）黄疸较深、病情严重者，可用糖皮质激素治疗，待病情减轻后逐渐减量。淤胆者可用消胆胺、腺苷蛋氨酸。中药茵栀黄等其他退黄药物均有一定的疗效。

（6）重症患者应按重型肝炎处理，加强支持治疗，静脉补充血浆或人体白蛋白。必要时可应用人工肝支持系统进行治疗。如有出血、肝昏迷应按出血、肝昏迷处理。

(7) 肝衰竭或肝硬化时，应考虑作肝移植。

9. 如何预防药物性肝病的发生？

(1) 每个患者在药物治疗期间，特别是新药治疗时，要注意监视各种不良反应，定期测定血象、尿液、胆红素、转氨酶和碱性磷酸酶。对有饮酒史的患者特别注意。

(2) 对以往有药物过敏史或过敏体质的患者，用药时应特别注意。

(3) 对肝、肾病患者，新生儿和营养障碍者，药物的使用和剂量应慎重考虑。

(4) 一旦出现肝功能异常或黄疸，立即终止药物治疗。

(5) 对有药物性肝损害病史的患者，应避免再度给予相同或化学结构相类似的药物。

第十一节　自身免疫性肝炎

1. 什么是自身免疫性肝炎（autoimmune hepatitis，AIH）？

自身免疫性肝炎（AIH）是肝脏炎性疾病的一种，具有以下特点：虽有转氨酶升高，但无活动性病毒感染的标志，无过度饮酒及服用肝损害药物史，无胆系病变及肉芽肿等表现，血清中存在高球蛋白血症（血清中球蛋白或IgG水平在正常上限的1.5倍以上）及血清自身抗体阳性（如ANA、SMA 、LKM_1、SLA、聚合肌动蛋白抗体）。病理检查示门脉周围有碎片样坏死伴或不伴小叶性肝炎。

2. 自身免疫性肝炎的临床分型及各自的特点是什么？

基于血清免疫学发现，自身免疫性肝炎在临床上分为三型，见表6-6。

表 6-6 自身免疫性肝炎的分型及其特点

特征	Ⅰ型	Ⅱ型	Ⅲ型
自身抗体	ANA，SMA	抗 LKM-1	抗可溶性肝抗原抗体，肝胰抗体
年龄（岁）	10～20 45～70	2～14 （成人 4%）	30～50
女性（%）	70	89	90
免疫性疾病（%）	17	34	58
高 γ-球蛋白血症	+++	+	++
低血清 IgA	−	+	−
对类固醇的反应	+++	++	+++
发展为肝硬化（%）	45	82	75

3. 自身免疫性肝炎的病因是什么？

病因不明，可能与遗传、免疫及病毒感染有关：①关于遗传易感性，众多研究表明，AIH 的发生与基因决定的素质有关。②AIH可能继发于病毒感染，如麻疹病毒，AIH 患者外周血单个核细胞中可检测到抗麻疹病毒抗体；有证据提示 EB 病毒可诱发 AIH。③免疫因素：血清中存在高球蛋白血症（血清中球蛋白或 IgG 水平在正常上限的 1.5 倍以上）及血清自身抗体阳性。

4. 自身免疫性肝炎的病理特点有哪些？

AIH 的组织学特点：门脉区单核细胞浸润，周围有坏死，炎症可向肝小叶及周边延伸，将肝细胞分割成花环样结构。肝细胞水肿变性、气球样变，肝细胞之间有成堆圆形细胞，病变在小叶及小叶间有明显差异。病变无毛细胆管炎是该病的重要特点。除最轻型以外，几乎所有 AIH 患者有肝纤维化，随病情发展，尤其缺乏治疗后，门脉区与中央区出现连接，导致肝小叶扭曲，虽坏死减少，但汇管区瘢痕形成，结缔组织间隔致密，最终导致肝硬化。

5. 自身免疫性肝炎的临床表现有哪些？

女性多发，发病高峰年龄为 18～29 岁及 40～60 岁。临床表现差异性大，从无症状到隐匿性发作或急性发作。患者常主诉乏力、纳差、腹胀、肝区痛等，部分可有发热、黄疸。急性发作较少见。肝外表现有关节病变，表现为游走性关节炎，多累及大关节，有关节疼痛、僵直等。皮肤可有紫纹、变态反应性血管炎等。肾脏改变可有蛋白尿和肌酐清除率下降等。肺部可见短暂的浸润性改变。可伴甲状腺疾病，如甲状腺炎、Graves 病等。另外可有 SLE、皮肌炎等。伴随症状的出现考虑与致敏毒性淋巴细胞对伴随病变器官的交叉反应所致。

6. 何谓自身抗体阴性的 AIH？

具有 AIH 特征，但无自身抗体的患者被归为“自身抗体阴性的 AIH”。这些患者难以通过年龄、性别、AST 水平、丙种球蛋白浓度、HLA 状态和组织学特征以及对激素治疗的反应与 I 型 AIH 区别。与慢性病毒性肝炎相比，这类患者的实验室检查有更多的异常指标。由于自身抗体的血浆浓度可呈同期性波动，从而使一些 AIH 患者的血浆免疫学检测结果暂时呈阴性反应。因此，新的免疫学检测方法和常规自身抗体的系列检查可保证更多的 AIH 患者获得及时诊断。

7. 国际自身免疫性肝炎小组的 AIH 的诊断标准是什么？

由国际自身免疫性肝炎小组（IAHG）提供的 AIH 临床诊断标准，见表 6－7、表 6－8。

表 6-7　国际自身免疫性肝炎小组（IAHG）提供的 AIH 临床诊断标准

诊断的 AIH	可能的 AIH
血浆 α_1-抗胰蛋白酶抗体，铜和铜蓝蛋白水平正常，IgM anti-HAV，HBsAg，IgM anti-HBc 和 anti-HCV 均为血浆阴性反应	血浆铜和铜蓝蛋白水平异常，但可排除 Wilson's 病 anti-HCV 可阳性，但无活动性感染
巨细胞病毒和 EB 病毒阴性	相同要求
无胃肠外血液接触史	相同要求
男性酒精摄入量<35g/d	男性酒精摄入量<50g/d
女性<25g/d	女性< 40g/d
最近无肝毒性药物使用史	最近有药物使用史，但停药后出现活动性疾病
血清转氨酶异常，且超过碱性磷酸酶的升高	相同要求
球蛋白、IgG 或总球蛋白水平大于正常的 1.5 倍	轻度升高
SMA、ANA 或 anti-LKM1 在成人>1∶80	成人>1∶40；
儿童>1∶20	儿童> 1∶10 如果有其他肝脏自身抗体出现。血清学阴性也可接受
肝活检为中到重度点片状坏死，伴或不伴有小叶性肝炎或门静脉周围的桥样坏死	相同要求
无胆管损害、肉芽肿、铜沉积，或其他提示不同诊断的特征	相同要求

表 6-8 IAHG 提供的 AIH 量化论断标准为

性别为女性	+2	饮酒量：<25 g/d	+2
正常值以上的 AKP/AST		>60 g/d	−2
≥3	−2	本人或亲属伴自身免疫性疾病	+2
<3	+2	组织学检查	
正常值以上的 γ-球蛋白或 IgG		肝小叶性肝炎和桥样坏死	+3
>2.0	+3	桥样坏死	+2
1.5～2.0	+2	玫瑰样坏死	+1
1.0～1.5	+2	显著的浆细胞浸润	+1
<1.0	0	胆管病变	−1
ANA、SMA 或 anti−LKM1		其他提示来同病因的变化	−3
>1∶80	+3	HLA 表型 B8-DR3 或 DR4	+1
1∶80	+2	对治疗的反应	
1∶40	+1	完全有效	+2
<1∶40	0	部分有效	0
抗线粒体抗体阳性	−2	治疗失败	0
病毒标志		无反应	−2
IgM anti-HAV 或 HBsAg		复发	+3
HCV-RNA			
所有阴性	+3	诊断总计评分	
用药史有	−2	治疗前 确诊	>15
无	+1	可能	10～15
输血史有	−2	治疗后 确诊	>17
无	+1	可能	12～17

8. 自身免疫性肝炎的治疗指征是什么？

表 6-9　自身免疫性肝炎的治疗指征

指征	绝对	相对	无
临床症状	丧失生活能力的症状，病情不断进展	无症状或症状轻微	无症状或实验室检查仅轻微异常，对泼尼松龙或硫唑嘌呤不耐受
实验室检查	AST≥正常值10倍或≥正常值5倍伴γ球蛋白≥正常值2倍	AST≥正常值的3～9倍或AST≥正常值5倍伴γ球蛋白＜正常值2倍	AST＜正常值的3倍重度血细胞减少
肝组织学变化	桥形坏死或多小叶坏死	汇管周围炎	非活动性肝硬化汇管区肝炎失代偿性肝硬化伴静脉曲张破裂出血

9. 如何治疗自身免疫性肝炎？

（1）免疫抑制剂：激素是治疗AIH的首选药物，一般与硫唑嘌呤合用，此时可减少激素用量。治疗期间应监测肝功能、药物副作用等，半年到1年左右作一次肝穿，若ALT降至正常2倍以内，炎症坏死类似慢性肝炎的表现表明治疗有效。此时50%的患者可以停用激素，而有复发迹象的应考虑重新治疗。尽管很多患者早期治疗可能有反应，但远期疗效不容乐观，有9%左右的患者无反应、13%因药物毒性而停药、70%在3年内复发、10年内40%进展为肝硬化，激素效果不佳还可以选择应用其他药物：如环孢素A（CSA）、FK506和抗CD4细胞单克隆抗体、环磷酰胺。这些药物往往副作用较大。

（2）熊去氧胆酸：该药早期被用于治疗慢性肝炎。现在许多临床试验证实在免疫抑制治疗的基础上联合使用熊去氧胆酸来治疗自身免疫性肝炎取得很好效果，同时停止免疫抑制剂后继续应用熊去氧胆酸还可防止病情复发。

（3）肝移植：多数AIH患者对免疫抑制治疗反应较好，但有

20%无效，已获得缓解的患者在撤除免疫抑制剂后复发率高达87%，最终进展为肝硬化。出现肝功能失代偿时，原位肝移植是最好的治疗方法，随着FK506等新型免疫抑制剂的应用，使移植成功率逐年增高。

第十二节　非酒精性脂肪肝

1. 何谓非酒精性脂肪性肝病？

非酒精性脂肪性肝病（non alcoholic fatty liver disease，NAFLD）是指病变主要在肝小叶，以肝细胞脂肪变性和脂肪蓄积为病理特征，但无过量饮酒史的临床病理综合征。部分病人可发展至肝纤维化、肝硬化。

2. 非酒精性脂肪性肝病常见病因有哪些？

肥胖、糖尿病、高脂血症（高甘油三酯）是非酒精性脂肪肝的常见原因。中度肥胖者（超过标准体重10%以上）75%有非酒精性脂肪肝。脂肪肝的发生与Ⅱ型糖尿病（胰岛素抵抗）有关。高胆固醇和高甘油三酯血症均是脂肪肝的危险因素，与高甘油三酯血症关系更为密切。另外，营养不良、长期静脉内营养、药物毒物亦是少部分病人的原因。

3. 非酒精性脂肪性肝病的发生机理是什么？

目前认为NAFLD的发病机制是由Day提出的二次打击学说：初次打击主要是胰岛素抵抗。胰岛素抵抗使外周脂解增加、高胰岛素血症，引起肝细胞脂肪储积和肝细胞对损害因子敏感性增高。二次打击主要是氧应激反应，活性氧的增加进一步导致了脂质过氧化及其他损害，从而引起炎症和纤维化。

4. 脂肪肝病人应做哪些检查？

（1）询问饮酒（酒精克数）、肝病、糖尿病、药物服用史。

（2）家族中脂肪肝、高血脂、心脑血管疾病史。

（3）身高、体重、腰围、臀围，计算腰围/臀围及腰围/身高。

（4）乙肝五项、HCV-RNA、抗 HCV。

（5）肝功能、血脂、空腹血糖及胰岛素。

（6）超声，动员病人行肝穿刺检查。

（7）三个月后复查上述指标。

5. 非酒精性脂肪性肝病的临床诊断标准是什么？

（1）无饮酒史或饮酒折含乙醇量男性每周＜140g，女性每周＜70g。

（2）除外病毒性肝炎，药物性肝病，全胃肠外营养，肝豆状核变性等可导致脂肪肝的特定疾病。

（3）除原发病临床表现外，可有乏力、消化不良、肝区隐痛、肝脾肿大等非特异性状及体征。

（4）可有体重超重和（或）内脏性肥胖、空腹血糖增高、血脂紊乱、高血压等代谢综合征相关组分。

（5）血清转氨酶和 γ-谷氨酰转肽酶水平可有轻至中度增高（小于 5 倍正常值上限），通常以 ALT 增高为主。

（6）肝脏影像学表现符合弥漫性脂肪肝的影像学诊断标准。

（7）肝活动组织检查组织学改变符合脂肪性肝病的病理学诊断标准。

1～5 项，或 6 或 7 项可诊断。

6. 非酒精性脂肪性肝病如何分期？

根据病理改变，分为单纯性非酒精性脂肪性、非酒精性脂肪性肝炎、非酒精性脂肪性肝硬化三个阶段。

7. 何谓单纯性脂肪肝？

（1）具备临床诊断标准 1～3 项。

（2）肝生物化学检查基本正常。

（3）影像学表现符合脂肪肝诊断标准。

（4）肝组织学表现符合单纯性脂肪肝诊断标准。

1～2 项，或 3 或 4 项可诊断。

8. 何谓脂肪性肝炎（NASH)？

（1）具备临床诊断标准1～3项。

（2）存在代谢综合征或不明原因性血清ALT水平升高持续4周以上。

（3）影像学表现符合弥漫性脂肪肝诊断标准。

（4）肝脏组织学表现符合脂肪性肝炎诊断标准。

1～3项，或1和4项可诊断。

9. 何谓NASH相关肝硬化？

（1）具备临床诊断标准1～3项。

（2）有多元代谢紊乱和（或）脂肪肝病史。

（3）影像学表现符合肝硬化诊断标准。

（4）肝组织学表现符合肝硬化诊断标准，包括NASH合并肝硬化，脂肪性肝硬化以及隐源性肝硬化。

1～2项，3或4项符合诊断标准。

10. 超声如何对脂肪肝分度？

（1）轻度：光点密集，回声高于肾脏，可有远场回声轻度衰减，血管结构清晰。

（2）中度：轻度＋远场回声明显衰减，血管结构不清晰。

（3）重度：前场回声显著增强，远场回声显著衰减，血管结构不能辨认，远场肝包膜不清晰。

有时血管与远场衰减不同步，一项即可诊断。

11. 脂肪肝病人的治疗原则是什么？

（1）去除病因、诱因，控制原发病。

（2）调整饮食方案，纠正营养失衡。

（3）体育锻炼（有氧运动)，控制体重。

（4）维持正常血脂、血糖。

（5）纠正不良行为。

（6）必要时辅以保肝、降脂、抗纤维化药物。

12. 单纯脂肪肝病人何种情况下需加用药物治疗？

经控制体重、运动等治疗 3 个月以上，转氨酶仍高于正常 1.5 倍，加用保肝药物。如 TG＞2.26mmol/L 或 TC＞6.46 mmol/L 或 LDL＞4.13mmol/L 加用降脂药物。使用降脂药物的过程中，注意药物性肝损伤，最好与保肝药物同用。

第十三节　酒精性肝病

1. 什么是酒精性肝病？

酒精性肝病（alcoholic liver disease，ALD）是由于长期大量饮酒导致的中毒性肝损伤，最初为肝细胞脂肪变性，进而发展为酒精性肝炎、最终导致酒精性肝硬化。在严重酗酒时可诱发广泛的肝细胞坏死甚至肝衰竭。临床上这三种病变可单独存在，也可交叉重叠，表现为两种或两种以上的病变并存。近年来随着我国经济水平的发展，酒精的消耗量增加，酒精性肝病明显增多。

2. 酒精性肝病的发生与哪些因素有关？

酒精性肝病的致病因素是单一的，即长期大量的酒精摄入，但其病理过程十分复杂。流行病学的研究表明，个人的饮酒量必须达到一定的阈值才会出现酒精性肝损伤。

（1）每日饮酒量与累计饮酒时间：饮酒量的换算大体为：酒精克＝饮酒数量（ml）×酒精度数×0.79，一般情况下平均每日饮酒精量 80 克连续 10 年，即可导致酒精性肝病。女性的阈值为上述量的 2/3。酒精的摄入的安全量尚有争议，英国皇家医学院推荐量为：男性＜210 克/周，女性＜140 克/周。除了饮酒量与持续时间外还有其他因素的影响，但是可以肯定地说随着饮酒时间的延长发生酒精性肝病的几率越高。

（2）性别：女性对酒精较男性敏感，更易受到损害，其原因可能是女性胃内乙醇脱氢酶含量较男性低，乙醇清除率低；另外雌激素也影响酒精的代谢。

（3）遗传因素：对嗜酒和酒精性肝病的易感性与遗传有关，HLA 表型与酒精代谢的个体差异有一定关系，换句话说对酒精的耐受性每个人都不同。对酒精的易感性可能不是单一基因所决定的。

（4）营养：社会经济水平低下、营养不良的病人易导致酒精毒性的损害，在营养充足的情况下，可提高机体在一定范围内对酒精的耐受程度。另外近年内发现营养过剩和体重超重也是本病的危险因素，例如维生素 A 过剩可增加乙醇对肝细胞的毒性。

（5）饮酒方式：空腹饮酒及短时间内大量饮酒对肝细胞损害更大。

（6）病毒感染：当酒精性肝病患者合并 HBV 或 HCV 感染时则肝损伤进展加快而且严重。

3. 酒精性肝病的发病机制是什么？

本病主要是由乙醇和乙醛对肝细胞毒性作用造成的。

饮酒后酒精主要在小肠吸收，90%以上在肝内代谢。酒精首先在肝脏微粒体内氧化为乙醛，再代谢为乙酸，氧化过程中伴随辅酶Ⅰ转化为还原型辅酶Ⅰ，改变细胞内氧化还原状态，从而影响脂肪及碳水化合物的代谢，发生高脂血症、高乳酸血症、高尿酸血症。

乙醛主要在肝小叶中央区产生增多，该处为中央静脉终末供血，含氧量最低，最易出现缺氧性损伤。酒精代谢中产生的高浓度的氧自由基超过机体的抗氧化能力，出现脂质过氧化反应，导致肝细胞损伤。

乙醛又是具有高度反应活性的分子，能与蛋白质中的赖氨酸残基结合，形成乙醛蛋白复合物，该复合物有抗原性，产生抗原抗体反应，而自体蛋白经乙醛修饰后可作为新抗原引起体液及细胞免疫反应致组织损害。此过程中产生的促炎因子如 TNF－α，TGF－β，IL－1，IL－6 表达增加而抑炎因子 IL－4 表达减少，这些细胞因子刺激星状细胞活化，胶原产生增加导致肝纤维化，同时导致免疫病理损伤。在这过程中 TNF－α 是导致毒性反应的主要原因。

4. 酒精性肝病的基本病理变化是什么?

酒精性肝病不但有肝细胞的变性、坏死及炎细胞浸润，同时也有肝非实质细胞的病变，包括窦内皮细胞、肝星状细胞都受到影响。

酒精性肝病最常见有三种病理变化为：酒精性脂肪肝，酒精性肝炎，酒精性肝硬化。

（1）酒精性脂肪肝：最为常见，一般也是最早发生，肝小叶内≥30％肝细胞发生脂肪变性，肝细胞内以大泡性脂肪变为主，少数为小泡性脂肪变，禁酒后2～4周轻度脂肪变可消失，因此酒精性脂肪肝是可逆的病理改变，但如继续饮酒可使病变进一步发展。

（2）酒精性肝炎：酒精性肝炎其特征性改变是肝细胞变性坏死、中性粒细胞浸润、小叶中央区肝细胞内出现酒精性透明小体（Mallory 小体）。炎症坏死进一步发展是出现细胞外基质蛋白的堆积，基质蛋白中的胶原由肝星状细胞分泌。这些细胞外基质主要有纤维连接蛋白、层粘连蛋白、透明质酸、硫酸软骨素等，为进一步发展为酒精性肝硬化奠定了基础。

（3）酒精性肝硬化：出现肝细胞周围纤维化和静脉周围纤维化，严重者可致终末肝静脉闭塞。汇管区纤维化向周围延伸形成星芒状纤维化。酒精性肝硬化是 ALD 的终末期病变，其早期为肝纤维化随后肝小叶结构紊乱发生肝硬化，导致门脉高压、肝窦血流量减少，最后可发展为大结节性肝硬化。大约50％的酒精性肝炎将发展为肝硬化。

值得提出的是酒精可活化各种致癌因子促使肝细胞癌变的发生。

5. 酒精性肝病临床表现有哪些?

酒精性肝病早期常无症状或症状轻微，在不同的病变阶段临床表现多样化。可有右上腹隐痛，如病变进一步发展，则临床表现较明显，出现食欲不振、恶心、呕吐、腹泻、轻度黄疸、肝区疼痛加重，再进一步发展时可出现黄疸、腹水、低蛋白血症、下肢水肿和低热。

患者也可因肝外系统表现就诊，如贫血、长期腹泻、舌炎、皮肤瘀斑、心力衰竭、血小板减少、皮肤瘙痒、慢性胰腺炎、各种心律失常等。一般情况下患者在酒精性脂肪肝时情况良好，以后随着病变进展上述症状逐渐出现。甚至发展为肝硬化时可出现上消化道出血、胃黏膜糜烂、肝性脑病、肝肾综合征等。

6. 酒精性肝病常见的辅助检查有哪些?

（1）实验室检查：①四分之三的酒精性肝炎的病人出现巨幼细胞性贫血、凝血时间延长、外周血白细胞早期增加晚期减少、血小板减少。②血清 ALT、AST、γ-GT 升高，当戒酒 4 周后上述指标显著下降（即在 2 倍正常值下限）。一般情况下，酒精性肝病的转氨酶（ALT、AST）升高不超过 500IU/L，如果转氨酶升高超过 500IU/L、AST/ALT＜2 则应考虑合并其他原因引起的肝损伤。③血清胆红素升高、低蛋白血症、血清球蛋白升高。④血清 PⅢP、Ⅳ型胶原、透明质酸升高可反映肝纤维化活动程度。

（2）影像学检查：B 超检查可表现为肝实质回声改变，并有肝脏体积增大，当肝脏有不规则缩小或有腹水、脾肿大提示有肝硬化。由于肝实质回声弥漫性增强，有时很难除外肝占位性病变时可进一步行 CT 或磁共振显像。

（3）肝活检：肝活检对酒精性肝病有肯定价值，可明确肝损伤严重程度，提供预后指标有重要意义。凝血酶原时间延长会增加活检的危险性，应予以注意。

7. 酒精性肝病诊断标准是什么?

本病应与病毒性肝炎、非酒精性脂肪肝及其他原因引起的肝硬化相鉴别。嗜酒史是诊断酒精性肝病的必备依据，详细见以下三点：

（1）有长期大量饮酒史，一般折合乙醇量＞40 克/天（女性＞20 克/天），超过 5 年；或 2 周内有大量饮酒史（大于 80 克/天）。

（2）有酒精性肝病的临床表现和相应的辅助检查，特别是当戒酒 4 周以上 ALT、AST、γ-GT 显著下降。

（3）除外病毒感染、代谢及药物因素引起的肝损害。

未能符合上述条件者，应行肝活检取得组织学诊断证据。

8. 酒精性肝病与非酒精性脂肪肝有哪些区别?

非酒精性脂肪肝患者常无明显的饮酒史，绝大多数肥胖，女性多见，常有糖尿病和高脂血症，临床表现多较轻，此类病人经过适当的饮食控制、适当运动和低热量饮食后临床症状和生化指标常有明显改善，此不难与酒精性肝病相鉴别。

9. 酒精性肝病与病毒性肝炎有哪些区别?

病毒性肝炎多有明显的转氨酶升高或有相应的病毒血清标志物，不难与本病鉴别，但值得提出的是由于饮酒，酒精性肝病可以合并病毒性肝炎。其他药物性因素引起的肝损害有相应的用药史。

10. 酒精性肝病治疗方法有哪些?

酒精性肝病的治疗原则主要是减轻酒精性肝病的严重度，阻止肝纤维化的发展，改善继发性营养不良。主要采取下列步骤：

(1) 戒酒：对 ALD 病人来说治疗最重要的是戒酒，对那些已产生酒精依赖的患者可用药物辅助戒酒，如鸦片受体拮抗剂。总的原则是，最终彻底戒酒。

(2) 营养支持疗法：酒精性肝损伤与营养状况有良好的相关性，对酒精性肝炎及肝硬化病人由于对蛋白质和葡萄糖的需求增加以及肝损伤修复的需要，宜给予富含优质蛋白质和维生素 B 类、高热量的低脂饮食，必要时静脉补充支链氨基酸，维生素以及微量元素。适量增加富含饱和脂肪酸的饮食，有助于肝纤维化的减轻和消失。

(3) 糖皮质激素：对轻中型病例不用，糖皮质激素治疗的目的在于阻断或封闭重度酒精性肝炎患者肝内存在的瀑布式放大的炎症反应，有助于重症酒精性肝炎的防治，但并发消化道出血、感染、胰腺炎、糖尿病时禁用，而当有高胆红素血症、脑病、白细胞减少时则适用。推荐剂量泼尼松 40mg/d。激素能否延缓肝硬化进展和改善长期存活率尚待进一步证实。

(4) 丙基氧嘧啶：研究发现丙基氧嘧啶对重症酒精性肝病可降

低病死率，被认为是治疗酒精性肝炎的潜在药物，但有引起钾低的可能，应用时要慎重。

(5) 大豆卵磷脂因能增加磷脂酰胆碱的水平抑制纤维化而有一定的治疗作用。

(6) 抗 TNF-α 抗体初步临床试验显示有改善血清生化指标的作用，还需进一步观察。

(7) 秋水仙碱有助于抗肝纤维化，可试用，剂量为 1mg/d，每周服用 5 天，连服 2 年。

(8) 中药：近年来发现，某些中药有一定的疗效如粉防己甲素、何首乌、桃仁、丹参、当归、赤勺、甘草等有改善微循环、防止肝细胞坏死、减少胶原纤维的产生或增加胶原酶活性。

(9) 甘利欣、复方益肝灵对转氨酶升高者可适当选用，对恢复肝功能有一定帮助。

肝移植：移植后生存率与其他肝硬化引起者相似。

总之，酒精性脂肪肝的预后与戒酒的早晚关系密切。早期戒酒和高蛋白饮食可使之完全恢复，酒精性肝炎如能及时戒酒和适当治疗多数能恢复。但如果长期过度饮酒造成肝细胞反复脂肪变、坏死、最终发展为不可逆转的肝硬化则预后差，死亡率高，故应以预防为主。

11. 酒精性肝病的预后如何？

通常认为，酒精性脂肪肝一般预后良好，戒酒后其病变可逆转，轻型病人经戒酒和适当治疗后可完全恢复，酒精性肝炎预后虽不如脂肪肝，但如能及时戒酒和治疗多数可恢复，近年死亡率下降。大约 1/3 患者在诊断酒精性肝炎后平均再经 8～10 年发展为肝硬化，30％严重酒精性肝硬化者并发肝癌。在预后判断中还必须考虑到有无合并乙肝和丙肝或其他病毒感染的问题 。

第十四节 与妊娠有关的肝脏疾病

妊娠期胆汁淤积

1. 妊娠期胆汁淤积发病时期及症状有何特点?

多发生于第 3 个孕月，但也有更早出现者。症状包括：①瘙痒为最典型及最早出现的症状，多见于掌面或足底，夜间重，难以忍受，治疗困难。②黄疸、脂肪泻，脂溶性维生素吸收不良，特别是维生素 K 吸收不良。③胎儿发育差、胎儿窘迫、早产及死产。

2. 妊娠期胆汁淤积实验室检查的特点有哪些?

血清胆汁酸和碱性磷酸酶水平升高，一些人尿胆红素、血胆红素升高。γ-谷氨酰转移酶正常或轻度升高，这一点与非妊娠期胆汁淤积表现不同。转氨酶可升高，偶尔达 1 000U 或以上，不易与肝炎鉴别。肝活检提示轻度胆汁淤积，但经常不能确诊。

3. 妊娠期胆汁淤积有哪些治疗?

治疗困难，主要是控制症状。熊去氧胆酸有效，并且孕妇和胎儿均可很好耐受。另外，使用胆酸结合树脂如消胆胺（cholestyramine）也有效，但是它加重脂肪泻及脂溶性维生素吸收不良。此外，S-腺苷蛋氨酸（S-adenosyl methionine）、地塞米松（dexamethasone）治疗效果有不同报道。中枢镇静剂，如苯巴比妥（phenobarbital）可减轻症状但对胎儿不利。有人提议用紫外线 B 治疗。上述治疗效果均不稳定。

分娩是唯一可靠的可完全缓解症状的治疗手段。密切监测出现胆汁淤积症状的孕妇，一旦胎儿肺脏成熟尽快引产。

4. 妊娠期胆汁淤积的预后如何?

通常分娩后症状快速减轻化验指标完全好转。很少一些患者可能胆汁淤积持续存在，这提示我们是否考虑其他诊断，如胆汁淤积型肝硬化。此症无后遗症，但日后胆石症的危险性可能增大。约60%～70%初次妊娠出现胆汁淤积的孕妇再次妊娠可能症状再发，但症状减轻。接受过胆囊切除术的孕妇出现胆汁淤积的危险增加。

HELLP 综合征

1. 何为 HELLP 综合征？

HELLP 综合征（hemolysis，elevated liver enzymes，and low platelets）是指妊娠高血压综合征合并肝脏损害，表现溶血、肝酶升高和血小板降低，严重时出现肝脏血肿、肝破裂和肝脏梗死。此症病因不清楚。病情重，多见初产妇，有家族聚集性，如患者母亲可能亦是此症，可能有免疫反应参与。

2. HELLP 综合征的临床表现有哪些？

HELLP 综合征见于20%出现严重妊高征的患者。多数病人孕27 周后出现症状，但 11%患者可能早于此出现。超过 30%患者可能产后首次出现症状。

临床表现多样：①右上腹痛、胸痛，恶心和呕吐及表现为口渴、头痛、视物不清等典型妊高征的症状；②妊高征合并无症状血小板下降；③HELLP 综合征时可能无高血压或蛋白尿；④仅表现身体不适而误诊为流感；⑤出现严重腹痛、颈部、肩部痛或低血压需做影像学检查 CT 或 MRI。

HELLP 综合征的临床特征

症状	百分比（%）
右季肋部疼痛	65
恶心，呕吐	36
头痛	31
出血	9
黄疸	5

3. HELLP 综合征实验室检查及病理表现有什么?

①γ-谷氨酰转肽酶升高，转氨酶中度至升高几千单位。前者敏感性更高。②中度溶血，血涂片可见细胞碎片。③LDH 水平升高。④胆汁酸无明显升高。胆红素通常仅轻度升高。⑤出现 D-二聚体，组织多肽抗原（TPA）提示预后不良。

肝组织活检典型表现为门静脉周围出血和纤维沉积，肝细胞坏死。可能有大泡性的或小泡性脂肪沉积，程度多不重，区别于妊娠期急性脂肪肝（AFLP）中央前区小泡性脂肪沉积。病理学改变可能与化验不平行（血小板计数，转氨酶)。

4. HELLP 综合征的治疗与预后怎样?

HELLP 综合征诊断主要依靠临床表现，实验室检查。肝活检可能引起出血、肝衰竭，需谨慎。治疗主要为支持治疗：①密切监护直至胎儿分娩，分娩方式采取最安全途径，可经阴道分娩。②输注血小板甚至血液透析。③激素治疗可促进胎儿肺成熟但对原发病无效。④分娩后血浆置换价格昂贵且不能改善病程。

谨慎治疗后母亲极少死亡。胎儿主要死于早产。大多数患者在分娩后迅速恢复正常，分娩后可能出现短暂的多尿表现，患者多痊愈无后遗症，应尽全力救治。HELLP 综合征再发率为 25%。

妊娠期急性脂肪肝

1. 妊娠期急性脂肪肝（acute fatty liver of pregnancy，AFLP）的流行病学特点有哪些?

AFLP 发病率为 1/13 000。病因不明，可能与线粒体对脂肪酸的β氧化的遗传障碍有关。

AFLP 多于 34～37 孕周发病，早到 19～20 周亦有报道。甚至有分娩后发病的报道。常见于初次妊娠或多胎妊娠者。怀男胎(2.7∶1）更易祸患此症。在初产妇中，双胎、男胎中易合并妊高症。偶见与胆汁淤积症并发。

2. 妊娠期急性脂肪肝临床表现有哪些?

病程变化大。最早的症状变化多样，包括恶心、呕吐、瘙痒。孕期后半期可出现肝衰竭、凝血障碍和脑病：常表现腹痛及精神错乱，胎动减少，早产，阴道出血。肝衰竭时可并发腹水、胸水、急性胰腺炎、呼吸困难、肾损害和感染、出血倾向（阴道、破口处）。一过性糖尿病不少见。少见并发症有冠状动脉阻塞，心肌梗死。

3. 妊娠期急性脂肪肝实验室检查特点如何?

凝血酶原时间延长，纤维蛋白原降低。常见转氨酶中度升高(小于750U)，少数升高明显或正常，常见黄疸。起病时，实验室检查通常提示肾功能不全、尿酸、血尿素氮和肌酐升高，高白细胞血症亦很常见。有精神症状者出现低血糖和高血氨。

4. 如何诊断妊娠期急性脂肪肝?

确诊较困难。通常依据临床特点：典型的临床症状加发病时间及实验室检查。

组织学检查发现中央区门静脉周围肝细胞微小泡性（微囊泡状）脂肪浸润，小泡性（微囊泡状）变化可能不明显，病变细胞表现球样变或空泡样变，没有明显脂肪滴。需用脂肪特殊染色（冰冻切片油红O染色，或戊二醛固定组织电镜分析）。

肝活检对诊断有利，其并发症为肝脏出血和肝衰竭。

影像学诊断包括超声、CT及MRI，对明确诊断作用不肯定。

5. 妊娠期急性脂肪肝的治疗怎样?

密切监测，早期诊断，选择最快途径尽快分娩，有力的支持治疗（包括输血质品、冰冻血浆和全血）。外科手术探查腹腔或子宫，有效通气，透析和抗生素。肝性脑病使用乳果糖和导泻剂。输注高糖提高血糖浓度。尽管许多病人出现DIC或抗凝血酶Ⅲ水平降低，不推荐肝素治疗和抗凝血酶Ⅲ治疗。DDAVP（desamino－cys－1－D－arg－8－vasopressin）用于继发性糖尿病。有使用肝移植的报道，持续的黄疸和各种并发症首选支持治疗而不是肝移植，肝移植只是诊断延误后的最后手段。

6. 妊娠期急性脂肪肝的预后如何?

早期诊断和有效支持治疗可望母亲100%存活率，胎儿存活率亦提高。多数患者痊愈，有些需要很长时间复杂的支持治疗。分娩后病情开始好转，凝血酶原时间很快恢复。有报道围生期死亡率为6%～7%。存活胎儿可出现长链三羟酰基辅酶A脱氢酶（LCHAD）缺乏，非酮症低血糖昏迷。

AFLP很少再发。通过培养皮肤成纤维细胞的酶学检测可测定母亲或胎儿LCHAD缺乏倾向。

妊娠并发急性肝炎

1. 妊娠期病毒性肝炎的流行特点有哪些?

妊娠期发生病毒性肝炎并不少见。甲型、乙型急性病毒性肝炎发病与非妊娠期无差别。在妊娠晚期亦发生戊型肝炎和单纯疱疹病毒型肝炎且病情重可导致肝衰竭。

2. 妊娠合并单纯疱疹型肝炎的特点?

表现转氨酶明显升高、凝血障碍，偶见脑病，但是无黄疸，若伴随会阴部或宫颈部疱疹样皮疹可基本确诊。血清学检查可帮助确诊。阿昔洛韦静点起效快，无需立即分娩。

3. 妊娠合并乙型肝炎的特点?

受孕后乙型肝炎病情不会加重。但是乙型肝炎孕妇传染给胎儿的比例不低，尤其是e抗原阳性，病毒DNA阳性病毒尚在复制的母亲更明显。HbsAg阳性的母亲所产的婴儿应立即接受乙肝病毒高效免疫球蛋白的被动免疫预防和乙肝病毒B疫苗接种。孕妇患乙型肝炎后治疗应慎重。

4. 妊娠合并丙型肝炎的特点有哪些?

患者受孕后病情不会加重。丙型肝炎母亲传染胎儿的情况了解较少，但比率低，报道为平均6%。在PCR测定病毒RNA滴度高的母亲具有更高的传染性。尚无有效方法阻断传染。阴道分娩和哺乳对胎儿传染率尚不清楚。无有效的被动免疫措施。丙肝孕妇如何治疗尚无定论。

第十五节　有关肝移植的问题

1. 肝移植的主要适应证是什么?

肝移植的适应证为：①各种类型的终末期肝硬化；②各种原因所致的中晚期肝衰竭；③未发生肝外转移的原发性肝脏恶性肿瘤；④难以切除的肝脏良性肿瘤；⑤常规方法难以治愈的先天性肝胆系疾病及代谢障碍疾病等。

2. 肝移植的主要禁忌证是什么?

禁忌证为：①难以控制的全身性感染；②肝外有难以根治的恶性肿瘤；③难以戒除的酗酒或吸毒；④合并严重的心、脑、肺等重要脏器器质性病变；⑤难以控制的精神疾病。

3. 肝移植如何进行术前评估?

肝移植术前评估包括三方面：首先确定肝移植手术的必要性；其次证明所有其他治疗方法都已无效；最后在肝移植中心对患者接受移植的可能性进行全面的评估。

（1）确定肝移植手术的必要性：Mayo原发性胆汁性肝硬化（PBC）临床预后模型是判断慢性肝病患者预后的最佳模型。然而，它只能用于PBC患者。对于原发性硬化性胆管炎（PSC）患者也有很多评价预后的模型。Child - Turcotte - Pugh（CTP）分级最早用于肝硬化并静脉曲张出血病人门腔分流手术的危险性分级，以后成为评估慢性肝病患者预后的简单方法。由于简单易用，CTP

评分也被广泛用于移植前患者危险分级的评价标准。CTP 评分高于 10 分（C 级）的患者，预计 33%以上在 1 年内死亡，而 80% CTP 7～9 分（B 级）者以及 90%CTP 5～6 分（A 级）者即使不行肝移植也可存活 5 年以上。终末期肝病预后模型（MELD）最初用于评价 TIPS 术后患者短期预后。

目前在美国，其改良模型已用于供肝分配网候选患者的优先顺序，证明其不仅有利于判断患者的短期生存情况，还能判断术后的死亡危险性。儿童终末期肝病模型（PELD）是一种类似方法，变量包括年龄小于 1 岁、血清白蛋白、血清胆红素、INR 和发育不良（低于同年龄组 2 个标准差）。腹水、静脉曲张出血、肝性脑病、自发性细菌性腹膜炎和肝肾综合征对肝硬化患者预后有显著影响。有以上任何一项并发症患者，其 5 年生存率只有代偿性肝硬化患者的 20%～50%。移植前应通过以上判断预后模型对肝病患者的自然病程和移植后预期生存时间进行比较。

（2）其他治疗方法：对于慢性肝病患者，首先考虑特异性疗法。当其他有效疗法均告失败，才考虑施行肝移植。某些危急肝病患者治疗效果尚不肯定，应同时开始特异治疗和肝移植可能性的评估。

4. 肝移植术后可能出现的并发症有哪些？

（1）近期并发症：包括腹腔内出血与血管并发症，相关胆道并发症，急性排斥反应，感染以及与应用糖皮质激素、免疫抑制剂及利尿剂有关的高血糖症、高脂血症以及一些肺部并发症。

（2）远期并发症：包括癌肿复发或新生肿瘤，慢性排斥，与长期卧床、应用激素有关的骨质疏松症，与长期应用免疫抑制剂及激素有关的高血压、高血糖、糖尿病、神经系统损害等。

第十六节　肝小静脉闭塞病

1. 何谓肝小静脉闭塞病（veno－occlusive disease of the liver，VOD）？

VOD是指由于某些原因所致肝小叶中央静脉和小叶下静脉等小静脉内膜炎和纤维化，而导致管腔狭窄、广泛闭塞，甚至引起肝细胞坏死、纤维化的一种血管疾病。

2. VOD的病因有哪些？

（1）植物药：含吡咯双烷生物碱类草药。常见的有千里光（狗舌草）、猪尿豆、野百合等。

（2）化学药：某些化疗药及（或）免疫抑制剂。

（3）肝区放射治疗。

（4）骨髓移植：由大量化学药治疗所致。

（5）其他：口服避孕药、雌激素等。

3. VOD的主要病理表现有哪些？

中央静脉和小叶下静脉为主的小静脉，出现向心性、非血栓性狭窄和纤维化。由于广泛阻塞，引起肝淤血、肝细胞变性坏死，纤维组织增生，形成肝纤维化。可分为急性期、亚急性期、慢性期。

4. VOD的主要临床表现有哪些？

（1）急性期：用药后3周左右或骨髓移植后15天左右，突发右上腹或肝区剧烈疼痛，肝脏增大，黄疸，并出现腹胀、腹水。也可出现脾大、肝功能损害，甚至发生肝性脑病和多器官功能衰竭。

（2）亚急性期：持久性肝肿大，反复腹水，不同程度肝功损害。

（3）慢性期：与其他原因肝硬化相似，主要表现为门脉高压及肝功能失代偿。

5. VOD 需与哪些疾病相鉴别？

（1）Budd－Chiari 综合征：是最重要的鉴别诊断，主要通过临床、超声、血管造影、肝穿等鉴别。

（2）肝硬化。

（3）原发性肝癌。

（4）心源性肝淤血。

第十七节　缺血性肝病

1. 何谓缺血性肝病（ischemic hepatitis，IH)？

缺血性肝病又称缺氧性肝病或休克性肝病。继发于心血管病、低血压休克、周围循环衰竭及败血症引起的肝血流减少，而以程度不等的肝小叶中央区肝细胞坏死为主要组织学特征的肝脏疾病。

2. 缺血性肝病有何临床表现？

无特异性，多数人仅有纳差、轻度黄疸及转氨酶轻度升高，常有肝大。少数出现极度乏力、呕吐、进行性黄疸、意识障碍、精神失常、肝脏缩小、严重肝功能损害等暴发性肝衰竭症状。病人可出现短时间意识障碍，但头颅 CT 无异常，此时应鉴别是肝损伤还是脑缺氧所致。

3. 缺血性肝病实验室检查有何表现？

（1）转氨酶：在缺血缺氧 24～48 小时内升至正常上限的 8～200 倍。且在诱因纠正后 3～11 天以同样速度下降至正常。严重病人可出现酶胆分离现象。

（2）乳酸脱氢酶：升降与转氨酶平行，常较同样严重的病毒性肝炎升高明显。

（3）胆红素：多数升高，但很少超过正常上限的 4 倍。如肝衰竭进展可增高明显。

（4）血糖和血肌酐：可出现血糖的变化和肾功能损伤，可随病情好转而好转。

4. 缺血性肝病的诊断标准是什么?

（1）具有引起 IH 的原发病。

（2）血清转氨酶活性在 24～48 小时迅速升高至正常上限 20～25 倍，如果小于 20 倍需肝穿确诊。

（3）已排除引起其他急性肝病病因。

（4）缺血或缺氧纠正后酶学迅速恢复。

（5）病理特征为肝小叶中央细胞坏死，不伴或少伴炎细胞浸润。

第十八节　病毒性肝炎

1. 何谓病毒性肝炎?

病毒性肝炎（viral hepatitis）是由多种肝炎病毒引起的以肝脏炎症和坏死病变为主的一组传染病。

2. 病毒性肝炎如何分型?

（1）甲型肝炎病毒（Hepatitis A virus）

（2）乙型肝炎病毒（Hepatitis B virus）

（3）丙型肝炎病毒（Hepatitis C virus）

（4）丁型肝炎病毒（Hepatitis D virus）

（5）戊型肝炎病毒（Hepatitis E virus）

3. 如何解读乙肝病毒的实验室检查结果?

（1）HBsAg：乙肝病毒现症感染标志。

（2）抗- HBs：乙肝痊愈，产生保护性抗体。

（3）HBeAg：乙肝病毒复制指标。

（4）抗- HBe：乙肝病毒复制低下。

（5）HBcAg：乙肝病毒复制指标。

（6）抗- HBc：乙肝病毒既往感染或现症感染。

4. 如何预防乙型肝炎？

（1）主动免疫：乙肝疫苗保护率77%～92%。

（2）被动免疫：高效价免疫球蛋白，医务人员意外感染的紧急预防及HBeAg母亲所生的新生儿。小儿0.06ml/kg，成人5ml/kg。

（3）预防医源性传播。

5. 肝炎治疗的主要观察指标有哪些？

（1）肝功能复常。

（2）病毒复制指标的阴转。

（3）肝脏组织学改善。

第七章　胆道疾病

第一节　胆道疾病的相关检查及介入治疗

1. 何谓胆囊收缩素（cholecystokinin，CCK）?

CCK 是一种能够引起胆囊收缩的胃肠道多肽类激素，属于脑肠肽类物质，以信息物质或神经递质的形式调节消化道运动和分泌功能。

2. CCK 与临床有何关系?

（1）CCK 受体与胆囊结石：胆囊收缩功能降低与 CCK 受体数目有关，认为 CCK 受体数量变化可能为胆石发生的重要机制。

（2）CCK 与肠易激综合征（IBS）：IBS 患者中 CCK 明显增高，静注 CCK 可促进肠蠕动增强及腹痛，提示 CCK 可能在 IBS 胃肠道功能紊乱中发挥一定作用。

（3）CCK 与胃运动调节：可能降低胃排空功能。

（4）CCK 与食管反流性疾病：CCK 受体参与下食管段括约肌运动的调节。

胆囊造影

常用的胆囊造影有哪些，如何选择?

常用的胆囊造影包括口服胆囊造影、静脉注射法胆道造影和静脉滴注法胆道造影。其中静脉滴注法胆道造影是以高渗葡萄糖稀释造影剂行静脉滴注的胆囊造影，其优点是造影剂浓度低，缓慢入血而能充分与血浆蛋白结合；血浆中非结合型造影剂少，临床反应小；同时输入葡萄糖可增加肝血流量，提高显影机会。

口服胆囊造影适用于怀疑胆结石而胆囊平片无阳性发现者、怀疑胆囊疾病而症状不典型者、胆囊区钙化影的定位和定性、了解胆囊的收缩功能。静脉注射法胆道造影适用于多次口服胆囊造影不显影者，因胃肠疾病造影剂难以吸收者。静脉滴注法胆道造影用于常规静脉注射法胆道造影不显影或显影不满意者、黄疸病人血清胆红素较高者、易产生低血糖、低血压者和曾行胆道肠道吻合术或其他胆道内瘘者。

ERCP

1. 什么是 ERCP?

ERCP 全称为 endoscopic retrograde cholangio - pancreatography，即经内镜逆行胰胆管造影，是经十二指肠镜寻找和观察十二指肠降段的乳头及其开口，并在直视下插入造影导管，注入造影剂后在 X 线下显示胆系和胰管形态的综合诊断方法。检查过程中对十二指肠乳头肿瘤还可直接观察并做活检，亦可收集胆汁和胰液行细菌培养和细胞学检查，是胆胰疾病的重要的诊治手段之一。

2. ERCP 的适应证和禁忌证有哪些?

一般认为凡怀疑是胆系或胰腺疾病者均为 ERCP 的适应证：①怀疑胆系疾病：如疑有胆管结石、肿瘤、炎症、寄生虫者或梗阻性黄疸且原因不明者；胆囊切除或胆道手术后症状复发者。②怀疑胰腺疾病：如临床疑有胰腺肿瘤、慢性胰腺炎或复发性胰腺炎（缓解期）原因不明者；原因不明的上腹痛；近期出现的糖尿病等。③上腹部肿块诊断的鉴别。④外科手术前准备：胰腺假性囊肿，慢性胰腺炎。⑤为其他治疗做准备。

ERCP 的禁忌证包括：①有上消化道狭窄、梗阻、估计内镜不能抵达十二指肠降段者。②有心肺功能不全及其他内镜检查禁忌证者。③非结石嵌顿性急性胰腺炎或慢性胰腺炎急性发作期。④严重胆道感染或狭窄。

3. ERCP术后应如何观察和处理？

ERCP是一种较为安全的检查方法，但仍有一定比例的并发症发生，常见的并发症有急性胆管炎、急性胰腺炎，其他少见并发症有出血、穿孔、造影剂过敏、心血管意外等。为预防上述并发症，ERCP术后处理包括卧床，应用广谱抗生素防止胆道和胰腺感染；胰管显影者进低脂流食或半流食，术后2小时测定血淀粉酶，升高者次日复查直至恢复正常。术后需重点观察腹痛和胃肠道症状、感染征象和有无造影剂滞留。

4. 正常胆道及胰管的ERCP呈像如何？

（1）正常胆管像：造影剂注入后，显影顺序为胆总管、胆囊管、胆囊、肝总管、左右肝管和肝内胆管。ERCP显示的正常胆管像为从胆总管的远端至肝内小胆管呈愈分愈细的柔和自然的嫩树枝状影像。胆总管直径约为5～9mm，肝总管约为4～8mm，左右肝管约3～6mm。

（2）正常胰管像：主胰管位于第12胸椎到第2腰椎之间，可分为头部、体部、尾部。正常主胰管显示为一自开口至胰尾部逐渐变细、轮廓光滑的管道。胰管头部直径约3～4mm，体部直径约2～3mm，尾部直径约1～2mm。

MRCP

1. 什么是MRCP，有哪些优点？

MRCP全称为MR cholangio - pancreatography，即磁共振胰胆管成像。它是最新的观察胰胆管解剖和病理形态的技术，可获得各种横断面和斜面的图像，可旋转多方位观察，还可在多角度成像基础上，对原始图像进行三维重建，获得二维或三维的胰胆管“造影”图像。

MRCP的优点如下：①为非侵袭技术，无需插管，无需使用造影剂，无电离辐射。②胰、胆管液是天然对比剂，在管道完全梗阻时和有感染时也可做此项检查观察胰胆管影像。③MPCP的图像表现及影像分析原则与常规 X 线造影接近，且可观察到周围组织结构的病理情况。④适用于上消化道改建手术者及 ERCP 失败者。但 MRCP 与 ERCP 相比，无法进行收集胆汁、胰液进行细胞学检查或进行组织穿刺活检，也不能行进一步的壶腹部括约肌切开术、总胆管取石术、恶性胆、胰管的内支架放置引流等操作，故 MRCP 最终不能取代 ERCP 的部分作用。

2. MRCP 在操作过程中应注意哪些问题?

检查前患者禁食 6 小时，扫描时取仰卧位（或俯卧位），双臂上举。扫描范围包括全肝胆管和肝外的胰胆系统。得到原始图像后，采用最大信号强度法及多平面重建技术取得三维图像。在扫描过程中，要获得良好质量的 MRCP 需要 3 个条件：液体、背景对比；高空间分辨率；呼吸运动伪影的抑制。

3. 正常胆道及胰管的 MRCP 呈像如何?

（1）正常胆道像：MRCP 可清楚显示胆系的解剖形态，且其显示的胆管为生理状态，较为真实。胆囊一般长 8～10cm，宽 4～5cm，方向由左向右斜行，头尾也沿斜轴方向。肝外胆管为肝总管和胆囊管汇合成胆总管，在 MRCP 上可认为是一个结构，正常管腔 3～10mm，大于 8mm 时考虑扩张。还可显示肝胆管左右分支及其汇合部，肝内胆管呈树枝状。

（2）正常胰管像：MRCP 对胰管的显示率因 MR 机的性能和技术能力而异。若胰管未显示并无其他征象时不认为异常。MRCP 的主要受限之处是不能对壶腹区解剖进行详细评估。

内镜下乳头括约肌切开术

1. 内镜下乳头括约肌切开术的定义和应用是什么?

内镜下乳头括约肌切开术（endoscopic sphincterotomy，EST）是指将十二指肠壶腹沿纵轴切开的方法，可消除结石、肿瘤引起的狭窄，为结石的排出创造条件。临床上主要应用于胆总管结石取石术、放置鼻胆管或内支架引流的术前准备，也用于乳头或胆总管下端狭窄及乳头括约肌功能异常的治疗。EST还可应用于胰腺疾病的治疗，如胆源性胰腺炎、慢性胰腺炎反复发作引起的胰管开口狭窄切开及胰管结石的取石等。必须强调，只有ERCP技术熟练者才可行EST操作。

2. EST的禁忌证有哪些？

EST的禁忌证有：①有ERCP禁忌证者。②严重心、肺、肾、脑等重要脏器功能障碍者及有凝血功能障碍或出血性疾病者。③重度食管静脉曲张、食管或球部狭窄无法通过内镜者。④非胆石性急性胰腺炎。⑤壶腹部长段狭窄＞2cm者。⑥胆管炎、乳头旁憩室为相对禁忌证。

3. EST的并发症有哪些？

EST的主要并发症有：①出血：常用止血措施有高频电凝头止血、局部喷洒0.1%去甲肾上腺素溶液或立止血、凝血酶。术后应用抗纤溶止血药。②穿孔：若切开长度超过胆总管的十二指肠段则可引起穿孔，乳头旁憩室切开时更应注意。③急性胰腺炎、急性胆道感染等，其中结石嵌顿和胆管炎多与结石过大（直径＞2cm）或乳头肌切开口不够大有关。④再狭窄：发生可能性较小，可再次行EST。

4. EST术后如何观察和处理？

EST术后需注意：①术后2小时开始进食，进低脂半流食2～3天。②胰管显影者，术后2小时查血淀粉酶，升高者次日复查直至恢复正常。③监测体温等感染征象，注意化脓性胆管炎的发生。④检测血压、心率等生命体征。⑤注意腹痛情况，注意穿孔的发生。

第二节 胆囊炎

急性胆囊炎

1. 何为急性胆囊炎？

急性胆囊炎（acute cholecystitis）是胆囊急性化学性和（或）细菌性炎症。约95%的病人合并有胆囊结石，称结石性胆囊炎；5%的病人未合并胆囊结石，称非结石性胆囊炎。

2. 急性结石性胆囊炎（acute calculous cholecystitis）的病因有哪些？

（1）胆囊管梗阻：结石可突然阻塞或嵌顿于胆囊管或胆囊颈，损伤受压部位的黏膜引起炎症，以致胆汁郁积、浓缩。高浓度的胆汁酸盐能溶解细胞膜中的脂类，引起细胞损害，加重黏膜的炎症、水肿，甚至坏死。

（2）细菌感染：多为继发性感染，致病菌可通过胆道逆行侵入胆囊，或经血循环或淋巴途径进入胆囊。致病菌主要为革兰阴性杆菌，其中以大肠杆菌最常见，其他有肠球菌、绿脓杆菌等。厌氧菌感染亦较常见。最近有人报告在30%胆囊结石患者胆汁中检测出幽门螺杆菌（Hp）DNA，说明消化道细菌经十二指肠乳突逆流是胆道感染的重要途径。

（3）其他因素：在胆囊管梗阻后，胆囊腔内如存在有胰液、胃液更易引起急性炎症。

3. 急性结石性胆囊炎的病理进程如何？

病生理基础为胆囊管梗阻，造成胆囊肿大，压力进行性升高。病变进展如下：

（1）急性单纯性胆囊炎：病变波及黏膜层，黏膜充血水肿，渗出增加。

（2）急性化脓性胆囊炎：病变波及胆囊壁全层，出现囊壁增厚，血管扩张，甚至浆膜面也有纤维素和脓性渗出物。

（3）坏疽性胆囊炎：胆囊内压力继续升高，胆囊壁张力增高，血管受压导致血供障碍，引起胆囊缺血坏疽。坏疽胆囊常发生穿孔，穿孔多发生在胆囊底部及颈部。也可穿破至十二指肠等周围器官形成胆囊胃肠道内瘘，而使急性炎症症状迅速消退。急性胆囊炎时胆囊内脓液可进入胆管和胰管，引起胆管炎或胰腺炎。如病变反复发作，胆囊壁纤维组织增生、瘢痕化，胆囊黏膜消失，呈慢性胆囊炎改变，甚至萎缩。

4. 急性结石性胆囊炎临床表现有哪些?

（1）女性多见。

（2）多数有反复发作史。

（3）急性发作的典型过程表现为突发右上腹阵发性绞痛，常在饱餐进油腻食物后，或在夜间发作。疼痛常放射至右肩部、肩岬部和背部，伴恶心呕吐、厌食等。如病变发展，疼痛可转为持续性并阵发性加剧。几乎每个急性发作病人都有疼痛，如无疼痛可基本排除本病。

（4）病人常有轻度发热，通常无畏寒，如出现明显寒战高热，表示病情加重或已发生并发症，如胆囊积脓、穿孔等，或合并有急性胆管炎。

（5）10%～25%的病人可出现轻度黄疸，可能是胆色素通过受损的胆囊黏膜进入循环，或邻近炎症引起 Oddi 括约肌痉挛所致。若黄疸较重且持续，表示有胆总管结石并梗阻的可能。

5. 急性结石性胆囊炎体格检查有何特点?

右上腹可有不同程度、不同范围的压痛、反跳痛及肌紧张，Murphy 征阳性。有的病人可扪及肿大而有触痛的胆囊。如胆囊病变发展较慢，大网膜可粘连包裹胆囊，形成边界不清、固定的压痛性包块；如病变发展快，胆囊发生坏死、穿孔，可出现弥漫性腹膜炎表现。

6. 急性结石性胆囊炎辅助检查有哪些?

（1）实验室检查：85%的病人有轻度白细胞升高，为（12～

15）$\times 10^9$/L。血清转氨酶升高，AKP升高较常见，1/2病人有血清胆红素升高，1/3病人血清淀粉酶升高。

（2）影像学检查：B超检查，可显示胆囊增大，囊壁增厚甚至有“双边”征，以及胆囊内结石光团，其对急性结石性胆囊炎诊断的准确率为65%～90%。

（3）^{99m}Tc－EHIDA检查：急性胆囊炎由于胆囊管梗阻，胆囊不显影，其敏感性几乎达100%；反之，如有胆囊显影，95%的病人可排除急性胆囊炎。

7. 急性结石性胆囊炎治疗方法如何？

（1）非手术疗法：包括禁食、输液，纠正水、电解质及酸碱代谢失衡，全身支持疗法；选用对革兰阴性、阳性细菌及厌氧菌均有作用的广谱抗生素或联合用药：如喹诺酮类抗菌药、三代头孢菌素联合甲硝唑等。使用维生素K、解痉止痛等对症处理。因老年人发病率较高，应注意及时发现和处理心、肺、肾等器官的合并疾病，维护重要脏器的功能。非手术疗法既可作为治疗，也可作为术前准备。非手术疗法期间应密切观察病人全身和局部变化，以便随时调整治疗方案。大多数病人经非手术疗法的治疗，病情能够控制，待以后行择期手术。

（2）手术治疗

1）手术时机的选择：急诊手术适用于：①发病在48～72小时以内者；②经非手术治疗无效且病情恶化者；③有胆囊穿孔、弥漫性腹膜炎、急性化脓性胆管炎、急性坏死性胰腺炎等并发症者。④其他病人，特别是年老体弱的高危病人，应争取在病人情况处于最佳状态时行择期性手术。

2）手术方法的选择：手术方法有胆囊切除术和胆囊造口术。如病人的全身情况和胆囊局部及周围组织的病理改变允许，应行胆囊切除术，以根除病变。但对高危病人，或局部炎症水肿、粘连重，解剖关系不清者，特别是在急症情况下，应选用胆囊造口术作为减压引流，3个月后病情稳定后再行胆囊切除术。对于年老体弱、合并心、肺、肾多个重要脏器疾病者，胆囊取石及造口术后是否需再行胆囊切除术，已有学者提出质疑。

急性非结石性胆囊炎

急性非结石性胆囊炎的特点有哪些？

（1）急性非结石性胆囊炎（acute calculous cholecystitis）是指胆囊有明显的急性炎症而其内无结石存在。易发生在严重创伤、烧伤或手术后；也易在危重病人中发生，如脓毒症、结节性多发性动脉炎、红斑性狼疮、多次输血和分娩后；长时间的 TPN 易并发本病。本病临床少见，发病率约占急性胆囊炎的 4%～8%，近年来，其发病率有所增高。

（2）病因尚不十分清楚。可能为多种因素所致。缺乏由 CCK 刺激引起的胆囊节律性收缩而导致胆囊胆汁淤滞在发病中起重要作用。此病胆囊坏死和穿孔的发生率较高，男性多见，男女之比为 1.5∶1。临床表现与急性结石性胆囊炎相似，但疼痛等症状体征常为原发疾病、手术后疼痛或使用镇痛剂所掩盖，因而极易造成误诊和延误治疗。B 超、核素肝胆系统扫描及 CT 检查对早期诊断有帮助。

（3）本病一经诊断，应及早手术治疗，根据病人情况选用胆囊切除或胆囊造口术。对病情严重难以耐受手术的病人可采用经皮胆囊穿刺造口引流手术。对于病情较轻者，可在严密观察下施行积极的非手术治疗，一旦病情恶化，及时改行手术治疗。

慢性胆囊炎

慢性胆囊炎（chronic cholecystitis）的特点有哪些？

（1）是急性胆囊炎反复发作的结果，约 70%～95%的病人合并胆囊结石。由于炎症、结石等的反复刺激，胆囊壁有不同程度的炎性细胞浸润，纤维组织增生，囊壁增厚，与周围组织粘连，胆囊壁瘢痕形成，可发生不同程度的萎缩，完全失去功能。

（2）症状常不典型，多数病人有胆绞痛病史，尔后有厌油脂、腹胀、嗳气，右上腹部和肩背部隐痛，但较少有畏寒、高热和黄疸。需与胃十二指肠溃疡、胃炎等鉴别。纤维胃镜检查、上消化道钡餐有助于鉴别诊断。

(3) 体格检查时右上腹胆囊区有轻压痛和不适感，Murphy 征可呈阳性。

(4) B超检查可显示胆囊缩小，胆囊壁增厚，排空功能减退或消失。如显示结石影更有助于诊断。口服胆囊造影表现为胆囊显影淡薄或不显影，收缩功能减低。如双剂量法胆囊造影仍不显影，则可明确诊断。

(5) 慢性胆囊炎的治疗：对伴有胆石者均应行胆囊切除术。对未伴结石、症状较轻，影像学检查显示胆囊无明显萎缩并具有一定功能者，手术治疗应慎重，特别是年轻女性病人，可先行消炎利胆及制酸等非手术治疗。对年老体弱不能耐受手术者可采用非手术治疗，包括限制脂类饮食，服用去氧胆酸、消炎利胆药等中西医结合治疗。

第三节 胆管炎

原发性硬化性胆管炎

1. 什么是原发性硬化性胆管炎?

原发性硬化性胆管炎是指胆管黏膜下层和浆膜下层的炎症和纤维化，从而使胆管的管壁增厚、硬化，管腔狭窄，但胆管的黏膜正常。病变可以涉及整个肝内外胆管，也可能只有肝外胆管或其一节段有病变。胆囊可以正常。肝门周围的粘连丰富而致密。肝组织活检可见淤胆和汇管区纤维化。以上这些病变必须是原发的，而不是继发于胆石病、胆道手术或创伤。

常伴有溃疡性结肠炎及节段性肠炎，还有报道伴随有 Riedal 甲状腺炎、眼眶假性瘤、腹膜后纤维化、纵隔纤维化和结节病等。

其病因尚未阐明。感染、自身免疫或过敏反应都可能有关。

2. 原发性硬化性胆管炎临床特点有哪些?

(1) 临床表现：黄疸，食欲不好，全身乏力，衰弱和瘙痒。还可能有腹部不适但无明显疼痛。

（2）体检和化验除梗阻性黄疸外，无特殊体征。有时血中嗜伊红细胞增多。

（3）ERCP 可以作出诊断，如有困难，只有经过手术才能明确诊断。在手术中发现肝门区粘连，胆总管硬索状感，管壁增厚、变硬，但不增粗，管腔狭窄，没有发现胆石，既往又无手术历史，据此即应考虑此病。

3. 原发性硬化性胆管炎治疗如何？

主要有三个方面：

（1）应用糖皮质激素以控制炎症反应和免疫反应。用量要大，时间要长。

（2）用抗生素消除可能潜在的感染因素，还可控制继发的化脓性胆管炎。

（3）胆总管内 T 型管引流可以支撑管腔，还可通过它造影以了解管腔的变化。引流应持续至症状缓解为止。如为胆总管的节段性狭窄，可用胆管空肠 Y 型吻合术行内引流。如狭窄在胆总管，目前有人试图通过肠镜放入气囊，进行扩张。效果如何尚难肯定。

4. 原发性硬化性胆管炎预后如何？

预后不良。多因胆汁性肝硬变，死于肝昏迷或门脉高压症。有的病变发现较早，肝内胆管尚正常者，经胆道引流结合糖皮质激素治疗，可望得到较好的结果。

自身免疫性胆管炎

1. 自身免疫性胆管炎（autoimmune cholangitis）的特点有哪些？

自身免疫性胆管炎（AIC）抗线粒体抗体（AMA）阴性，淤胆的生化指标和肝穿刺病理与 AMA 阳性的原发性胆管炎（PBC）患者相似，抗核抗体或抗平滑肌抗体阳性率高。该病是否为独立的疾病或是 PBC 或自身免疫性肝炎的亚型意见不一。CzajaAJ 等认为，具备以下条件即可诊断：抗核抗体和（或）抗平滑肌抗体阳性或高丙球蛋白血症；间接免疫荧光法 AMA 阴性；淤胆的临床表现和（或）肝病理改变；排除其他原因的肝损伤。

2. 如何治疗自身免疫性胆管炎？

去氧胆酸是水溶性胆汁酸，可以通过增加内源性胆汁排泄、稳定细胞膜、抑制免疫反应等治疗淤胆性疾病，对改善淤胆的临床症状和生化指标有一定的效果。有报道对 AIC 的治疗效果与 PBC 相近。但亦存在有不同的观点。对于病理中肝实质损伤较明显的患者，熊去氧胆酸结合免疫抑制剂效果较好，而连续的肝活检示胆管的损伤对治疗反应效果差。总之，最好的治疗办法是肝移植。

第四节　其他问题

胆道出血

1. 胆道出血的原因是什么？

胆道出血是胆道疾病和胆道手术后的严重并发症，也是上消化道出血的常见原因。胆道出血可来自肝内和（或）肝外胆管，在我国以肝内胆管出血常见。

胆道感染是最常见的原因。另外胆石压迫、手术后或外伤后，以及肝胆系统的肿瘤和血管性疾病均是胆道出血的病因。

2. 胆道出血的典型临床表现是什么？

①剧烈的上腹部绞痛；②畏寒、发热、黄疸；③呕血、便血，胆道引流管内出血；④未作胆肠内引流而 Oddi 括约肌功能完整者，胆道出血可自行停止，并可反复发作，呈周期性，约隔 1～2 周发作一次；⑤出血量大时可出现失血性休克表现。

3. 胆道出血的治疗方法有哪些？

（1）一般先采用非手术治疗，包括对症处理及支持疗法：①输血、输液、补充血容量，防治休克；②使用足量有效抗生素控制感染；③使用止血药，如氨甲环酸、维生素 K 等。

（2）有下列情况者应及时采用手术治疗：①反复发作大量出血，特别是出血周期愈来愈短，出血量愈来愈大者；②合并严重胆管感染需手术引流者；③胆肠内引流后发生胆道大出血者；④原发疾病需要外科手术治疗者，如肝胆系统肿瘤、血管性疾病、肝脓肿等。手术应确定出血量部位和原因，根据病情选用胆囊切除、胆总管 T 管引流，肝动脉结扎，病变肝叶（段）切除术。也可采用选择性肝动脉造影，明确出血部位后行放射介入栓塞治疗。

胆道蛔虫症

1. 胆道蛔虫症（biliary ascariasis）的病因和病理生理特点有哪些？

蛔虫寄生于人体中下段小肠内，喜碱厌酸。当其寄生环境发生变化时，如胃肠道功能紊乱、饥饿、发热、妊娠、驱虫不当等，蛔虫可上窜至十二指肠，如有 Oddi 括约肌功能失调，有钻孔习性的蛔虫即可钻入胆道。蛔虫钻入的机械性刺激可引起 Oddi 括约肌痉挛诱发胆绞痛，并可诱发急性胰腺炎；虫体带入的肠道细菌可导致胆道感染，严重者可引起急性重症型胆管炎，肝脓肿等。蛔虫在胆道内死亡后，共残骸和虫卵可在胆道内沉积，成为结石形成的核心。蛔虫还可经胆囊管钻入胆囊（称胆囊蛔虫病），可引起胆囊穿孔。

2. 胆道蛔虫症的临床特点有哪些？

临床表现有：①突发性剑突下阵发性钻顶样剧烈绞痛，可向右肩背部放射，可伴有恶心、呕吐或呕吐蛔虫。②疼痛可突然缓解，间歇期宛如常人。③疼痛可反复发作，持续时间不一。④合并胆道感染时，出现胆管炎症状，严重者表现为重症型胆管炎。在蛔虫所致胆管梗阻多不完全，故黄疸少见或较轻。

单纯性胆道蛔虫病一般仅剑突下或稍右方有轻度深压痛。若并发胆道感染、胰腺炎、肝脓肿等，则会出现相应的体征。

3. 如何诊断胆道蛔虫症？

剧烈的腹部绞痛与不相称的轻微腹部体征是本病的特点和诊断要点，结合B超和ERCP检查可明确诊断。B超检查是本病的首选检查方法，显示为胆管内有平行强光带，偶可见蛔虫在胆管内蠕动，有确诊价值。ERCP偶可见胆总管开口处有蛔虫，ERCP还可进行治疗。

4. 如何治疗胆道蛔虫症？

本病以非手术治疗为主，仅在非手术治疗无效或出现严重并发症时才考虑手术治疗。

（1）非手术治疗

1）解痉止痛：疼痛发作时注射阿托品、山莨菪碱（654-2）或维生素K，必要时可加用肌肉注射哌替啶。

2）利胆驱蛔：发作时可服用乌梅汤、食醋、30％硫酸镁等。经胃管注入氧气也有驱虫和镇痛作用。驱虫最好在症状缓解期进行，可选用哌嗪（驱蛔灵）或左旋咪唑等。如症状缓解后B超检查发现胆管内有虫体残骸时，应继续服用消炎利胆药2周，以排出胆管内的蛔虫残骸体及虫卵，预防结石形成。

3）抗感染：可选用氨基糖苷类抗生素、氨苄西林、甲硝唑等预防和控制感染。

4）ERCP取虫：检查时如发现蛔虫有部分在胆道外，可用取石钳将虫体取出。

（2）手术治疗

1）手术指征：①经积极治疗3～5天以上，症状无缓解或反有加重者；②进入胆管内蛔虫较多，难用非手术疗法治愈，或蛔虫与结石并存者；③胆囊蛔虫病；④合并严重并发症，如重症型胆管炎、急性坏死性胰腺炎、肝脓肿、胆汁性腹膜炎等。

2）手术方式：无合并症者可采用胆总管探查取虫及T管引流。合并症者应根据病人情况选用适当术式。术中和手术后均采用驱虫治疗，以防复发。

5. 常见胆道寄生虫感染有哪些？

（1）胆道蛔虫（临床特点见前述）。

（2）华支睾吸虫病：是华支睾吸虫寄生在人体胆道系统内引起的一种疾病，轻者临床可无症状，重者可引起肝硬化，与肝癌发生有关，儿童严重感染者可引起营养不良与发育障碍。急性感染者有寒战、高热伴消化道症状，肝左叶肿大伴压痛，慢性感染者以消化道症状与肝左叶肿大为主，或伴有其他肝胆胰系统疾患，黄疸、腹水、水肿仅见于重症晚期病人。治疗以药物驱虫或手术治疗为主。

胆囊息肉样病变

1. 什么是胆囊息肉样病变？

胆囊息肉样病变又称"胆囊隆起性病变"，是向胆囊内突出的局限性息肉样隆起性病变的总称，多数良性，一般分为两大类：

（1）肿瘤性息肉样病变：包括腺瘤和早癌。此外，如血管瘤、脂肪瘤、平滑肌瘤、神经纤维瘤等均属罕见。

（2）非肿瘤性息肉样病变：大部分为此类。常见的如炎性息肉、胆固醇息肉、腺肌性增生等。此外，如腺瘤样增生、黄色肉芽肿、异位胃黏膜或胰组织等，也均属罕见。

2. 如何诊断胆囊息肉样变？

B超和CT检查可予以诊断，特别是B超检查的诊断率很高，但很难确诊病变是肿瘤性或非肿瘤性，良性或恶性。常需根据影像学表现，以及进一步了解以下各点，提供诊治参考：①息肉大小及增长快慢：直径大于1cm或短期内增大迅速者恶性可能性大。②数目：多发者常为胆固醇息肉等非肿瘤性息肉样病变，腺瘤或癌多为单发。③形状：乳头状、蒂细长者多为良性，不规则、基底宽或局部胆囊壁增厚者，应考虑恶性。④部位：腺肌性增生好发胆囊底部，位于胆囊体部又疑为恶性息肉样病变者，易浸润肝，应采取积极态度治疗。⑤症状：有症状者考虑手术治疗。

3. 简述胆囊息肉样病变的治疗原则

患者有胆绞痛和影像学检查提示合并胆结石者可选择胆囊切除手术治疗，与非息肉的胆囊结石处理原则一致。对于胆囊息肉未合并结石者，治疗方式取决于患者症状和医师对症状是否起源于胆囊的把握及影像学胆囊息肉的特征。

（1）息肉直径＜10mm 恶性的可能性不大，是否手术取决于症状的性质和严重程度。

（2）息肉直径在 10～18mm 之间，息肉为腺瘤或癌的可能性增大，建议病人行腹腔镜胆囊切除术。若病人不愿意手术，可每隔 6～12 个月行影像学检查和胆囊造影术监测胆囊息肉是否增大。

（3）息肉直径＞18mm 提示恶性可能性很大，需进行手术治疗。而且，有报道此时多为进展期肿瘤且多已浸润胆囊浆膜层，需开腹手术作更广范围的切除。

第八章　胰腺疾病

第一节　胰腺的功能

1. 胰腺的生理功能有哪些?

胰腺是一个兼有内分泌和外分泌功能的腺体。外分泌部分分泌碳酸氢盐和多种消化酶，占胰腺总重量的80%以上，主要包括腺泡和导管两种结构。每个腺泡由20～50个腺泡细胞构成。胰腺的腺泡是合成、储存和分泌胰酶的部位，导管是分泌水和电解质并运送胰液的结构。胰液为碱性液体，pH为8左右，每日胰液分泌量1～1.5L。内分泌部分是散在于外分泌腺泡之间的细胞团，称为胰岛，胰尾部较多，可分泌多种激素。包括胰高血糖素、胰岛素、生长抑素、胃泌素。

2. 胰液中主要消化酶有哪些？有何作用?

（1）淀粉水解酶：胰淀粉酶为一种α-淀粉酶，可将淀粉水解为α糊精及麦芽糖。对生熟淀粉均能水解。

（2）脂肪水解酶：包括脂肪酶、磷脂酶、胆固醇酯酶。脂肪酶水解甘油酯为甘油和脂肪酸。磷脂酶水解磷脂为甘油、脂肪酸和磷酸盐等。胆固醇酯酶水解胆固醇酯为胆固醇和脂肪酸。

（3）蛋白水解酶：主要作用为水解氨基酸羧基所组成的肽键。包括胰蛋白酶、糜蛋白酶、弹性蛋白酶、羧基肽酶A和羧基肽酶B。

（4）核酸水解酶：水解DNA、RNA为单核甘酸。

3. 何谓环状胰腺?

指胚胎时的两个胰芽（胰与副胰）的融合位置不正常，当十二指肠旋转时胰侧胰芽固定不动并延长，以后与背侧胰芽联合时将十二指肠降部环绕，压迫十二指肠引起高位梗阻称为环状胰腺（annular pancreas）。环状胰腺为急性胰腺炎的少见病因。

4. 何谓迷行胰腺组织？

指与主要的胰腺完全分离的一块孤立的胰腺组织，也称异位胰腺，可能从胰腺的胚芽衍生而来。病变可见于腹腔任何部位，80％发生在胃、十二指肠或空肠，较少见于回肠、肠系膜、胆道、脾、阑尾等。一般位于胃幽门区。胃和十二指肠的胰腺组织具有一个或多个通向管腔的管道开口，一般在肿物顶端，在管口区可见脐形凹陷，并见放射状皱褶。胰腺的各种疾病均可发生在迷行胰腺组织。有症状病人可行外科手术。

第二节　急性胰腺炎

1. 什么是急性胰腺炎？

急性胰腺炎是指胰腺及周围组织被胰消化酶自身消化所导致的化学性炎症。主要临床表现为腹痛、呕吐及血尿淀粉酶升高。临床分为轻型（mild acute pancreatitis，MAP）及重型（severe acute pancreatitis，SAP）。

2. 机体通过哪些机制预防急性胰腺炎的发生？

（1）胰酶以酶原形式存在于胰腺内。

（2）酶原以酶原颗粒形式存在于腺泡细胞内，存在于酸性环境，不利于激活。

（3）胰腺分泌胰蛋白酶抑制物（PSTI），PSTI 可防止胰蛋白酶原在胰腺内被过早激活，并能中和胰蛋白酶。

（4）胰实质与胰管、十二指肠有正常压力梯度，防止反流。

（5）胰管括约肌、Oddi 括约肌可防止反流。

（6）胰管中胰液分泌压力大于胆管中胆汁的分泌压力。

（7）胰腺有充沛的血供。

3. 目前急性胰腺炎在发病机理方面有哪些研究进展?

目前认为急性胰腺炎的最早病理生理变化发生在腺细胞内。正常分泌的消化酶在急性胰腺炎过程中被改变，主要为各酶之间的隔离产生变化。消化酶与溶酶体水解酶隔离现象消失，共定位于细胞空泡中。溶酶体水解酶之一的组织蛋白酶 B 激活胰蛋白酶，后者激活其他消化酶，引起细胞空泡破裂、释放活性消化酶至胞质间隙，产生系列瀑布式放大事件。

支持该理论的证据有：①胰腺最早的形态学变化出现在细胞内。②在出现细胞损害的证据前既有消化酶原与溶酶体酶水解酶共同出现在胞质空泡中的现象。③在体外组织蛋白酶 B 能激活胰蛋白酶原。

4. 在急性胰腺炎的发病过程中，哪些因素在起作用?

(1) 氧自由基：氧自由基及脂质过氧化物破坏多种不饱和脂肪酸及蛋白质、黏多糖等，使血管痉挛、通透性增加、内皮受损。

(2) 微循环障碍：微循环障碍在 SAP 及 MODS 中起着重要作用。血管收缩、组织灌注不足、缺血再灌注、白细胞黏附、出血和淋巴液漏出等改变，可诱发急性胰腺炎和促使胰腺炎由轻型向重型转化。

(3) 细胞因子：(CK)：促发炎症反应。

(4) 肠黏膜屏障功能（intestinal barrier function，IBF）障碍与肠道细菌移位（bacterial translocation BT）：①肠黏膜通透性改变；②肠缺血-肠黏膜缺血再灌注损伤；③单核巨噬细胞系统的活性和细胞功能下降；④肠道菌群的紊乱。

5. 急性胰腺炎的发病过程中，哪些因子在起作用?

(1) 促炎因子

1) 肿瘤坏死因子 α（TNFα）：由巨噬细胞产生，作用于内皮细胞提高凝血活性，提高内皮细胞通透性，诱导生成 IL-1、血小板活化因子（PAF）、一氧化氮（NO）、弹力蛋白酶、氧自由基等；诱导中性粒细胞的移行并活化；诱导胰腺细胞凋亡。

2）血小板活化因子（PAF）：由内皮细胞、巨噬细胞、血小板合成，可释出超氧化物，使中性粒细胞进入组织间隙，增加微血管网的通透性增加、增加内毒素所致的组织损伤、增加胰腺缺血及炎细胞浸润。

3）IL－6：诱导和调节急性期蛋白的产生，刺激肝脏合成CRP，白蛋白合成减少。

4）IL－8：使中性粒细胞脱颗粒，弹性蛋白酶、超氧化酶、溶酶体酶释放。

（2）抗炎细胞因子

1）IL－2：免疫增强因子，AP时IL－2降低，对AP有保护作用，可能与免疫调节有关。

2）IL－10：减轻胰腺损伤、降低IL－1、IL－6、TNF的血清水平。

3）IL－1受体拮抗剂（IL－1ra）：人体感染和炎症时升高，治疗多种疾病。

6. 何谓第二次打击学说?

肠道细菌移位导致机体感染，激活巨噬细胞出现高细胞因子血症，诱导更多的炎性介质释放及粒细胞脏器堆积，最终导致系统性炎性反应综合征（systemic inflammatory response syndrome，SIRS）以及多器官功能障碍综合征（MODS）。

7. 急性胰腺炎的病因有哪些?

（1）胆道疾病：又称胆源性急性胰腺炎，以胆石症最为多见。

（2）酒精中毒和暴饮暴食：暴饮暴食使短时间内大量食糜进入十二指肠，引起十二指肠乳头水肿和Oddi括约肌痉挛，同时刺激大量胰液和胆汁分泌，致使胰液和胆汁分泌增加而引流不畅，引发急性胰腺炎。

（3）高脂血症：尤其是高甘油三酯血症，目前为急性胰腺炎的较常见病因及易复发因素。

（4）十二指肠乳头周围病变。

（5）手术和外伤。

(6) 感染：某些病毒感染，如腮腺炎病毒。

(7) 药物：可使胰液分泌或黏稠度增加或直接损伤胰腺组织。如利尿剂、激素、SASP 等。

(8) 内分泌与代谢障碍：甲状旁腺功能亢进症。

(9) 胰管阻塞：胰管肿瘤、结石或炎性狭窄等均可引起胰管阻塞。

(10) 其他：血管病变可致胰腺缺血性坏死；特发性胰腺炎，其中有些病例可能与未能发现的微小结石有关。

8. 急性胰腺炎发病过程中起主要作用的消化酶有哪些？有何作用？

首先胰蛋白酶原转变为胰蛋白酶，胰蛋白酶又引起一连串其他酶原激活。磷脂酶 A 在少量胆酸参与下分解细胞膜的磷脂产生溶血卵磷脂和溶血脑磷脂，引起胰腺组织坏死与溶血，并可破坏肺泡表面活性物质。弹力蛋白酶可水解血管壁的弹力纤维，致使胰腺出血和血栓形成。激肽释放酶可使激肽酶原变为缓激肽和胰激肽，使血管舒张和通透性增加，引起水肿、微循环障碍和休克。脂肪酶参与胰腺及周围脂肪坏死、液化。

9. 急性胰腺炎的病理特点有哪些？

急性胰腺炎在病理上分为水肿型和出血坏死型。急性水肿型胰腺炎，显微镜下见间质充血、水肿和炎性细胞浸润。急性坏死型胰腺炎，病程长者可并发脓肿和假性囊肿。显微镜下胰腺组织凝固性坏死，间质小血管壁坏死导致出血和血栓形成。坏死发生后常继发细菌感染，在坏死灶中出现化脓性炎症或脓肿形成。

10. 急性胰腺炎的症状有哪些？

(1) 腹痛：为主要表现，多呈突然发作、持续不缓解，位于中上腹部，亦有偏左或偏右者，可向腰背部呈带状放射，弯腰抱膝或前倾坐位可减轻疼痛。

(2) 恶心、呕吐：多数病人起病即伴恶心、呕吐。呕吐后症状不缓解，此为与急性胃炎鉴别的一个鉴别点。

(3) 发热：低热致中等度热。

（4）低血压及休克：重症胰腺炎常发生低血压和休克。休克主要由下列原因引起有效循环血容量不足所致：①血液和血浆大量渗出，引起血容量不足；②频繁呕吐丢失体液和电解质；③胰舒血管素原被激活，引起血管扩张和血管通透性增加；④并发消化道出血；⑤心肌受损。

（5）水、电解质、酸碱平衡及代谢紊乱。

11. 急性胰腺炎可出现哪些体征?

（1）急性轻型胰腺炎：腹部体征较轻，上腹有压痛，无腹肌紧张与反跳痛，可有腹胀和肠鸣音减少及一过性黄疸。

（2）急性重症胰腺炎：皮肤湿冷，血压降低，甚至呼吸加快。腹部胀气，两侧胁腹皮肤出现灰紫色斑称之为 Grey－Turner 征或脐周皮肤出现青紫称 Cullen 征。上腹压痛显著，并有肌紧张和反跳痛，腹胀明显。可出现移动性浊音，肠鸣音减弱甚至消失。黄疸常为暂时性阻塞性黄疸，主要由于肿大的胰头部压迫胆总管所致，多在几天内消退。如黄疸持续不退且加深者，则多由胆总管或壶腹部嵌顿性结石引起。起病第二周后出现的黄疸，多由于并发胰腺脓肿或囊肿压迫胆总管所致。少数患者可因并发肝细胞损害引起肝细胞性黄疸。肺部可出现湿啰音及（或）呼吸音减低。

12. 急性胰腺炎的局部并发症有哪些?

（1）胰腺脓肿：重症胰腺炎因胰腺及胰周坏死继发细菌感染。

（2）假性囊肿：发生于重症胰腺炎，多在起病 3～4 周后形成，可位于胰腺附近，也可位于远离胰腺的地方。为有纤维组织或肉芽组织囊壁包裹的胰液积聚。囊壁破裂或有裂隙时，囊内胰液流入腹腔，造成胰源性腹水。囊液内含有多种消化酶。病人可出现腹痛、腹部包块、食欲下降等表现。超声、CT 等影像学检查可诊断。应与腹膜后肿瘤、肝囊肿、肾囊肿、肾盂积水、卵巢囊肿等病变鉴别。可继发感染。治疗可采用囊肿切除术、外引流、内引流、囊肿空肠吻合术、囊肿胃吻合术。

13. 急性胰腺炎的全身并发症有哪些?

(1) 急性肺损伤及呼吸衰竭：即急性呼吸窘迫综合征(ARDS)，主要表现为突发性、进行性呼吸窘迫、气促、发绀、烦躁、出汗等严重低氧血症。其发生与肺灌注不足、卵磷脂酶 A 分解卵磷脂导致肺表面活性物质合成减少、游离脂肪酸损伤肺泡毛细血管壁、缓激肽引起血管扩张和血管通透性增加，以及肺微循环栓塞等因素有关。

(2) 急性肾衰竭：其发生原因主要为低血容量、休克以及微循环障碍致肾缺血缺氧。

(3) 心律失常和心功能衰竭：重症胰腺炎可引起心包积液、心律失常和心力衰竭。引起循环功能衰竭的因素有：①血容量不足，心肌灌注不足；②坏死的胰腺释放心肌抑制因子（MDF)，使心肌收缩不良；③激活的胰酶损害心肌；④继发感染或毒素损害心肌。

(4) 消化道出血：上消化道出血常由胃、十二指肠黏膜糜烂或应激性溃疡所致，少数由脾静脉或门静脉栓塞所致门脉高压，食管曲张静脉破裂引起。下消化道出血可由胰腺坏死穿透横结肠所致。

(5) 败血症：胰腺及胰周的坏死组织常可继发细菌感染，以革兰阴性杆菌为主。

(6) 凝血异常：患者常呈血液高凝状态，甚至发展为弥散性血管内凝血（DIC)。

(7) 胰性脑病：表现为精神异常，定向障碍、躁狂伴有幻觉和妄想。其发生与磷脂酶损伤脑细胞，引起广泛脱髓鞘改变有关。

(8) 多器官功能障碍综合征（MODS)。

(9) 高血糖：部分患者暂时性血糖升高系由肾上腺皮质对应激的反应，胰高血糖素代偿性分泌增加引起。持久的空腹血糖高于10mmol/L，则反映胰腺组织坏死，胰岛细胞破坏，预后不良。

(10) 慢性胰腺炎：重症胰腺炎患者，由于胰腺腺泡大量被破坏，可演变成慢性胰腺炎。

14. 急性胰腺炎需行哪些常规化验检查?

(1) 白细胞计数：多数病例有白细胞增多及中性粒细胞核左

移。白细胞总数在（10～20）$\times10^9$/L。

（2）淀粉酶测定：参见第15题。

（3）血清脂肪酶：血清脂肪酶升高晚于血清淀粉酶，一般在发病后24～72小时开始，持续7～10天，对早期诊断无帮助，但特异性比较高，可作为确认诊断的一个指标。

（4）生化检查：高胆红素血症多为暂时性，多为胰头水肿或结石造成梗阻所致，如为肝细胞性黄疸，说明病情严重。血清转氨酶、乳酸脱氢酶和碱性磷酸酶也可有一过性增高。血清钙常轻度下降，低血钙的程度与临床严重程度平行，血钙低于2.0mmol/L，常提示重型胰腺炎。血糖可升高。

（5）血气检查：重症胰腺炎患者可出现低氧血症。

（6）尿、大便常规：如合并消化道出血，大便中可出现红细胞和（或）潜血阳性。尿中可出现尿糖。

15. 急性胰腺炎时血、尿淀粉酶升高的特点有哪些?

血、尿淀粉酶是诊断急性胰腺炎最常用的实验室指标。其他急腹症如急性胆道感染、胆石症、消化道穿孔、急性腹膜炎、肠梗阻及肠系膜血管栓塞等均可有血清淀粉酶轻度升高，但一般不超过正常值2倍。但应注意：①血清淀粉酶升高的峰值在起病24～48小时内，因此要注意该检测值随检测时间的改变；②少数急性胰腺炎血清淀粉酶峰值不超过正常值3倍，而少数其他急腹症可能超过3倍，因此诊断必须结合临床及其他检查；③不伴有血清淀粉酶升高的急性胰腺炎少见，因此，血清淀粉酶正常一般可排除急性胰腺炎，但少数情况如慢性胰腺炎基础上的急性发作、高甘油三酯血症或检测时间延迟血清淀粉酶可在正常范围，应予以注意；④血尿淀粉酶升高的程度与病情轻重不平行，不能依据其判断病情轻重。

胰源性腹水和胸水的淀粉酶显著增高，亦可作为急性胰腺炎的诊断依据。

16. 何谓淀粉酶、肌酐清除率比值（Cam/Ccr)?

急性胰腺炎时，肾小管对已通过肾小球滤过的较小分子的淀粉酶的再吸收降低，因而淀粉酶的清除率是增加的，而肌酐的清除率不变，故 Cam/Ccr 比值增高，正常值为 1%～4%，急性胰腺炎时可增加 3 倍。其他原因所致的高淀粉酶血症则该比值正常或低于正常（如巨淀粉酶血症）。但在慢性肾衰竭、糖尿病酮症及严重烧伤患者，此比值也可升高。

17. 急性胰腺炎的影像学检查特点有哪些？

（1）腹部 B 超检查：应作为常规初筛检查，可见胰腺增大和胰内及胰周回声异常，有时可见胰管扩张。如 B 超发现胆道结石或胆总管扩张，提示胰腺炎可能为胆源性。B 超还可发现腹水，对急性胰腺炎后期局部并发症如胰腺脓肿、胰腺假性囊肿的诊断亦有价值。疾病早期可因胃肠胀气影响胰腺观察，要定期复查。

（2）CT 检查：对急性胰腺炎的诊断和鉴别诊断、评估胰腺炎的严重程度具有重要价值。CT 可发现胰腺增大、胰周脂肪炎症改变、胰内及胰周积液甚至有气体出现等改变。早期的腹部 CT 检查，有助于重症胰腺炎的早期识别。增强 CT 是目前诊断胰腺坏死的最佳方法。重症急性胰腺炎在起病后 3 天进行 CT 增强扫描对胰腺坏死具有确诊意义。CT 检查尚可发现急性胰腺炎后期局部并发症如胰腺脓肿及胰腺假性囊肿。

18. 何谓 Rasson 标准？

（1）入院时：年龄＞55 岁；白细胞数＞1.6×10^9/L；血糖＞10mmol/L；乳酸脱氢酶＞350IU/dl；AST＞250U/L。

（2）入院 48 小时：HCT 下降＞10%；PO_2＜60mmHg；血钙＜2.0mmol/L；碱缺失＞4mmol/L；BUN 增加＞5mg/dl，估计体液丢失＞6 000ml。

每项 1 分，＞或＝3 分为重症。

19. CT 对急性胰腺炎如何分级？

（1）A 级：正常胰腺。

（2）B 级：胰腺实质改变，包括弥漫或局部的腺体增大。

（3）C 级：胰腺实质及周围炎症改变，胰周轻度渗出。

（4）D 级：除 C 级外，胰周渗出显著，胰腺实质内或胰周单个液体积聚。

(5) E 级：广泛的胰腺内外积液，包括胰腺和脂肪坏死，胰腺脓肿。

A～C 级为轻型胰腺炎，D～E 级为重症胰腺炎。

20. 如何对急性胰腺炎做出诊断？

可根据临床表现及辅助检查做出诊断。临床用术语如下：

(1) 急性胰腺炎（acute pancreatitis，AP）：临床上表现为急性、持续性腹痛（偶无腹痛），血清淀粉酶活性增高，大/等于正常值上限 3 倍，影像学提示胰腺有/无形态改变，排除其他疾病者。可有/无其他器官功能障碍。少数病例血清淀粉酶活性正常或轻度增高。

(2) 轻型急性腺炎（ mild acute pancreatitis，MAP）：具备急性胰腺炎的临床表现和生化改变，而无器官功能障碍或局部并发症，对液体补充治疗反应良好。Ranson 评分<3 分，或 CT 分级为 A、B、C 级。

(3) 重症急性胰腺炎（ severe acute pancreatitis，SAP）：具备急性胰腺炎的临床表现和生化改变，且具备下列之一者：局部并发症（胰腺坏死、假性囊肿、假性脓肿）；多器官功能障碍；Ranson 评分≥3 分；CT 分级为 D、E 级。

(4) 急性液体积聚（ acute fluid collection）：发生于病程早期，胰腺内或胰周或胰腺远隔间隙液体积聚，并缺乏完整包膜。

(5) 假性囊肿（pseudocyst）：有完整非上皮性包膜包裹的液体积聚，内含胰腺分泌物、肉芽组织、纤维组织等。多发生在急性腺炎起病 4 周以后。

(6) 胰腺脓肿（pancreatic abscess）：胰腺内或胰周的脓液积聚，外周为纤维囊壁。

(7) 胰腺坏死（pancreatic necrosis）：增强 CT 检查提示无生命力的胰腺组织或胰周脂肪组织。

完整诊断应包括疾病、病因、分型、并发症。如：急性胰腺炎　胆源性　重症　初发型　假性囊肿。

21. 急性胰腺炎要与哪些疾病鉴别？

（1）消化性溃疡穿孔：多有消化性溃疡病史；起病突然，腹痛剧烈，且有腹肌板样强直；X线见膈下游离气体，血淀粉酶中度升高。

（2）胆石症和急性胆囊炎：疼痛多在右上腹，多有右肩牵涉痛；B超、CT检查示胆囊炎和胆结石的征象。若血淀粉酶超过正常值的3倍，提示同时合并急性胰腺炎。

（3）急性机械性肠梗阻：有阵发性腹部绞痛，高亢肠鸣音，可见肠型。急性重症胰腺炎可出现麻痹性肠梗阻。

（4）肠系膜血管栓塞：多为老年、高血脂或心脏病患者；有剧烈腹痛、腹胀、发热、便血、血性腹、休克和腹膜刺激征；肠系膜血管造影可显示血管阻塞征象。

（5）心绞痛或心肌梗死：血、尿淀粉酶正常，而心电图显示心肌缺血或心肌梗死改变。反映心肌梗死的酶学指标升高。

22. 急性胰腺炎如何治疗？

（1）监护：血压、心率、呼吸、腹部体征、电解质、血钙、超声等。

（2）积极补充有效血容量、胃肠减压（短期）：腹痛剧烈者可给予哌替啶（不可用吗啡）。补液量要充足，除考虑出量外，还要考虑浆膜腔及组织间隙渗出所丢失的液体，一般在3 000～3 500ml/d。

（3）营养支持：宜尽早过渡到空肠插管进行肠内营养（EN），以维持肠道黏膜功能，防止肠内细菌移位引起的胰腺坏死合并感染。

（4）抗菌药物：胆源性、重症胰腺炎需应用抗生素，选择常见由肠道移位的细菌敏感、且能透过血胰屏障的广谱抗生素，如喹诺酮、三代头孢、泰能等，联合应用甲硝唑。

（5）抑制胰液分泌：重症患者应用生长抑素或其长效类似物奥曲肽。

（6）胰酶抑制剂：加贝酯。

（7）中医中药：口服或胃管内给予大黄。

（8）内镜下治疗：胆源性胰腺炎主张早期（发病 24～72 小时）实施内镜下治疗。包括 ERCP、Oddi 括约肌切开术或鼻胆管引流，可降低胆道压力、去除嵌顿胆石，降低病死率。

（9）手术治疗。

23. 生长抑素有哪些作用?

（1）抑制胰腺的分泌，从而减少胰酶的量。

（2）松弛 Oddi 括约肌。

（3）促进机体对内毒素的清除，减轻急性胰腺炎的内毒素血症的程度。

（4）具有细胞保护特性，即促进胰腺的修复，抑制磷脂酶 A 的活性。

（5）抑制炎性细胞因子过度表达，减轻全身炎性反应。

（6）抑制血小板活化因子，减轻毛细血管渗漏综合征。

24. 如何应用生长抑素?

善得定（sandostatin），即奥曲肽，推注 0.1mg，以 25～50μg/h 的速度静脉点滴。生长抑素制剂：首剂量 250μg，以250μg/h 维持。

停药指征：临床症状改善、腹痛消失，如病情反复可重复应用。

注意事项：①用药初期可能引起血糖波动，尤其是胰岛素依赖型糖尿病患者，必要时监测血糖。②长期使用促进胆囊结石的形成。③思他宁的半衰期较短（约 3 分钟），用药过程中断时间过长时，建议重新推注 250μg，以保持疗效持续。④思他宁可加强巴比妥类药物的作用。不应与这类药物合用。

25. 急性胰腺炎如何应用抗生素?

胆源性及重症胰腺炎（SAP）应用抗生素，选择可透过血胰屏障、抗菌谱以革兰阴性菌和厌氧菌为主、脂溶性强的抗生素。如喹诺酮类，三代头孢类抗生素，甲硝唑等。

26. 如何对急性胰腺炎病人进行肠内营养？

入院48～72小时后经鼻腔插管至屈氏韧带以下小肠，用泵缓慢泵入，速度由慢至快，从20～30ml/h开始，如能耐受逐渐增至100ml/h，总热量8 000～10 000kJ/d，50%～60%来自糖，15%～20%来自蛋白，20%～30%来自脂类。高脂血症者减少脂肪类物质的补充。

27. 急性胰腺炎如何预防和治疗肠衰竭？

（1）促动力药物：生大黄、硫酸镁、乳果糖等。

（2）微生态制剂：调节肠道菌群。

（3）谷氨酰胺（L-glutamine，Gln）：是小肠黏膜的主要能量来源，也是免疫细胞的重要能量来源。应用Gln能维持肠黏膜屏障功能，降低肠道菌群移位的发生率。

28. 如何对急性胰腺炎的病人进行内镜下治疗？

胆源性胰腺炎应早期（发病后24～72小时）进行内镜下诊断和治疗性ERCP，如病情危重可仅进行Oddi括约肌切开（EST）或放置鼻胆管引流。内镜下治疗可使胆源性胰腺炎的并发症发生率与死亡率明显低于常规治疗，目前已在临床广泛开展。

29. 急性胰腺炎的外科手术适应证有哪些？

（1）感染性胰腺坏死（胰腺脓肿）。

（2）梗阻性黄疸进行性加重需手术解除梗阻时。

（3）胰腺假性囊肿压迫周围脏器。

（4）诊断未明确，疑有腹腔脏器穿孔或肠坏死者行剖腹探查术。

第三节 慢性胰腺炎

1. 何谓慢性胰腺炎?

是指胰腺组织节段性或弥漫性的慢性进行性炎症，伴有不同程度的腺泡萎缩或胰管变形，部分或广泛纤维化或钙化，假性囊肿形成以及轻重不一的胰腺外、内分泌功能障碍。

2. 慢性胰腺炎的病因有哪些?

①胆道系统疾病，如结石、炎症等；②慢性酒精中毒；③热带性胰腺炎；④胰腺分裂症；⑤遗传性胰腺炎；⑥胰腺外伤、腹部手术损伤胰腺等；⑦重症胰腺炎后；⑧代谢障碍如高钙血症、高脂血症；⑨免疫功能异常；⑩特发性慢性胰腺炎；⑪目前认为肥胖、糖尿病、胰岛素抵抗与慢性胰腺炎的发病有关。

3. 慢性胰腺炎有哪些临床表现?

①腹痛：是最突出症状，进食后及夜间平卧时加剧。②胰腺外分泌功能不全的表现：上腹饱胀、食欲减退、腹泻、脂肪泻、脂溶性维生素缺乏等。③胰腺内分泌功能不全的表现：糖耐量异常，并发显性糖尿病。

4. 慢性胰腺炎有哪些并发症?

（1）糖尿病：是最常见的并发症。

（2）胰腺假性囊肿：可致脾肿大，脾静脉血栓形成和肝前性门脉高压症。

（3）上消化道出血：主要原因为胃底静脉曲张、合并消化性溃疡、出血糜烂性胃炎。

（4）胰腺癌：进行性腹痛加剧、明显消瘦、黄疸、脾静脉血栓形成或脾肿大。

（5）少数患者可出现腹水。

5. 慢性胰腺炎病人影像学检查有哪些表现？

（1）超声检查：胰管可有不规则扩张。胰管结石或胰腺钙化时可见强回声光团伴声影。

（2）CT 检查：可见钙化影或纤维化病灶。胰管系统可呈粗细不均匀的狭窄、扩张、扭曲或梗阻。可见胰管结石。CT 检查诊断慢性胰腺炎的敏感性高于超声检查。

（3）ERCP（endoscopic retrograde cholangiopancreatography，ERCP）：对诊断慢性胰腺炎具有重要价值。胰管粗细不均匀呈串珠状改变或不同程度变形扭曲，部分患者可呈不规则狭窄或截断状中断。

（4）磁共振胆胰管成像（magnetic resonance cholangiopancreatography，MRCP）：可显示大部分慢性胰腺炎的形态改变。

（5）超声内镜：基本同超声，清晰度高于超声，可行穿刺活检。

6. 如何治疗慢性胰腺炎？

（1）病因治疗。

（2）对症治疗：胰酶制剂、应合理使用止痛药。顽固性腹痛可考虑内镜下胰管支架置入术、内镜下 Oddi 括约肌切开术（EST）、假性囊肿引流术等。

（3）生长抑素治疗。

（4）外科治疗：胰管减压及引流术；胰腺部分切除；腹腔神经节切除术；胰腺空肠吻合术；针对胆道疾病或门脉高压的手术。

第四节　胰腺癌

1. 胰腺癌的病理特点有哪些？

可发生于胰腺的任何部位，但以胰头部最多见，胰体尾部次之。弥漫性病变占 10%。胰腺癌大多起源于胰管上皮，少数发生于腺泡。

肿瘤生长较快，易早期发生转移。转移方式有直接蔓延、淋巴转移、血行转移和沿神经鞘转移四种。肝转移多见。

2. 胰腺癌常见的临床表现有哪些?

黄疸：胰头癌多见。腹痛：为上腹部痛，夜间及进食后加剧，向腰背部放射。食欲下降及消瘦。

3. 胰腺癌患者可出现哪些实验室检查异常?

（1）血清胆红素、碱性磷酸酶（AKP）、γ-谷氨酰转肽酶、乳酸脱氢酶增高，血清淀粉酶和脂肪酶升高。大便中有脂肪滴或不消化的肌纤维，可有血糖升高或葡萄糖耐量试验异常。

（2）肿瘤标志物中血清糖抗原 19－9（CA19－9）升高。CA19－9是一种肿瘤相关抗原，可作为良恶性胰腺疾病的鉴别诊断以及胰腺癌术后复发监测和反映预后的指标。胆系炎症亦可升高。

4. 胰腺癌影像学检查特点有哪些?

（1）X线钡餐造影：十二指肠曲增宽，可见十二指肠降部内侧呈“反3”形征象。

（2）超声检查：胰腺局限性增大，可见低回声肿块，轮廓不规则，胰管扩张、狭窄或中断。胰头癌尚可见肝内胆管扩张、胆总管增粗和胆囊增大。

（3）CT 检查：能观察到胰腺癌的部位和累及范围。局部肿块；胰周脂肪消失；胰管扩张或狭窄；大血管、淋巴结或肝内转移灶。敏感性高于超声。

（4）ERCP、MRCP：可见胰管狭窄、中断现象。

（5）超声内镜检查（EUS）：EUS诊断胰腺癌的诊断敏感性高于90%，且可行引导下穿刺。

5. 临床出现哪些情况要考虑胰腺癌?

①持续上腹不适，餐后加重，食欲减退或惧食；②原因不明的上腹痛，夜间明显，呈进行性加重；③不能解释的进行性消瘦；④不能解释的糖尿病或糖尿病突然加重；⑤不能解释的进行性梗阻

性黄疸；⑥多发性深静脉血栓形成或游走性血栓性静脉炎。

6. 影像学发现胰腺占位应注意哪些少见的胰腺疾病？

影像学发现胰腺占位应注意少见的胰腺疾病，如内分泌肿瘤、炎性假瘤、胰腺结核、胰腺淋巴瘤等。有时临床诊断困难，要靠病理确诊，如取病理困难，应靠影像密切追踪。

第九章　腹部超声

1. 超声在消化系统疾病诊治中有哪些价值？

超声波束能在液体和实质内很好的传播，故适用于肝、胆、脾、胰、肾、胆囊、充盈的膀胱检查。超声检查对上述脏器的占位（囊性、实性）、结石、结构变异能较好的显示。对部分炎性病变（如急性胆囊炎）亦有较高的诊断价值。由于声波对气体穿透性差，故对无液体充盈的胃肠道疾患检查准确性较差。对小的（$<$1cm）占位性病变及受胃肠气体影响的脏器（如胰腺）检查效果不如CT，对胆道病变的观察效果好于CT。彩色多普勒超声对血管疾病能作出较好诊断。

2. 超声的基本原理是什么？

声波进入人体后，经过不同组织，将产生折射、绕射、反射现象。这样，组织结构（密度）不同，返回的声波强弱不等。探头接收回声信号，经主机处理，以幅度调示显示（即信号越强，波幅越高）为A型超声，以灰度调示显示（即亮度）为B型超声。

3. 多普勒的基本原理是什么？

正常探头发射高频声波，带有多普勒的探头在发射高频声波的同时发射低频声波，低频声波遇到运动的物体时反射回来的声波频率发生变化，运动方向朝向探头频率升高，背向探头频率下降。以幅度形式显示即频谱多普勒，以不同颜色表示即彩色多普勒（朝向探头-红色，背向探头-蓝色）。同时，主机将返回的声波进行处理，经计算得到血流速度。

4. 腹部超声检查前应做哪些准备？

空腹12小时后进行。怀疑胰腺病变应准备500～800ml水（最好为纯净水或碳酸饮料，普通饮用水亦可）。观察膀胱、前列腺需憋尿。观察胆囊排空功能需准备两个油煎鸡蛋。便秘者最好通便后检查。

5. 消化系统哪些疾病应注意超声监测？

急性胰腺炎、急性胆囊炎，应 2～3 天复查一次超声，直至病情好转，以便了解病情的转归，早期发现囊肿等并发症。肝坏死病人应每周 1～2 次超声观察肝脏大小及腹水情况。肝炎、肝硬化病人，应每 3～6 个月一次超声，监测肝癌的发生。肝血管瘤、肝囊肿、胆囊息肉等良性疾病可每半年一次检查（前 3 个月，每月 1 次）。肝癌术后 2～3 个月 1 次。

6. 超声引导下肝穿刺前后应注意哪些事项？

应化验血常规、凝血功能、胆红素等，如血小板低于 60×10^9/L、凝血功能降低或血清胆红素过高，则不适合行肝穿刺；大量腹水、肿瘤生长于肝表面，亦不适合行肝穿刺。穿刺前 6 小时禁食水。穿刺后应局部压迫 6 小时，注意病人有无气短、心悸等症状，监测血压、心率，以便早期发现出血、气胸等并发症。

7. 肝穿刺可出现哪些并发症？

可出现出血、气胸、肋间神经损伤、胆汁性腹膜炎（胆红素很高的病人）、穿刺针折断、低血压反应、肿瘤针道转移等并发症。

8. 超声引导下介入诊断治疗有哪些？

①各种穿刺；②囊肿硬化治疗；③TIPSS；④心血管介入；⑤肝癌介入。

9. 超声引导下肝癌的治疗有哪些？

（1）射频热消融：原理利用超声技术将射频电极直接插入肿瘤中，利用射频所产生的高温效应使肿瘤局部产生凝固性坏死。

（2）微波治疗。

（3）高强度聚焦：超声波经聚焦后在局部产生 70～100 度高

温，致肿瘤细胞坏死。

（4）导管栓塞、化疗。

（5）酒精硬化。

10. 腹部超声检查有哪些局限性?

①空腔脏器准确性差；②病灶过小（＜5mm）易漏诊；③检查结果受医生的诊断技术、经验、工作态度影响较大；④气体干扰、过胖可影响检查结果，病灶定性有时困难；⑤对过大肿瘤难以判断其来源；⑥超声伪像干扰。

第十章　消化系统内分泌瘤

胰岛素瘤

1. 何谓胰岛素瘤?

胰岛素瘤（insulinoma）又称胰岛β细胞肿瘤，是胰岛β细胞形成的具有内分泌功能的腺瘤或癌（少数为增生）。由于分泌胰岛素或（和）胰岛素原过多，临床上以反复发作的空腹低血糖症状为特征。

2. 简述胰岛素瘤的临床表现

本病多于成年发病，男女大致相等。临床表现为反复发作性低血糖症候群，多见于餐前，饥饿、劳累、精神刺激、发热等均可诱发。交感神经兴奋表现为交感神经和肾上腺髓质对低血糖的代偿性反应，如心慌、饥饿感、软弱、手足颤抖、面色苍白、大汗、心率加快、血压轻度升高等。脑功能障碍表现为精神不集中，思维和语言迟钝，头晕、嗜睡、视物不清、步态不稳，可有幻觉、躁动、易怒、行为怪异。随病情发展，可出现神志不清，幼稚动作，肌肉颤动及运动障碍，甚至癫痫样抽搐、瘫痪。最后陷入昏迷，低体温，肌力低下，瞳孔对光反射消失，以至死亡。

3. 如何诊断治疗胰岛素瘤?

胰岛素瘤的诊断应先确定有自主性胰岛素不适当分泌所致的低血糖症，之后定位诊断。低血糖症典型表现为 Whipple 三联征：①空腹和运动促使低血糖症发作；②发作时血糖低于 2.5mmol/L；③供糖后低血糖症状迅速缓解，可以确定低血糖症。胰岛素释放指数有助于确定胰岛素不适当分泌，胰岛素释放修正指数＝血浆胰岛素×100/（血糖－30）（胰岛素单位 μU/ml，血糖单位 mg/dl）。胰岛素病人大于85。B超、CT、MRI、超声内镜、选择性血管造影有助于定位诊断。

治疗低血糖症发作可补充糖类；手术切除肿瘤为根治方法。术前准备、不能手术或手术未成功者可内科治疗：少食多餐，术前应用二氮嗪，链脲菌素、生长抑素类似物用于不能手术或术后辅助治疗。

胃泌素瘤

1. 什么是卓-艾综合征?

胃泌素瘤又称卓-艾综合征（Zollinger - Ellison Syndrome），为胰腺非β细胞的胰岛细胞瘤，分泌胃泌素引起高胃泌素血症伴大量胃酸分泌，导致多发性、慢性、难治性、消化性溃疡及腹泻等症状。胃泌素瘤产生大量胃泌素，刺激壁细胞增生，分泌大量胃酸和胃蛋白酶，产生多部位、难治性、多发性或复发性溃疡。胃泌素可引起胰液、胆汁、肠液分泌增加，胃泌素能抑制小肠对水和盐的吸收，产生水泻，少数可呈脂肪泻。

2. 胃泌素瘤有何临床特点?

发病率：男性略多于女性，平均年龄50岁。主要症状为消化性溃疡症状群和腹泻，可伴低血钾及低血镁。X线钡剂造影或胃镜检查可发现溃疡位于不寻常部位。夜间12小时空腹胃液量>1 000ml，基础胃酸分泌量（BAO）>15mmol，血清胃泌素>300pg/ml。据病史及实验室检查可诊断，并进一步作肿瘤定位诊断。

治疗：①药物治疗高胃酸状态；②病因治疗：手术切除肿瘤或抗肿瘤化疗，加全胃切除术。

血管活性肠肽瘤

1. 什么是血管活性肠肽瘤?

指胰岛细胞瘤中D_1细胞和具有胺前体摄取与脱羧细胞（amine precursor uptake and decarboxylation cell，APUDC）瘤特征的神经母细胞瘤分泌过量的肠血管活性肽（VIP）等物质所致的严重水泻，难治性低血钾，胃酸降低或缺如的一组症候群。血管活性肠肽瘤分泌大量 VIP，VIP 能激活肠黏膜上皮细胞的 cAMP，使小肠分泌大量的碳酸氢盐和水分，引起腹泻。腹泻致大量的钾和碳酸氢盐丢失，产生低血钾症和代谢性酸中毒。

2. 血管活性肠肽瘤有何临床特点？

男女发病率比为 1∶3。主要临床特点为顽固性腹泻，呈“霍乱”样水泻，半数病人每日可大于 5 000ml。个别可达到 8 000ml，平均约 4 600ml，不伴腹痛。粪便中大量排钾，平均每日达 300mmol/L，为正常人的 20 倍以上。血钾平均为 2.2mmol/L，补钾治疗难以纠正。伴严重酸中毒，血 pH 低至 7.1。无胃酸，胃液分析为低酸或无酸，加大组织胺或五肽胃泌素刺激无泌酸反应。

3. 简述血管活性肠肽瘤诊疗特点

根据典型的水泻，低血钾及无胃酸症候群，血浆 VIP>200pg/ml 可诊断。应进一步探索肿瘤定位。本病最有效有治疗是切除肿瘤。

胰高血糖素瘤

1. 什么是胰高血糖素瘤？

胰高血糖素瘤系分泌胰高血糖素的胰岛 A 细胞肿瘤。正常人血浆中胰高血糖素基础水平为 50～100pg/ml，在胰高血糖素瘤病人中，血浆胰高血糖素水平常有明显升高，常达 1 000pg/ml 以上。本病很少见，中老年发病较多，病人年龄在 20～73 岁之间，平均年龄 50 岁。男女发病率之比为 2∶3。一般病史较长，病人常在患病数月或数年以后才得到诊断。症状有糖尿病和皮疹，体重减低，舌炎、口角炎等。糖尿病症状多较轻，皮疹称为表皮坏死剥脱性移行性红斑。糖尿病患者伴有表皮坏死剥脱性红斑，应测定血浆胰高血糖素，如明显升高，进一步行 B 超、CT、血管造影等肿瘤定位检查，可对本病作出诊断。手术切除是治疗本病的根本方法。转移病灶化疗效果不佳。

生长抑素瘤

什么是生长抑素瘤?

生长抑素瘤罕见，好发于胰腺和小肠。因它可释放大量生长抑素而引起一系列临床症状，如糖尿病、胆囊结石、腹泻和/或脂肪泻、消瘦和低胃酸等。生长抑素为含有14个氨基酸的多肽。生长抑素是具有广泛抑制作用的激素，它能抑制内分泌细胞和外分泌细胞的分泌，抑制胆囊和胃运动功能。患者年龄多为40～60岁，女性稍多见。糖尿病、胆囊疾病和腹泻构成所谓的生长抑素瘤综合征，但这些症状一般都较轻。大多数生长抑素瘤是因胆囊手术或其他腹部手术时偶然发现。B超、CT、MRI和血管造影技术对定位肿瘤有一定的价值。手术治疗是最佳方案。

胰腺实质性乳头状上皮肿瘤

何谓胰腺实质性乳头状上皮肿瘤?

胰腺实质性乳头状上皮肿瘤又分别称为乳头状囊性肿瘤、实质性和囊性肿瘤及囊实性乳头状癌。绝大部分病人为年轻女性(95%)，平均年龄29岁。病人可有上腹部不适、腹胀、上腹部疼痛等表现，很少引起梗阻性黄疸，可并发消化道出血。

该肿瘤特点为瘤体大，可见出血坏死，大部分有完整包膜。少数与胰腺邻近，但与胰腺解剖关系分离。免疫组化及电子显微镜的超微结构观察说明该肿瘤同时具有内外分泌组织的成分。多数人认为肿瘤具有与终末导管、腺泡细胞和胰岛细胞共同的胚胎来源，可能来自整个潜在干细胞。部分病人的胰腺及肿瘤组织内存在雌激素及孕激素受体，此种现象可能与肿瘤多发于女性有关。

该肿瘤外科手术整体预后好。可有局部复发及肝转移。转移性肿瘤常有静脉侵犯。

第十一章　其他相关问题

第一节　结核性腹膜炎

1. 什么是结核性腹膜炎（tuberculous peritonitis）？

结核性腹膜炎是由结核杆菌引起的慢性弥漫性腹膜感染，是临床上较为常见的腹腔结核病。

2. 结核性腹膜炎的病因及发病机理是什么？

本病的感染途径可由腹腔内结核直接蔓延或血行播散而来，前者更为常见，如肠结核、肠系膜淋巴结核、输卵管结核等，均可为本病的直接原发病灶。

3. 结核性腹膜炎的病理表现如何？

本病按病理改变不同可为三型，即渗出型、粘连型及干酪型。各型之间可以相互转化或同时存在。

（1）渗出型：表现为腹膜充血、水肿，表面覆以大量纤维渗出物，并有许多黄白色或灰白色的细小结核结节，可互相融合呈较大的结节或斑块。积聚在腹腔的浆液渗出液可形成腹水，一般为草黄色，有时为血性。

（2）粘连型：腹膜有大量纤维增生，明显增厚，肠袢互相粘连并和其他脏器缠结在一起，致使肠曲受压而引起梗阻。大网膜也因纤维化而增厚变硬，并卷缩成团块。

（3）干酪型：此型以干酪坏死性病变为主。肠曲、大网膜、肠系膜或腹腔内其他脏器相互间粘连并分隔成许多小房，房内渗出液多系混浊脓性，干酪样坏死的肠系膜淋巴结常参与其中，形成结核性脓肿。小房可向肠壁、阴道或腹腔穿破形成瘘管。

4. 结核性腹膜炎的临床表现有哪些?

（1）主要症状：发热与盗汗最为常见，渗出型、干酪型病例或合并有严重的腹外结核的患者可呈稽留热。约有 2/3 的患者可出现不同程度的腹痛，常为持续性隐痛或钝痛，多位于脐周、下腹。腹泻亦常见，以糊状粪便居多，一般为每日 2～4 次。也可有便秘，或便秘与腹泻交替出现。

（2）体征：约有 1/3 患者可出现腹水，以小量、中等量为多见。腹壁柔韧感是由于腹膜受到轻度刺激或慢性炎症所造成的。绝大多数患者均有不同程度的压痛，一般较轻微。此外，粘连型及干酪型患者的腹部常可触及肿块，多位于中下腹部。肿块多由增厚的大网膜、肿大的肠系膜淋巴结、粘连成团的肠曲或干酪样坏死脓性物积聚而成。

（3）并发症：以肠梗阻常见，多发生在粘连型结核性腹膜炎。肠瘘一般多见于干酪型，往往同时有腹腔脓肿形成。

5. 结核性腹膜炎的实验室检查有何特点?

（1）血象、血沉和结核菌素试验：部分患者有轻度至中度贫血。白细胞计数多正常或稍偏高，少数偏低。腹腔结核病灶急性扩散者或干酪型患者的白细胞计数可增高，血沉可作为病变活动的简易指标，在本病活动期一般增快，病变趋于静止时逐渐正常。结核菌素试验呈强阳性者对诊断本病有帮助。

（2）腹水检查：腹水为草黄色渗出液，静置后自然凝固，少数呈血性。偶见乳糜性，比重一般超过 1.016，蛋白质含量在 30g/L，白细胞计数超出 $5\times10^{8}/L$（500/μl），以淋巴细胞为主。腹水腺苷脱氨酶活性增高时，提示结核性腹膜炎。本病腹水的一般细菌培养阴性。

（3）胃肠 X 线检查：钡餐检查如发现肠粘连、肠结核、肠瘘、肠腔外肿块等现象，对本病诊断有辅助价值。腹部平片有时可见到钙化影，多系肠系膜淋巴结钙化。

（4）腹腔镜检查：一般适用于有游离腹水的患者，可见腹膜、网膜、内脏表面有散在或集聚的灰白色结节，浆膜失去正常光泽，混浊粗糙，活组织检查有确诊价值。

6. 如何诊断结核性腹膜炎？

（1）青壮年患者有原因不明的发热、持续两周以上，伴盗汗，经一般抗生素治疗无效者。

（2）有结核病密切接触史或本人有肺结核或其他肠外结核者。

（3）腹壁柔韧感，有腹水或可触及肿块者。

（4）血沉增速，腹水为渗出液。

7. 结核性腹膜炎应主要与哪些疾病相鉴别？

（1）与有腹水的疾病鉴别：①肝硬化失代偿期：患者有肝功异常、门脉高压、脾功亢进、肝病面容及蜘蛛痣等表现。腹水为漏出液。不难鉴别，但需注意肝硬化腹水的病人有时可合并结核性腹膜炎。②癌性腹水：多为血性腹水，反复腹水检查可找到瘤细胞。③其他：缩窄性心包炎、肝静脉阻塞综合征均可产生腹水，但二者均有相应的心包和肝脏体征，腹水顽固难消。

（2）与发热为主要表现的疾病鉴别：结核性腹膜炎有稽留热时需与伤寒鉴别。伤寒常有表情淡漠、相对缓脉、血清肥达反应及血培养阳性。

（3）与腹痛为主要症状的疾病鉴别：应注意与 Crohn 病、慢性胆囊炎、慢性阑尾炎、消化性溃疡、异位妊娠等疾病鉴别。

8. 结核性腹膜炎内科治疗方案如何？

（1）抗结核药对本病的疗效略低于肠结核。因此用药及疗程应予以加强或适当延长。一般以链霉素、异烟肼及利福平联合应用为佳，也可另加吡嗪酰胺或乙胺丁醇，病情控制后，可改为异烟肼与利福平或异烟肼口服加链霉素每周 2 次，疗程应在 12 个月以上。

（2）对腹水型患者，在放腹水后，于腹腔内注入链霉素、醋酸可的松等药物，每周一次，可以加速腹水吸收并减少粘连。

（3）鉴于本病常继发于体内其他结核病，多数患者已接受过抗结核药物治疗，因此，对这类患者，应选择以往未用或少用的药物，制订联合用药方案。

9. 结核性腹膜炎患者的手术治疗指征是什么?

(1) 并发肠梗阻经内科治疗而未见好转者。

(2) 肠穿孔引起急性腹膜炎或局限性化脓性腹膜炎经抗生素治疗而未见好转者。

(3) 肠瘘经加强营养与抗结核治疗而未能闭合者。

第二节 腹膜间皮瘤

1. 什么是腹膜间皮瘤?

腹膜间皮瘤是起源于腹膜的上皮组织和间皮组织的肿瘤。

2. 腹膜间皮瘤病理分哪几型?

腹膜间皮瘤病理上分为三种类型:腺瘤样瘤,囊性间皮瘤和恶性间皮瘤。

3. 简述腹膜间皮瘤的临床表现及辅助检查的特点

临床表现无特异性,主要有腹痛、腹胀、腹块、腹水、恶心、呕吐、食欲减退、贫血、消瘦及低血糖症状等,可并发肠梗阻。腹痛最为常见,为顽固性持续性隐痛、胀痛,亦可为阵发性绞痛。腹水发生率达90%,且可增长迅速,呈血性或浆液性腹水。部分患者腹水检查有透明质酸、酸性黏多糖、胶原及绒毛膜促性腺激素水平增高。脱落细胞学检查,发现异型间皮细胞对鉴别良恶性及其与转移瘤的有重要意义。CT检查可见腹膜不规则增厚,饼状腹块,肠系膜密度增高呈星状或皱纸花状包块、腹水。腹腔镜检查及腹膜活检是一种简单有效的诊断方法。

腹膜转移癌

1. 什么是腹膜转移癌及其临床特点是什么?

腹膜转移癌为腹腔内脏器癌肿的晚期表现,常见的原发癌有胃癌、肝癌、结肠癌、卵巢癌等。其特点为常有原发癌的晚期症状及腹水、腹块、恶病质等。

2. 腹膜转移癌的来源有哪些？

腹膜转移癌的来源途径有：①直接蔓延；②表面种植；③血行转移；④淋巴转移。

3. 简述腹膜转移癌的临床表现及辅助检查特点

临床表现常有原发癌的晚期症状，如腹痛、腹胀、嗳气、反酸、恶心呕吐。体征有消瘦、左锁骨上淋巴结肿大、贫血等，同时伴有腹水、腹部肿块。

腹水细胞学检查可发现恶性瘤细胞。腹部 B 超或 CT 检查可对实质占位病变作出定位或定性诊断。腹腔镜检查与腹膜活检可用于定位、定性及鉴别诊断。

第三节　淀粉样变

1. 什么是淀粉样变？

淀粉样变是由于不溶性淀粉样蛋白在心脏、肾脏、消化道等脏器浸润所引起的临床症候群。

2. 淀粉样变有哪些分型？

可分为：原发性淀粉样变，继发性淀粉样变，伴多发性骨髓瘤的淀粉样变，遗传性淀粉样变，局限型淀粉样变和老年性淀粉样变。

3. 请举例列出三种疾病可继发胃肠道淀粉样变

至少 40 余种疾病可继发胃肠道淀粉样变，如类风湿性疾病、溶骨性肉瘤、浆细胞瘤、结核、炎症性肠病等。

4. 胃肠淀粉样变的病理组织特点有哪些?

临床表现有衰弱、乏力、纳差、体重降低、肌痛、腹痛、腹胀、贫血、水肿、胸水、腹水等。X线检查和内镜有助于诊断。组织学见黏膜和黏膜下层的血管壁及组织间淀粉样物质沉积，黏膜下层小动脉管壁增厚、管腔狭窄、闭塞、破裂出血。

5. 肠淀粉样变在镜下有何表现?

（1）黏膜皱襞粗大形成类瘤样改变，缺乏特征性。

（2）黏膜粗糙不平，可见糜烂溃疡。

（3）黏膜下出血，重者出现缺血性肠炎表现，可有结肠穿孔。

（4）黏膜松软并有剥脱现象。

（5）结肠壁增厚，蠕动减弱。

6. 淀粉样变在消化系统有哪些表现?

淀粉样变是一种代谢性疾病，淀粉样物质沉积于血管壁及心、肝、肾、胃肠等组织中。引起各器官的病变，如：

（1）胃肠表现：①运动障碍：由于胃肠肌层受浸润，胃肠运动明显减弱，出现弛缓性胃扩张、假性肠梗阻或吸收不良等；②形成多形性结节，类似于消化道肿瘤；③黏膜及血管受到侵袭，可出现溃烂、糜烂以致穿孔；④侵袭结肠壁神经，造成神经功能紊乱，出现腹泻或腹泻便秘交替。

（2）肝脏表现：肝淀粉样变较为常见，巨肝是突出表现，同时可以有巨舌、巨脾。可因门静脉受压而导致门静脉高压，食管胃底静脉曲张破裂出血。亦因为压迫小叶门脉区小胆管，引起胆汁淤积性黄疸。肝脏淀粉样变常合并肾病综合征、充血性心衰，预后很差，平均存活期9个月。

第十二章 消化系统各种综合征

1. 什么是食管贲门黏膜撕裂综合征？

剧烈干呕、呕吐和造成腹内压骤然增高的其他情况，可造成胃的贲门、食管远端的黏膜和黏膜下层撕裂、并发出血，称为食管贲门黏膜撕裂综合征（Mallory - Weiss 综合征）。临床上典型病史为先有干呕或呕吐，随后出血。与食管自发性破裂相比，胸痛不明显，大多数病人仅表现为无痛性出血。因为是动脉出血，所以出血量较大，严重时可引起休克和死亡。但有的病例出血很少，甚至仅在吐出的呕吐物中含有血丝或仅有黑便而无呕血。食管贲门黏膜撕裂综合征的治疗基本同上消化道出血的治疗原则。

2. 什么是盲袢综合征？

盲袢综合征是由于手术重建某种解剖形式，造成某一区域胃肠道内容物的滞留，而使细菌过度繁殖，引起肠道内代谢紊乱和吸收障碍。

3. 盲袢综合征有哪些临床表现？

盲袢综合征主要表现为脂肪泻、腹泻、营养不良、体重减轻、脂溶性维生素及维生素 B_{12} 的缺乏，以及由此产生的营养不良症。

4. 如何诊断盲袢综合征？

有腹部手术史或小肠疾病史，出现脂肪泻及吸收不良系列症状，结合 X 线所见可诊断。

5. 盲袢综合征的治疗原则是什么？

治疗主要以手术方法纠正导致细菌过度繁殖的解剖结构。不宜手术者，应选用多种抗生素间歇使用，多种维生素及蛋白质以补充营养。

6. 什么是短肠综合征?

短肠综合征指由于广泛的小肠切除或小肠的广泛病变，使小肠吸收面积极度减少，引起全身严重的营养不良等一系列紊乱。

7. 短肠综合征有哪些临床表现?

临床表现分三段：①术后数日开始至数周。切除过多的小肠，病人表现为大量腹泻，大量丢失体液和电解质。②数周以后，病人腹泻减轻，肠管逐渐适应，残留小肠的吸收能力逐渐增强。病人仍有营养不良的表现，如贫血、水肿、低钙等。③一般是在一年左右时间，病人体重有所增加。胃酸持续高分泌，可能产生消化性溃疡。

8. 短肠综合征的诊疗原则是什么?

依据有明确原发病，手术史及临床症状可诊断。治疗主要应纠正水和电解质紊乱，补充多种氨基酸、维生素等营养物质，及抗感染等对症治疗。如保守治疗数月后效果不满意，可行手术治疗，但效果亦不满意。

9. 什么是肠系膜上动脉压迫综合征?

肠系膜上动脉压迫综合征指肠系膜上动脉及与其伴行的静脉、神经压迫十二指肠水平部，造成十二指肠淤滞而引起慢性间歇性上腹痛、呕吐等上消化道梗阻症状的一组症候群。

10. 肠系膜上动脉综合征有何临床特点?

肠系膜上动脉综合征主要表现为十二指肠不全梗阻的征象，如腹痛、腹胀、恶心、呕吐、嗳气，餐后为重。呕吐后缓解。X线钡餐检查可见肠系膜上动脉压迫十二指肠水平部的压迹，可明确诊断。

11. 肠系膜上动脉综合征的治疗原则是什么?

内科治疗可采取少食多餐，饭后膝胸位。呕吐重者可胃肠减压。维持水电解质酸碱平衡，补充营养。保守无效者，可外科手术治疗。

12. 什么是 Lemmel 综合征?

Lemmel 综合征是指十二指肠乳头旁较大的憩室，当进食后，憩室内由于食物潴留黏膜充血，水肿呈炎症改变，压迫胆总管十二指肠乳头开口处，导致胆汁及胰液的排泌障碍，而发生梗阻性黄疸、胆系感染和胰腺炎。因 1934 年由 Lemmel 首次报道，故称 Lemmel 综合征。此病在临床上极易误诊为胰头占位性病变或胆囊炎症。本病可通过十二指肠 X 线钡剂造影或十二指肠镜检查明确，治疗上给予消炎、利胆、抑酸、对症治疗，如果并发出血、穿孔或乳头炎时可考虑手术治疗。

13. 如何诊断 Lemmel 综合征?

Lemmel 综合征多无典型症状，误诊和漏诊率相当高。当反复发生腹痛、腹胀、出血等症状无法用现有疾病解释，老年患者反复发热、腹痛和黄疸或梗阻性黄疸（可同时伴急性胰腺炎）在排除结石、肿瘤等因素外，应考虑十二指肠憩室的可能。应及早行十二指肠低张造影确诊。

有学者提出 Lemmel 综合征的诊断标准是：①憩室位于十二指肠降段。②虽有黄疸或胆总管扩张但胆总管内无结石。③由乳头炎所致的胰腺炎及胆管炎。④钡造影剂在憩室内长期存留者。通过十二指肠 X 线钡剂造影或十二指肠镜可明确诊断。

14. 什么是输入袢综合征（Steinberg syndrome)?

输入袢综合征发生可能由于手术致解剖形态学的改变引起机械性压迫所致，亦有人认为神经和激素作用在本病的发病机制中起一定作用。本病可分为急性和慢性两种。①急性梗阻：多发生于手术后数日内，也可发生于术后多年。表现为突发上腹部疼痛，多偏左侧，恶心，呕吐，呕吐物无胆汁，上腹胀满，易发生休克与肠坏死。血清淀粉酶可升高。②慢性梗阻：病人在进食后约 10～20 分钟感上腹胀，恶心，有时呕吐，呕吐物为大量胆汁，常不含食物，呕吐后症状缓解。久之出现消瘦、衰弱、贫血等。大多数病人需作再次手术，术式据手术时所见而定，按梗阻发生的原因采取适当措施以解除梗阻。

15. 什么是输出袢综合征（efferent loop syndrome）？

输出袢综合征是部分胃切除术后空肠输出袢的功能性梗阻。表现为手术后 8～12 天，病人开始出现上腹饱胀，常发生于饭后，同时出现恶心、呕吐、呕吐物内含有胆汁。胃切除术后数日出现饭后上腹饱胀，钡餐造影可发现胃内有大量空腹滞留液，并有空肠输出袢的痉挛性梗阻，这种梗阻可在一段时间后自行缓解。一般行保守治疗可以缓解。维持水电解质平衡及补充营养，胃肠减压。如保守治疗无效，应再次手术。

16. 什么是倾倒综合征（dumping syndrome）？

倾倒综合征是在胃切除与胃肠吻合术后，由于失去幽门及其正常生理功能，胃内食物骤然倾倒至十二指肠或空肠而引起一系列症状。可分为早发型和迟发型倾倒综合征。早发型倾倒综合征较多见，一般在胃手术后 10～14 天发病，症状出现在餐后 30 分钟内，多伴高血糖。饭后上腹不适，恶心、呕吐、嗳气、腹鸣胀气，可有排便急迫感及腹泻。头昏、眩晕、偶可晕厥、颤抖、出汗、心动过速。据病史及症状可诊断。

治疗：饮食调节，药物治疗，手术治疗。迟发型倾倒综合征发生在餐后 1.5～3 小时，伴低血糖表现，较少见。据症状、病史、低血糖可诊断。少量多餐，增加蛋白质及脂肪食物多在 2 年内可恢复正常。

17. 什么是肠易激综合征（irritable bowel syndrome）？

肠易激综合征是临床上最常见的肠功能紊乱，是肠管运动及分泌功能异常所致，多有精神因素参与，故认为是一种心身性疾病。

患者多为青壮年，女性多见。临床表现有：腹痛，可为餐后腹痛，腹泻；可有失眠，焦虑，抑郁，消化不良，恶心，呕吐，上腹部烧灼感，轻度吞咽困难。诊断需排除器质性疾病后，有肠道功能改变方能确立。治疗首先是精神心理治疗，饮食调节。药物包括抗焦虑，抗抑郁药，解痉收敛药。近年应用选择性抑制肠道钙离子通道的钙离子拮抗剂，治疗以腹痛为主要表现的肠易激综合征取得较好疗效。

18. Gardner 综合征的主要特点是什么？

Gardner 综合征为常染色体显性遗传，包含以下三方面特征：①肠息肉病；②软组织异常，软组织病变包括表皮样囊肿，常发生于面部、背部、四肢，可多至 20 个以上；③骨骼异常，骨病包括骨瘤以及长骨肋骨骨皮质增厚等，牙齿异常包括阻生齿、齿囊肿。多生牙以及其他牙齿病变。肠息肉为腺瘤性，主要发生在结肠、直肠，也可发生于胃、小肠。Gardner 综合征的遗传方式及癌变情况与家族性结肠息肉病相同，目前多数认为两者属于同一范畴的病变，其主要区别是 Gardner 综合征有较多的结肠外病变

19. Peutz - Jegher 综合征的临床特点是什么？

Peutz - Jegher 综合征是一种常染色体显性遗传，表现为错构瘤性息肉及皮肤黏膜色素沉着。息肉位于胃、小肠以及大肠，数目常为数十个。绝大多数病人在二十岁年龄段明确诊断，男女发病比例为 1∶1。临床表现与息肉位置有关。多表现消化道症状如肠梗阻、腹痛、便血以及脱肛等，小肠息肉常表现梗阻以及腹痛。大肠以及直肠息肉多表现便血、脱肛等，大约 23%的病人因为发现色素沉着及形成斑点及雀斑而检查证实该病，常常在婴幼儿期可发现。色素沉着常好发上唇周围皮肤、口唇及颊部黏膜，亦可发生在手掌、指、足跖、趾等处，较少发生于肠黏膜。与本病有关的肠道外肿瘤有卵巢癌、分化良好的子宫腺癌以及双侧乳腺癌等。

20. 什么是吸收不良综合征（malabsorption syndrome）？

吸收不良综合征指由于各种疾病所致的营养物质消化吸收障碍

而造成的一组症候群。原发性吸收不良多见于儿童，继发性多见于成人，以女性多见。临床多表现为腹胀，腹痛，腹部不适，肠鸣，排气。脂肪泻为本病特征，多导致进行性营养不良和体重下降。可有低蛋白血症，维生素B、维生素D、叶酸缺乏的相应表现。根据典型的脂肪泻，粪脂检查或吸收试验，呼气试验，胰腺外分泌检查的阳性可诊断。病因明确者应即予以病因治疗，否则只能针对所缺乏的物质作替代性治疗，补充热卡、矿物质及维生素，对症治疗。

21. 什么是直肠孤立性溃疡综合征?

多见于老年人，病因不清，可能与直肠脱垂使黏膜受牵拉和压迫有关。主要症状有直肠出血、肛门疼痛和里急后重。组织学特点为黏膜溃疡、肉芽组织增生、黏膜肌层平滑肌增生，肠腺可有增生。

22. 直肠孤立性溃疡综合征在肠镜下有何表现?

（1）溃疡型：最多见，溃疡一般表浅，类圆形或不规则，边界清楚，边缘轻度隆起，有弹性，溃疡旁黏膜基本正常，无明显炎症反应。

（2）隆起型：结节状或广基不规则隆起，发红，外观易与腺瘤相混，质地较韧。

（3）混合型：溃疡周边有结节样隆起，为以上两型的综合。

23. 肝静脉下腔静脉阻塞综合征（Budd - Chiari syndrome）?

肝静脉下腔静脉阻塞综合征指因肝静脉狭窄或阻塞，包括邻近肝部的下腔静脉部分或完全性阻塞而引起肝静脉和/或下腔静脉回流障碍。临床分为两型：①急性型：指肝静脉迅速而完全性阻塞，起病急骤，突发上腹剧痛，呕吐，肝脏肿大，腹水，轻度黄疸，病情迅速恶化，发生谵妄、昏迷、肝衰竭而死亡。②慢性型：起病缓慢，先有消化不良症状，继而出现肝静脉、下腔静脉阻塞症状。晚期患者可因食管静脉曲张破裂出血或肝衰竭或继发性肝癌死亡。临床确诊困难，需依据肝静脉、下腔静脉造影确定阻塞部位。急性者可试用抗凝剂及抗生素治疗，疗效不确切。慢性者对症治疗，早期手术治疗解除肝脏与下肢淤血。

24. 何为胆囊切除术后综合征？

因胆囊炎而施行胆囊切除术，术后原有的症状依然存在，或经过一段时间缓解后原有的症状又复发，或出现新的症状，这些统称为“胆囊切除术后综合征”。发病率各作者的报道差距很大，可达4%～40%。

25. 胆囊切除术后综合征的病因有哪些？

（1）胆总管结石是常见原因。胆囊切除术后胆管结石分为残留结石、结石复发和新生结石三种情况。其中以残留结石为最常见。复发的结石通常是经过一年或更长的时间无症状后，由于胆汁淤滞或其他原因而再发。第三种情况是原来无结石，由于胆囊切除后，因代谢紊乱，如甲状腺机能低下、肥胖或胆固醇增高症，而发生胆固醇结石；或者因为溶血、局限性肠炎以及寄生虫，特别是蛔虫，而产生色素性结石。

（2）胆囊切除术本身造成的后果：①胆管损伤，术后并发症（如出血、胆汁性腹膜炎、局部脓肿以致胆瘘）后期可能遗留胆管狭窄。②在胆囊炎症严重或术后有胆汁漏出的情况下，胆囊床和胆总管周围可发生粘连，如与十二指肠球部连接紧密产生类似溃疡病的症状，其特点为变换体位可致上腹不适。若与空肠或回肠附着，可能因形成锐角而产生部分性肠梗阻。③若切除胆囊不完全或残留胆囊管过长，甚至遗留胆石在胆囊管残端内，胆囊管以后可逐渐扩张，甚至产生结石或癌，临床上可出现类似原有的胆囊炎症状。④如果残留的胆囊管中有结石，则可排入胆总管或破溃引起胆汁性腹膜炎和胆瘘。

（3）胆囊切除术后胆汁流入十二指肠的调节出现障碍，术后胆囊功能丧失，胆汁不断地流入十二指肠，可引起 Oddi 括约肌松弛，丧失张力。当十二指肠蠕动或痉挛时，其中内容可因压力增加而反流入肝外的胆管，使胆总管扩张。若术后 Oddi 括约肌的张力仍能保持，甚至痉挛，亦引起胆总管扩张。因此，Oddi 括约肌痉挛或松弛，均能导致胆总管内的压力增加，而成为其扩张的理由，且产生临床症状。

26. 如何诊断胆囊切除术后综合征?

首先必须强调，外科医师在作胆囊切除术时应对术后可能发生的综合征有所认识，常规系统地检查肝脏、胰腺、胃、十二指肠以及肝外胆管，必要时作活组织检查。凡放置“T”管者，拔管前必须常规经“T”管作胆管造影、胃镜或十二指肠镜检查，常能提供胃肠X线钡剂造影所遗漏的诊断，并可行ERCP。

对本病的诊断包括各种胆管造影、胃肠X线钡剂造影、内镜检查、核素扫描、超声检查以及各种化验诊断。经皮经肝穿刺胆管造影对显示肝内、外胆管结石和狭窄，均能获得可靠的依据，但须注意肝穿刺可能产生的不良后果。肝脏核素扫描，有助于识别胆管梗阻，表现为放射核素不排入肠道；左肝外叶显示无功能，结合病史和造影结果，能进一步说明左肝外叶因肝内胆管结石而萎缩。超声检查可提示胆总管和肝内胆管有无扩张。^{75}硒扫描，在慢性胰腺炎显像很淡或不显像。此外，各种化验包括肝功能试验、胆红素定量、碱性磷酸酶与淀粉酶测定、胃液分析以及十二指肠引流等，都有助于作出鉴别诊断。一旦诊断确定，便能采取相应的有效治疗措施。

在排除常见的器质性病变后，以下几点可供诊断功能性运动障碍或协同失调作参考：①疼痛的部位和特征类似胆石所致的绞痛，但时间较短，一般为数分钟至半小时之久；②发作较频繁，通常一日数次；③发作与情绪紧张、焦急、心神不安有关；④发作时吸入亚硝酸异戊酯或舌下含硝酸甘油0.6mg，症状即可缓解；⑤注射吗啡10mg可诱发右上腹疼痛；⑥腹痛发作时并不伴随寒战、发热和黄疸。

27. 什么是夏-柯综合征（Charcot’s syndrome）

夏-柯综合征又称间歇性胆道热综合征。病因为各种类型的肝外胆管感染，机械性或功能性梗阻均可诱发。病理变化有肝内、肝外胆管呈化脓性或非化脓性炎症改变，梗阻和胆汁淤积上方胆管扩张，肝细胞有不同程度的损害。多发于中年女性，右季肋部反复发作性钝痛或绞痛，向肩背部放射，伴寒战、高热、恶心、呕吐、厌食、体重减轻、肝大、肝区疼痛，偶有隐性黄疸。胆道造影、ERCP均有胆道炎症或梗阻改变。根据反复右上腹疼痛，伴寒热、黄疸，结合实验室检查可诊断。内科治疗包括抗生素、解痉及对症。保守治疗无效并有机械性梗阻者应行手术治疗。

28. 什么是 Dubin－Johnson syndrome（先天性非溶血性黄疸直接胆红素增高Ⅰ型）?

先天性非溶血性黄疸直接胆红素增高Ⅰ型指先天性肝细胞排泄结合胆红素障碍所致的黄疸，同时有溴磺酚钠等有机阴离子排泄障碍。其病理特征为肝细胞内有棕褐色颗粒状色素沉着。临床表现为无症状的长期轻度黄疸。遗传方式为外显率不完全的常染色体显性遗传。患者结合胆红素排泄至毛细胆管的过程发生障碍，结合胆红素反流入血，引起高胆红素血症，出现黄疸。多见于青少年，常有家族史。呈慢性良性间歇性黄疸，病人可只有尿色加深和黄疸，亦可伴腹痛、乏力、恶心、呕吐、食欲减退等症状和肝脾肿大。黄疸可因妊娠、手术、劳累、感染、饮酒而加深。实验室检查：①血清总胆红素增高，直接胆红素与总胆红素之比＞35％。尿胆红素阳性，尿胆原也可增多。②肝脏对磺溴酞钠试验（BSP）的摄取和结合正常，但排泄障碍，210 分钟血液内滞留量反而大于 45 分钟时。③口服和静脉胆囊造影不显影。④肝功能检查正常。⑤肝活检可见肝细胞内有棕褐色颗粒，无肝细胞损坏及胆汁淤滞的组织学改变。长期慢性或间歇性非梗阻性轻度黄疸，一般情况好，血清胆红素增高，肝功正常者，应高度考虑本征。进一步追查家族史、特征性 BSP 试验，并排除器质性黄疸后可确诊。无特殊治疗方法。无自觉症状时不予处理。症状严重时则需卧床休息及一般保守治疗。

29. 什么是 Rotor's syndrome（先天性非溶血性黄疸直接胆红素增高Ⅱ型）?

先天性非溶血性黄疸直接胆红素增高Ⅱ型系指先天性肝细胞排泄结合胆红素障碍所致的黄疸。临床表现为无症状持续性轻度黄疸。肝活检无异常发现。一般认为本病是先天性胆红素代谢的酶缺陷，有明显的家族遗传性。黄疸呈慢性而有波动，常在疲劳或感冒后加重。一般症状轻微，约半数无自觉症状，其他可有间歇性乏力、发热、腹痛、心窝不适，右季肋部钝痛和皮肤瘙痒，少数肝脏可触及，脾不肿大。血清胆红素增高，1分钟胆红素与总胆红素之比＞35％。胆红素耐量试验显示血清内结合与非结合胆红素的清除显著减慢。据临床表现良性经过，实验室检查及肝组织活检可以诊断。本病预后好。症状少，无需治疗。

30. 什么是 Gilbert syndrome（家族性非溶血性黄疸间接胆红素增高型）？

本症系一种家族性胆红素代谢障碍，特征为肝内胆红素结合障碍，使其在血清中浓度升高。临床表现为慢性间歇性黄疸。本病具有家族性为常染色体显性遗传。目前认为本病主要缺陷是肝内胆红素结合异常，并非摄取障碍。肝组织学检查在光学显微镜下观察，无异常发现。电镜下可见 Disse 间隙内肝细胞表面微绒毛减少，光面内质网显著肥大、增生，巨线粒体增加。少数病人肝内可发现脂褐素颗粒。一般在15～18岁发病，男性多于女性，有阳性家族史。疲劳、情绪波动、饮酒、受凉、感染等可诱发或加重黄疸。一般无自觉症状，肝脾不肿大。总清总胆红素升高，一般＜3mg/dl，一分钟胆红素与总胆红素之比＜20％，肝活检正常。诊断主要根据黄疸的特征及家族史，排除其他原因引起的非结合胆红素增高性黄疸如病毒性肝炎，溶血性黄疸及肝炎后综合征。低热量饮食试验及苯巴比妥试验可助诊断。一般无需治疗。酶诱导剂可使黄疸消退，如苯巴比妥、格鲁米特。

31. 什么是 Crigler－Najjar 综合征？

系由肝细胞缺乏葡萄糖醛酸转移酶，致血中非结合胆红素不能形成结合型胆红素，导致血中非结合胆红素增多而出现黄疸。本病由于血中非结合胆红素甚高，故可产生核黄疸，见于新生儿，预后极差。

32. 什么叫 Plummer－Vinson 综合征？

缺铁性吞咽困难又称 Plummer－Vinson 综合征。本病患者多数是妇女，北半球国家如瑞典、美国、加拿大等地有报道缺铁性贫血的病例中凡有吞咽困难者约 15％有上食管蹼。有关本病的病因，多数人认为缺铁是本病的最基本因素。本病主要表现为间歇性吞咽困难，同时常有消瘦、苍白、时有发红，舌质红而光滑，舌乳头消失，多数缺齿或完全无牙、口角皴裂、匙状指甲、脾大甚至巨脾。实验室检查呈现缺铁性贫血表现，部分病例血清维生素 B_{12} 和 B_6 浓度减低。X 线和内镜检查可见食管蹼。本病可并发萎缩性胃炎、恶性贫血、黏液性水肿等。治疗上治疗贫血是首要措施，少数单纯补铁吞咽困难不能消失者，可用内镜电烧治疗或扩张治疗。

33. 什么是低血糖综合征（hypoglycemia syndrome)？

低血糖综合征指自发性低血糖及胰岛素分泌过多。轻症患者数分钟内症状自动消失或经进食后消失。重症患者，症状可持续数小时到数天，终因医治无效而死亡。症状常因空腹或体力劳动而诱发，症状包括：①交感神经系统功能紊乱，如饥饿、震颤、面色苍白、出汗、心动过速、恶心、晕厥；②中枢神经系统功能紊乱，如肌肉软弱、痉挛状态、反射亢进、Babinski 征（＋）、癫痫样发作、眼肌麻痹等；③精神方面紊乱，如先期恐怖、定向力丧失、夸大幻想、躁狂及昏迷等。急性发作时血糖定量测定低于 50mg/dl 可诊断。葡萄糖治疗试验后症状减轻或消失，亦是诊断的有力证据。病因治疗是主要的、急性发作时，口服或静点葡萄糖。

第十三章　消化系统疾病的消化系统外表现

消化系统疾病的消化系统外表现有哪些?

消化系统疾病的消化系统外表现主要有以下几类:

(1) 消化系统肿瘤的转移症状:胃癌肺转移可以引起咳嗽、咯血,累及胸膜可产生胸腔积液而发生呼吸困难,部分胃癌患者可出现伴癌综合征(包括反复发作的表浅性血栓性静脉炎、过度色素沉着、黑棘皮病、皮肌炎、膜性肾病及神经肌肉病变)。

(2) 炎症性肠病(溃疡性结肠炎、Crohn 病)的肠外表现:

1) 皮肤黏膜病变:主要有结节性红斑、皮肤坏疽性化脓症及口腔溃疡等。

2) 关节痛和强直性脊柱炎。

3) 眼部病变:包括虹膜炎、葡萄膜炎,可反复出现。

(3) 某些消化系统疾病的并发症:某些疾病(例如急性重症胰腺炎)的并发症临床表现复杂多变,有代表性的有:

1) 胰性皮肤损害:急性重症胰腺炎患者可以胰性皮肤损害,表现为腹部皮肤坏死、瘀斑、硬结。

2) 胰性脑病:急性重症胰腺炎患者可以出现胰性脑病,表现为意识不清、烦躁不安、抑郁、幻觉、语言障碍,有的甚至出现昏迷、偏瘫。

(4) 一些主要累及消化系统的疾病的全身表现:遗传性血色病、肝豆状核变性、淀粉样变等代谢障碍疾病可有下列全身表现:

1) 遗传性血色病:是一种由于胃肠道铁吸收异常增多引起铁在组织中异常沉积的先天性铁代谢缺陷病,本病常出现乏力、嗜睡、皮肤色素沉着、性欲丧失、关节疼以及糖尿病的临床表现。

2) 肝豆状核变性(又名 Wilson 病):是一种以青少年发病为主的常染色体隐性遗传性疾病,由于铜代谢异常障碍引起多脏器损害,除肝硬化表现外还常有眼部表现(如 K-F 环)、神经精神表现、肾小管酸中毒及骨骼改变。

3）淀粉样变：淀粉样变是淀粉样物质沉着于血管壁及组织中引起的疾病，病变主要累及心脏、肝脏、肾脏、脾、胃肠道、皮肤及肌肉等器官，临床表现为疲劳、体重减轻、水肿、头晕、气短、感觉异常等。

第十四章　其他系统疾病在消化系统的表现

1. 腹腔外病变导致急性腹痛的病因有哪些？

急性腹痛可以是由腹部以外脏器的疾病和系统性疾病导致，如表 14－1 中所示。而这些疾病中除气胸、脓胸、食管穿孔外基本不需要外科治疗。

表 14－1　腹腔外导致急性腹痛的原因

心源性	胸部疾病	神经系统
心肌缺血和心肌梗死	肺炎	脊神经根炎：脊神经
心肌炎	胸膜痛	或是外周神经损伤
心内膜炎	肺部血栓形成肺梗死	带状疱疹
充血性心力衰竭	气胸	腹型癫痫
	脓胸	消瘦
	食管炎	脊髓痨
	食管痉挛	
	食管破裂	
代谢性疾病	**血液系统**	**中毒**
糖尿病	镰刀性贫血	过敏反应：昆虫叮咬
卟啉症	溶血性贫血	脊髓炎
急性肾上腺功能不全	腹型紫癜	伤寒
高脂血症	急性白血病	
甲状旁腺功能亢进		
其他：肌肉挫伤、血肿、麻醉剂戒断症状、热休克、家族性地中海贫血、精神失常等。		

2. 食管源性胸痛是怎样发生的，如何与心绞痛相鉴别？

（1）反流：在胃食管反流性疾病（gastroesophageal reflux diseases，GERD）中，反流物中的胃酸、胃蛋白酶、胆酸、胰酶刺激食管壁化学感受器引起胸痛。并且酸可以导致食管壁环行肌及纵行肌运动失调，从而使胸痛显著加重。在心绞痛样胸痛中约80％是由胃食管反流引起的。食管裂孔疝引起胸痛的机制也与反流有关。

（2）食管动力异常：由于食管张力明显增加，刺激食管壁机械感受器引起胸痛。50％以上贲门失弛缓病人吞咽后食管扩张，或因高幅度同步波而致胸痛。弥漫性食管痉挛时由于食管蠕动波幅高大并时限延长而引起胸痛。这两种原因引起的胸痛服用硝酸甘油后可缓解。

反流性胃食管疾病中反流而引起的疼痛和劳累性心绞痛发作症状类似但处理方法不同，应予以鉴别。这两种疾病预后不同，冠心病漏诊会导致严重后果，所以在心绞痛样胸痛中虽以反流性胃食管疾病引起者居多，仍要首先进行冠心病方面检查排除冠心病后再考虑食管源性胸痛的可能。

3. 冠心病病人可出现哪些消化系症状？

（1）心绞痛：部分不典型的心绞痛仅表现为嗳气、上腹痛、消化不良等，餐后尤甚。由于心绞痛相关的胃肠症状多出现在餐后、因而很容易被误诊为是胃病或是肝胆疾病。反之，在反流性食管炎、食管裂孔疝、胆石症时可出现非心源性胸痛，而误诊为心绞痛，因而应注意胸痛的鉴别诊断。

（2）心肌梗死：急性心肌梗死可以突发的剑突下或上腹部剧痛伴以频繁呕吐为主要表现。颇似胃痉挛、胆石症等，如误诊后果严重，甚至会导致死亡。所以对于不明原因的上腹部疼痛不适的患者，尤其是老年患者，应及时行心电图检查。

急性心肌梗死出现胃肠道症状与心排血量降低灌注不足和坏死心肌刺激，引起迷走神经对胃肠道反射作用有关。既往认为急性下壁心肌梗死最容易发生呕吐，最近的观点认为呕吐与梗死范围有密切关系而与具体部位无关，出现呕吐的病人梗死面积比无呕吐者大，心脏功能和近期预后均较后者为差。

上消化道出血可为心肌梗死严重并发症，原有消化性溃疡者易出现，其原因为胃肠血量灌注不足导致坏死及应激状态下交感神经及肾上腺皮质系统兴奋，致使胃、十二指肠缺血引起应激性溃疡和糜烂。

表 14-2 心绞痛与 GERD 引起的胸痛的鉴别

	GERD	心绞痛
病史	有反酸、嗳气、餐后上腹部不适病史、体型肥胖	可能有冠心病家族史
诱因	饱餐后平卧休息时、尤其是进食流质食物后；或腹压增加时	劳累时、情绪激动以及可以引起心肌氧耗增加的时刻
发作特点	可伴有咳嗽、哮喘发作；持续时间久。每日可有数次发作而无生命危险	多有强迫制动体位，待病情缓解后方可恢复。病情多于数分钟内缓解
缓解方式	平卧时高枕，应用质子泵抑制剂	应用硝酸酯类药物后很快缓解
辅助检查	胃镜；24 小时胃食管测酸、测压有助于诊断	发作时多有 ST-T 改变，查冠脉造影可确诊

4. 肺心病病人右心衰竭时消化系统会有哪些表现？

（1）肝肿大、压痛及 AST 升高：右心衰竭时心室舒张末期容积增大和压力增高，致静脉回流障碍，而肝静脉距右心最近，因此淤血出现最重最早，肝脏因淤血而增大。肝肿大几乎都出现在皮下水肿之前，所以这是右心衰竭最早出现，也是最重要的体征之一。由于肝被膜的神经受刺激，可引起肝区痛，有时疼痛类似胆绞痛，多因体力活动诱发或加重。早期经抗心衰治疗后肝脏可迅速回缩到肋缘。长期肝淤血可以引起黄疸及淤血性肝硬化。AST 升高：心衰时由于肝静脉直至小叶中央静脉严重淤血，小叶中央的细胞因受压、缺血、缺氧而坏死，从而出现转氨酶升高。

（2）胃肠道症状：由于胃肠道、胰腺淤血、水肿、缺氧，可出现消化及吸收障碍，表现为食欲不振、恶心、呕吐、饱胀和便秘等症状。在心衰晚期可表现为顽固性水样腹泻。长期心衰患者出现消化性溃疡较正常人为多，故有时可出现呕血及黑便。心衰好转后胃肠道症状也减轻甚至消失。

（3）药物引起的胃肠道不适：心衰患者长期服用洋地黄类药物和利尿剂，洋地黄可以引起恶心、呕吐，尤其达到中毒剂量时尤其明显。服用利尿剂时可以出现低钾、低镁血症。表现为恶心、呕吐、腹胀、便秘、肠鸣音减弱等，严重者可以出现肠麻痹及假性肠梗阻。而口服钾盐可诱发食管炎及小肠溃疡等。

5. 慢性肾功能不全有哪些胃肠道表现?

慢性肾功能不全的患者往往以消化系表现为早期表现，其发生机制为：尿毒症毒素对胃肠黏膜的刺激，胃泌素等激素水平改变（肾衰时胃泌素排泄障碍），黏膜以及黏膜下血管病变以及应用治疗药物等原因，其表现主要有：

（1）消化性溃疡表现：可表现为上腹部胀痛、反酸、恶心、呕吐、厌食等。

（2）胃肠道出血：呕血和便血有时为尿毒症早期症状，因同时伴有皮肤、牙龈出血，有时会被误诊为血液系统疾病。

（3）恶心和呕吐：慢性肾衰早期可以反复顽固性呕吐为主要表现，可被误诊为功能性呕吐或神经系统疾病。

（4）腹泻：由于代谢毒物的刺激，腹泻是常见的症状，病理检查可见尿毒症性结肠炎表现。

6. 结缔组织疾病可引起哪些消化道表现?

本类疾病的病理基础为疏松结缔组织黏液水肿，纤维蛋白变性及坏死性血管炎。因全身结缔组织均可受累，故本病在消化道已有受累表现：

（1）食管：系统性和局部性硬皮病均可累及食管。90%的患者有食管运动功能障碍，表现为吞咽困难，并有胸骨后烧灼痛，饭后饱胀或反胃。病变部位主要在食管下 2/3 黏膜变薄，固有层和黏膜下层有胶原沉积，肌层萎缩，为纤维组织代替。有病变的局部黏膜易出现 Barett 化生。此外，在类风湿性关节炎、红斑狼疮、皮肌炎患者均可出现类似症状。

（2）胃肠道：胃的受累较其他消化道器官为少见，小肠症状常常很明显。在硬皮病、皮肌炎患者由于胃排空时间延长，小肠运动不协调常出现严重腹胀、痛性痉挛、肠腔扩大，可造成功能性肠梗阻。结节性多动脉炎及白塞综合征由于血管管腔狭窄及闭塞，可引起组织缺血和坏死。可出现黏膜坏死，形成溃疡，并可造成胃肠道大出血、肠梗阻、肠穿孔及腹膜炎等。

（3）肝脏：肝脏受累后常为亚临床表现，肝脏常肿大，50%有转氨酶升高。系统性红斑狼疮、类风湿性关节炎时肝脏改变明显。病理可为肉芽肿性肝炎、慢性活动性肝炎、急性肝炎或肝硬化所见。

（4）胰腺：表现胰腺外分泌障碍，并发胰腺炎者少，在红斑狼疮急性多器官受累时5%～10%患者可发生胰腺炎。

7. 常见结缔组织疾病可以有哪些消化系统症状？

多种结缔组织病都可以有消化系统表现，例如系统性红斑狼疮、类风湿性关节炎、进行性系统硬化症、皮肌炎、混合性结缔组织病、干燥综合征等。消化系统表现如下：①口干：干燥综合征多见；②吞咽困难：进行性系统硬化症和干燥综合征多见；③食欲不振：各种风湿病均可见；④恶心、呕吐：系统性红斑狼疮（SLE）多见；⑤腹痛：SLE多见；⑥腹胀：SLE多见；⑦腹泻：SLE多见；⑧便秘：SLE多见；⑨消化道出血：以黑便为主，SLE多见；⑩腹水：SLE多见；⑪肠梗阻：SLE多见；⑫肝脏损害：多以肝脏肿大、直接胆红素及总胆红素升高、肝酶谱异常为主要表现。SLE多见；⑬脾肿大：多见于SLE。

8. 糖尿病时可有哪些消化系统异常表现？

（1）食欲改变：糖尿病病人由于大量糖随尿液排出，糖分未能充分利用，伴以血糖过高刺激胰岛素分泌，食欲常亢进，易有饥饿感。若忽然出现食欲降低，伴有恶心、呕吐、腹痛脱水等症状时应首先考虑为糖尿病酮症酸中毒。

（2）食管、胃、肠受累：糖尿病病人神经细胞内山梨醇增加，肌醇减少，以及滋养神经的微血管病变，致使由脑中枢至周围神经发生病变。其中消化道自主神经变性，导致神经传导速度减慢，临床出现消化道的异常表现：

1）食管蠕动减弱、排空延缓，病人自觉咽下困难；由于下食管括约肌松弛，部分病人出现反流性胃食管疾病。

2）胃运动功能减退，胃排空障碍，称为糖尿病性胃轻瘫。

3）腹泻与便秘，其中以腹泻为多见，为糊状便，大便常规检查常无异常。为功能性腹泻。

（3）脂肪肝与胆石症：2型糖尿病病人，大多为肥胖体质，常伴有高胆固醇血症以及高甘油三酯血症，因而易于出现脂肪肝，也容易患胆石症。

9. 甲亢患者可有哪些消化系统表现？

甲亢患者常有食欲亢进，多食，消瘦。老年患者可有食欲减退、厌食，由于胃肠蠕动过快，消化吸收不良而排便次数增多，含较多不消化食物。少数病人可伴有恶心、呕吐，重者可肝功能异常，偶有黄疸。部分病人可以消化系症状为首发表现，应注意鉴别。

10. 白血病可以有哪些胃肠道表现？

以白血病细胞胃肠道浸润为主要表现的急性白血病并非罕见，也可并发急腹症而入院者。多见于急性单核细胞性白血病，可以侵犯小肠的任何部位，常发生在该病的晚期或进展期。病变主要发生在小肠黏膜和黏膜下层，尤其是淋巴组织部位，浸润可导致肠壁斑点样增厚，出现粟粒状或斑块状隆起受累部位黏膜常发生糜烂、溃疡严重时可累及肌层。临床上表现腹痛、腹泻，严重者可引起肠套叠、肠出血和肠穿孔，但未见有形成腹部包块的报告。因此急性白血病以胃肠道症状为主要表现者容易误诊，特别是外周血象白细胞不增多者尤其容易误诊。在急腹症患者的鉴别诊断中应考虑到白血病，可疑病人应及早进行骨髓血检查以明确之。

第二部分

消化病选择题及答案

【A1 型题】

1. 下述哪项不引起食管下段括约肌张力下降

A. 服用 654 - 2

B. 服用硝苯地平

C. Valsalva 动作

D. 吸烟

E. 高脂餐

2. 正常结肠基础电节律为慢波频率 6 次/分，而 3 次/分的慢波频率与分节收缩有关，高幅收缩波主要出现在进食或排便前后。肠易激综合征（IBS）患者结肠电节律特点是

A. 便秘型 IBS 慢波频率 6 次/分明显增加

B. 便秘型 IBS 慢波频率 3 次/分明显增加

C. 便秘型 IBS 高幅收缩波明显增加

D. 腹泻型 IBS 慢波频率 3 次/分明显增加

E. 结肠电活动无变化

3. 在 Hp 所产生的物质中可破坏细胞膜的完整性的是

A. VacA

B. 尿素酶

C. 磷脂酶 A

D. CagA

E. 脂多糖

4. 在下列血清学检查中对肝硬化的肝功能损害程度判断最有意义的是

A. 谷草转氨酶

B. 转肽酶

C. 碱性磷酸酶

D. 单胺氧化酶

E. 白蛋白/球蛋白比例

5. 关于门脉性肝硬化组织学变化，不正确的是

A. 汇管区增宽

B. 假小叶形成

C. 新生肝细胞形成假胆管

D. 假小叶内肝细胞有坏死及再生

E. 肝内小动脉及小静脉无变化

6. 我国原发性肝癌的最主要原因是

A. 甲型肝炎病毒感染

B. 酒精性肝硬化

C. 乙型肝炎病毒感染

D. 脂肪肝

E. 血色病

7. 不会感染幽门螺杆菌的部位是

A. 胃体

B. 胃底

C. 食管中段

D. 食管下段

E. 以上都是

8. 下列抗幽门螺杆菌的治疗中，能明显提高根除率的措施是

A. 联合服用铋剂加羟氨卞青霉素及甲硝唑或克拉霉素中的一种抗生素

B. 联合服用质子泵抑制剂加羟氨卞青霉素及甲硝唑或克拉霉素中的一种抗生素

C. 联合同时服用铋剂加羟氨卞青霉素及甲硝唑或克拉霉素中的两种抗生素

D. 联合同时服用质子泵抑制剂加羟氨卞青霉素及甲硝唑或克拉霉素中的两种抗生素

E. 同时服用三种或三种以上抗生素

9. 下列结核性腹膜炎的传播途径，不属于血性播散的是

A. 粟粒性肺结核

B. 睾丸结核

C. 输卵管结核

D. 骨结核

E. 关节结核

10. 肝硬化患者出血倾向的最主要原因是

A. 维生素 K 缺乏

B. 毛细血管脆性增加

C. 血小板功能不良

D. 凝血因子合成障碍

E. 肝脏解毒功能不良而致毒性反应

11. 急性重症胰腺炎的最主要病理特点是

A. 钙皂斑

B. 脓肿、假性囊肿或瘘管形成

C. 坏死灶外周有炎性细胞包绕

D. 腺泡细胞及脂肪坏死、血管出血

E. 静脉炎、淋巴管炎和血栓形成

12. 溃疡性结肠炎病变多位于

A. 回盲部

B. 末段回肠

C. 升结肠

D. 直肠和乙状结肠

E. 肛门周围

13. 根据 Room Ⅲ标准，功能性胃肠病诊断必须满足病程时间为

A. 发病 3 个月或以上，近 3 个月病情活动

B. 发病 6 个月或以上，近 3 个月病情活动

C. 发病 9 个月或以上，近 3 个月病情活动

D. 发病 12 个月或以上，近 3 个月病情活动

E. 发病 24 个月以上，近 3 个月病情活动

14. 鉴别良恶性溃疡的最可靠的方法是

A. 溃疡大小

B. 溃疡形态

C. 大便潜血持续阳性

D. 胃黏膜组织病理学检查

E. 幽门螺杆菌检查

15. 慢性萎缩性胃炎与胃癌的关系，下列哪项是正确的

A. 无关

B. 小部分发展成胃癌

C. 大部分可发展成胃癌

D. 全都发展成胃癌

E. 等于胃癌

16. 区别肝肾综合征和肝病合并肾小管坏死最有意义的是

A. 病史

B. 氮质血症

C. 尿蛋白测定

D. 尿钠测定

E. 尿沉渣检查

17. 以下哪些检查有助于诊断反流性食管炎引起的非心源性胸痛

A. 胃镜及活组织检查

B. 食管钡餐检查

C. 食管压力检查

D. 食管下段 pH 值监测

E. 超声心动检查

18. 急性胰腺炎患者淀粉酶测定下列各项中不正确的是

A. 血淀粉酶在起病后 6～12 小时开始升高

B. 尿淀粉酶升高比血淀粉酶晚

C. 血淀粉酶持续 3～5 天

D. 尿淀粉酶持续 7～14 天

E. 淀粉酶的高低与病情的轻重平行相关

19. 对肠结核的诊断最具意义的检查方法是

A. 大便找到抗酸杆菌

B. 结肠镜检查病理检查

C. X 线造影

D. PPD 试验呈强阳性

E. 胸片发现肺部钙化点

20. 结核性腹膜炎的并发症，下列哪种最常见

A. 肠穿孔

B. 肠管内瘘

C. 腹腔脓肿

D. 肠梗阻

E. 肝结核

21. 以下各项哪一项不是溃疡性结肠炎并发中毒性巨结肠的常见诱因
A. 低血钙
B. 低血钾
C. 使用阿片类药物
D. 钡灌肠
E. 全结肠镜检查
22. 下列溃疡性结肠炎的描述不正确的是
A. 临床表现有腹痛-便意-便后缓解的规律
B. 肠镜表现黏膜弥漫性充血水肿、脆性增高、易出血、黏膜浅溃疡形成
C. 完整诊断包括临床类型、病变范围、严重程度、病情分期
D. 可合并原发胆汁性肝硬化
E. 常有肠瘘形成
23. 溃疡性结肠炎维持治疗的正确方案是
A. 最小剂量的激素治疗 1～2 年
B. 最小剂量的激素治疗半年
C. SASP 1～2g/d 或相当剂量的 5 - ASA，2 年
D. SASP 1～2g/d 或相当剂量的 5 - ASA，半年
E. 美沙拉嗪，3 个月
24. 患者腹部触及肿块而无发热，最可能见于
A. Crohn 病
B. 溃疡型肠结核
C. 结核性腹膜炎
D. 结肠癌
E. 溃疡性结肠炎
25. 清除食管内容物的主要动力是
A. 食物的重力
B. 对食管内物体推进性蠕动
C. 吞咽动作
D. LES（下食管括约肌）舒张
E. 食管张力

26. 引起肠易激综合征的原因不包括以下哪一条
A. 特殊饮食
B. 肠道感染
C. 精神因素
D. 免疫异常
E. 肠道菌群失调
27. 误服下列哪种药物应禁忌洗胃
A. 有机磷农药
B. 水杨酸类
C. 盐酸麻黄碱
D. 氢氧化钠
E. 亚硝酸盐类
28. 肝硬化食管静脉曲张破裂大出血后发生的变化，下述哪项不正确
A. 尿素氮增高
B. 脾脏缩小
C. 腹水减少
D. 诱发肝性昏迷
E. 诱发肝肾综合征
29. 只见于萎缩性胃炎的黏膜变化是
A. 肠上皮化生
B. 典型增生
C. 淋巴细胞浸润
D. 腺体破坏及减少
E. 假幽门腺化生
30. 突发右上腹剧痛伴血性腹水，最可能是
A. 肝包膜下大出血
B. 肝癌结节破入腹腔
C. 消化性溃疡穿孔
D. 急性化脓性胆囊炎
E. 腹膜转移癌
31. 关于 Hp 感染，说法不正确的是

A. Hp 是Ⅰ类致癌因子

B. Hp 阳性的低度恶性 MALT 淋巴瘤在根除 Hp 后，病变可消退

C. 胃癌患者中 Hp 感染率最高

D. Hp 阳性的功能性消化不良患者，根除 Hp 后症状不一定改善

E. Hp 可引起急性糜烂性胃炎

32. 血清中抗线粒体抗体阳性多见于

A. 病毒性肝炎

B. 脂肪肝

C. 血吸虫病性肝纤维化

D. 原发性胆汁性肝硬化

E. 继发性胆汁性肝硬化

33. 结核性腹膜炎最常见的并发症是

A. 肠扭转

B. 肠穿孔

C. 肠道出血

D. 肠套叠

E. 肠梗阻

34. 对急性胰腺炎的诊断分型意义不大的指标是

A. 白细胞升高

B. 血钙降低

C. 血氧分压下降

D. 血淀粉酶升高

E. 腹部出现 Cullen 和（或）Grey-Turner 征

35. 以下胃肠道症状中，提示胰腺有弥漫性破坏的是

A. 脂肪泻

B. 腹胀

C. 食欲下降

D. 泛酸

E. 腹痛

36. 下列哪项在肠结核的临床表现不常见

A. 便秘

B. 腹痛

C. 血便

D. 腹泻

E. 腹块

37. 下列哪项不是胃食管反流病的临床表现

A. 咽喉炎

B. 哮喘

C. 鼻窦炎

D. 食管狭窄

E. 反酸、烧心

38. 下列哪项不适于治疗胃食管反流病

A. 促胃肠动力药物

B. 阿托品

C. 黏膜保护剂

D. 戒烟酒

E. 抑制胃酸药物

39. 在服用 PPI 的十二指肠溃疡患者，下列检查中对确诊 Hp 感染最恰当的方法是

A. ^{13}C-呼气试验

B. 快速尿素酶试验

C. 血清学 Hp 抗体检查

D. 病理组织学染色

E. 胃黏膜 PCR 检查

40. 一过性 LES 松弛说法不正确的是

A. 仅见于胃食管反流病患者

B. 是影响胃食管反流的重要因素

C. 是非吞咽情况下 LES 自发性松弛

D. 持续时间长于吞咽时 LES 松弛

E. 是 LES 静息压正常的胃食管反流病患者的主要发病机制

41. 食管内容物运动的主要动力是

A. 食物的重力

B. 食管体部对食管内物体推进性蠕动
C. 吞咽动作
D. LES（下食管括约肌）收缩
E. 胸廓运动

42. 下列有关胃食管反流病的说法不对的是
A. 指胃十二指肠内容物反流入食管
B. 根除 Hp 可治愈反流性食管炎
C. 可导致食管狭窄
D. 可导致慢性咽炎，哮喘
E. 可引起烧心、反酸等症状

43. Barret 食管是指
A. 食管鳞状上皮被胃黏膜取代
B. 黏膜固有层乳头向表面延伸
C. 上皮层内中性粒细胞和淋巴细胞浸润
D. 食管黏膜糜烂或溃疡形成
E. 齿状线 2cm 以上食管黏膜鳞状上皮被柱状上皮代替

44. 诊断反流性食管炎最准确的方法是
A. 24 小时食管 pH 监测
B. 食管测压
C. 内镜检查及活检
D. 食管滴酸实验
E. 呼气实验

45. 哪一种因素不会引起食管黏膜抵抗力降低
A. 抽烟
B. 饮酒
C. 浓茶
D. 很烫食物
E. 进凉食

46. 以下哪种成分反流不会产生食管黏膜损害
A. 胃酸
B. 胃蛋白酶
C. 胆汁

D. 胰蛋白酶

E. 胃黏液

47. Hp 最适宜定居的环境是

A. 幽门腺黏膜表面

B. 胃底腺黏膜表面

C. 胃体腺黏膜表面

D. 胃肠上皮化生黏膜表面

E. 十二指肠黏膜

48. 哪种 vacA 基因表型的 Hp 菌株毒力最强

A. S_1/m_1

B. S_1/m_2

C. S_2/m_2

D. S_2/m_1

E. S_{1a}/m_2

49. 消化性溃疡急性穿孔最常见的部位是

A. 胃窦

B. 胃小弯

C. 胃底

D. 十二指肠前壁

E. 胃角

50. 胃癌的好发部位是

A. 胃大弯

B. 胃体

C. 贲门部

D. 幽门部

E. 胃窦

51. 进展期胃癌最常见的症状是

A. 食欲不振

B. 恶心、呕吐

C. 上腹痛

D. 消瘦

E. 泛酸

52. 胃癌最常见的转移途径是

A. 直接蔓延

B. 血行转移

C. 淋巴转移

D. 胃肠道播散

E. 腹腔内种植

53. Krukenberg 肿瘤是指转移至卵巢的

A. 乳房癌

B. 口腔癌

C. 胰腺癌

D. 胃癌

E. 肝癌

54. 抗 Hp 治疗结束后，确定 Hp 是否被根除的检查不能短于

A. 1 周

B. 2 周

C. 4 周

D. 8 周

E. 半年

55. 三联根除 Hp 治疗失败者，应选用下列哪种方案

A. PPI＋克拉霉素＋阿莫西林

B. PPI＋铋剂＋两种抗生素

C. 铋剂＋克拉霉素＋阿莫西林

D. 铋剂＋阿莫西林＋甲硝唑

E. PPI＋阿莫西林＋甲硝唑

56. 我国学者发现的用于治疗消化性溃疡的抗生素是

A. 阿莫西林

B. 痢特灵

C. 甲硝唑

D. 庆大霉素

E. 克拉霉素

57. 以下疾病中门脉高压症最为显著的是

A. 病毒性肝炎肝硬化

B. 营养不良性肝硬化
C. 血吸虫病性肝纤维化
D. 原发性胆汁性肝硬化
E. 酒精性肝硬化

58. 常伴皮肤瘙痒的肝硬化是
A. 肝炎后肝硬化
B. 自身免疫性肝硬化
C. 瘀血性肝硬化
D. 原发性胆汁性肝硬化
E. 脂肪肝后肝硬化

59. 下列哪项是肝硬化的特征性病理改变
A. 纤维组织增生
B. 肝细胞变性
C. 炎性细胞浸润
D. 再生结节及假小叶形成
E. 肝细胞内色素沉着

60. 下列哪项不是诊断肝硬化的依据
A. 消瘦、腹胀、乏力
B. 腹水
C. 肝功能减退的临床表现
D. 肝活检有假小叶形成
E. 食管钡剂造影有食管静脉曲张

61. 原发性肝癌的病理学大体形态分型中最常见的是
A. 小癌型
B. 外生型
C. 块状（巨块）型
D. 结节型
E. 弥漫型

62. 以下不会刺激胃窦部 G 细胞促进胃泌素分泌的是
A. 副交感神经兴奋
B. 蛋白质分解产物
C. 胃窦扩张

D. 胃潴留

E. 胃液 pH＝1.0

63. 质子泵抑制剂抑制胃酸分泌，其作用环节是

A. 组胺 H_2受体

B. 胃泌素受体

C. 肾上腺能受体

D. 泌酸终末步骤关键酶 H^+，K^+-ATP 酶

E. 胆碱能受体

64. 关于特发性门脉高压，以下说法不正确的是

A. 为窦前性门静脉压力增高

B. 由于肝细胞再生形成假小叶压迫肝窦所造成

C. 临床以脾大、贫血及出血为主

D. 治疗一般首先选择分流术

E. 和门静脉纤维变性有关

65. 上消化道出血的特征性表现是

A. 心率增快

B. 血压下降

C. 黑便

D. 氮质血症

E. 贫血

66. 关于淤血性肝硬化，哪项说法不正确

A. 可由右心功能衰竭或心包积液导致

B. Budd-Chiari 综合征亦可引起

C. 其发生的主要原因为肝小叶中心缺氧

D. 可表现为肝大及腹水

E. 无双下肢水肿

67. 下列哪项对诊断门脉高压性腹水最有帮助

A. 腹水颜色

B. 腹水 ADA 浓度

C. 腹水 LDH 含量

D. 血清-腹水白蛋白梯度（SAAG）

E. 腹水细胞计数

68. 下列有关结核性腹膜炎的说法，正确的是

A. 本病可见于任何年龄

B. 是由牛结核分枝杆菌引起的慢性局限性腹膜感染

C. 女性多见，男女比例为 1∶2

D. 多由血行播散引起

E. 常伴有肝脾结核及生殖腺结核

69. 结核感染腹膜的主要途径是

A. 直接蔓延

B. 淋巴结转移

C. 血行播散

D. 和结核患者亲密接触

E. 以上均正确

70. 不为肝性脑病诱因的是

A. 消化道出血

B. 低钾

C. 腹膜炎

D. 冠心病

E. 便秘

71. 下列病理改变属于急性肝衰竭改变的是

A. 大脑皮质变薄，萎缩

B. 大脑组织中性粒细胞浸润

C. 大脑神经纤维消失

D. 无明显解剖异常，可有继发脑水肿

E. 大脑和小脑灰质以及皮质下组织的原浆星形肥大细胞增多

72. 机体清除氨的主要方式不包括

A. 合成尿素

B. 合成谷氨酸和谷氨酰胺

C. 泌尿系统排泄

D. 呼吸系统排出

E. 皮肤蒸发

73. 机体内氨的主要来源是

A. 胃肠道吸收

B. 骨骼肌产氨
C. 心肌运动产氨
D. 肾脏产氨
E. 以上都是

74. 下列酶中，在胰腺内以无活性酶原形式存在的是
A. 胰脂肪酶
B. 胰淀粉酶
C. 脱氧核糖核酸酶
D. 胰蛋白酶
E. 核糖核酸酶

75. 最适用于间断繁殖结核菌杀菌的药物是
A. 利福平
B. 异烟肼
C. 链霉素
D. 利复星
E. 乙胺丁醇

76. 最适用于慢繁殖结核菌杀菌的药物是
A. 利福平
B. 异烟肼
C. 链霉素
D. 吡嗪酰胺
E. 利复星

77. 最适用于完全休眠结核菌杀菌的药物是
A. 利福平
B. 异烟肼
C. 链霉素
D. 喹诺酮
E. 以上均不是

78. 下列肠段中，Crohn 病的最好发部位是
A. 直肠
B. 乙状结肠
C. 降结肠

D. 横结肠

E. 升结肠

79. 有关 Crohn 病侵犯肠道深度的正确论述是

A. 黏膜层

B. 黏膜层和黏膜下层

C. 只侵犯黏膜下层

D. 只侵犯到肌层

E. 可侵犯肠壁全层

80. 上消化道出血最常见的原因是

A. 食管静脉曲张破裂

B. 食管贲门黏膜撕裂综合征

C. 消化性溃疡

D. 胃血管畸形

E. 胃癌

81. 上消化道出血是指

A. 幽门以上出血

B. 十二指肠乳头以上出血

C. Treitz 韧带以上出血

D. 空回肠交界处以上出血

E. 回盲瓣以上出血

82. 迅速出血后出现休克症状，表明至少已丢失全身总血量的

A. 5%

B. 10%

C. 20%

D. 40%

E. 80%

83. 溃疡性结肠炎内镜下的典型表现是

A. 回肠末端可见纵行溃疡并狭窄

B. 盲肠多发浅溃疡；余结肠黏膜光滑

C. 横结肠可见节段性分布的浅溃疡，余结肠黏膜光滑

D. 乙状结肠可见多发浅溃疡，溃疡间黏膜光滑

E. 直肠、乙状结肠连续性分布的病变，黏膜充血，多发糜烂

或浅溃疡，易出血

84. 对鉴别上下消化道出血最有帮助的是
   A. 大便颜色及性状
   B. 上消化道造影
   C. 吞线试验
   D. 腹部 CT
   E. 消化内镜
85. 为及时明确呕血的原因应选用下列哪种方法
   A. 上消化道造影
   B. 上消化道内镜检查
   C. 选择性腹腔内血管造影
   D. 核素血管显像
   E. B 超检查
86. 活动性胃炎与非活动性胃炎病理特点的主要不同是
   A. 嗜酸性粒细胞浸润程度
   B. 淋巴细胞浸润程度
   C. 中性粒细胞浸润程度
   D. Hp 感染程度
   E. 嗜碱性细胞浸润程度
87. 下列哪种检查方法可用于鉴别肝细胞性黄疸与肝内胆汁淤滞性黄疸
   A. ERCP
   B. 腹部 CT
   C. 血清胆红素测定
   D. MRCP
   E. 腹部超声
88. 下列方法，发现腹水结核杆菌阳性率最高的是
   A. 腹水涂片法
   B. 腹水浓缩涂片法
   C. 细菌培养法
   D. 动物接种法
   E. 以上都不是

89. 结核性腹水的特点是

A. 白细胞计数不超过 $500\times10^6/L$，且以淋巴细胞为主

B. SAAG>11g/L

C. 结核分枝杆菌培养大多阳性

D. 蛋白质含量大于 30g/L

E. 腹水比重超不超过 1.018

90. 有关肝性脑病患者脑电图的表现说法正确的是

A. 肝性脑病患者脑电图的典型改变为节律变慢

B. Ⅰ期脑电图可以呈 δ 波，每秒 8～13 次

C. Ⅱ～Ⅲ期脑电图呈 δ 波或三相波，每秒少于 4 次

D. 昏迷期脑电图呈 δ 波，每秒多于 4 次

E. 脑电图可以鉴别肝性脑病和低血糖昏迷，但不能鉴别肝性脑病和尿毒症

91. 肝性脑病严重程度和下列哪项指标平行

A. 动脉血氨水平

B. 血 γ-氨基丁酸（GABA）水平

C. 改良 Child 评分

D. 血清白蛋白水平

E. 血清腹水蛋白梯度

92. 不会引起淀粉酶升高的疾病是

A. 胆囊炎

B. 肠系膜血管栓塞

C. 急性心肌梗死

D. 糖尿病酮症酸中毒

E. 胃肠道穿孔

93. 对鉴别轻型和重症胰腺炎，有帮助的一项是

A. 黄疸

B. 上腹部疼痛向腰背部放散

C. 血钙为 1.75mmol/L

D. 血淀粉酶增高

E. CRP 明显升高

94. 以下哪项对慢性胰腺炎和胰腺癌鉴别没有意义

A. 血清淀粉酶

B. 超声内镜引导下细针穿刺

C. 糖抗原 CA19－9

D. 腹部加强 CT

E. 腹部核磁

95. 在引起急性胰腺炎的病因中，下列哪项是正确的

A. 胆石症

B. 高脂血症

C. 暴饮暴食

D. 饮酒

E. 以上都是

96. 急性胆源性胰腺炎，治疗上最关键的方法是

A. 禁食补液

B. Oddi 括约肌切开

C. 应用抗生素

D. 手术

E. 生长抑素

【A2 型题】

97. 患者，男，45 岁，因间断上腹部不适一年，行胃镜检查诊断为“慢性活动性胃炎合并 Hp 感染”，医生建议其服用奥美拉唑 40mg、阿莫西林 1.0g、克拉霉素 0.5g，均每日 2 次，请问为了根除 Hp，该治疗方案疗程应为多少时间

A. 3 天

B. 1 周

C. 2 周

D. 1 个月

E. 视病人病情而定

98. 患者，男性，45 岁，肝硬化 3 年，查体有少量腹水，患者应用利尿剂，速尿和安体舒通的合理应用剂量比例应为多少

A. 2∶5

B. 5∶2

C. 1∶2

D. 2∶1

E. 不定

99. 男性，45 岁，上腹不适伴反酸、烧心、腹胀，近期体重下降明显，该患者最应该做何检查

A. 食管测酸、测压

B. 上消化道造影

C. ^{13}C 呼气试验

D. 胃镜

E. 腹部 CT

100. 男性，67 岁，平素便稀，3～4 次/天，近来大便费力，每 3～4 天 1 次，且大便带血，该患者应行何种检查

A. 结肠镜

B. 便潜血试验

C. 钡灌肠造影

D. 腹部 B 超

E. CEA 检测

101. 男性 45 岁，乙肝病史 20 余年，临床诊断失代偿期肝硬化，AFP（—）以下哪项不会是该患者 B 超表现

A. 脾大

B. 肝大

C. 胆囊结石

D. 脾静脉 1.0cm

E. 门静脉 1.4cm

102. 患者饮酒 30 年，近一月腹胀明显、尿少，查体移动性浊音阳性，B 超提示大量腹水，其腹水的适宜治疗方法为

A. 大量利尿剂的应用

B. 大量放腹水

C. 输白蛋白

D. 休息、限水、限钠

E. TIPS

103. 男，46 岁。反复上腹部疼痛 10 年，伴反酸嗳气，常为饥饿

痛，进食可缓解，该患者最可能的诊断是

A. 十二指肠球部溃疡

B. 慢性浅表性胃炎

C. 慢性萎缩性胃炎

D. 胃溃疡

E. 以上都可能

104. 男性，45 岁，因腹痛行胃镜检查诊断为十二指肠球部溃疡，Hp 尿素酶检查阳性。予以抗 Hp 治疗，该治疗的意义是

A. 防止溃疡恶变

B. Hp 感染患者均应进行抗 Hp 治疗

C. 有效地预防溃疡病复发

D. 防止全身感染

E. 以上都对

105. 女性，肝硬化 6 年，近日皮肤黏膜反复出现瘀斑及牙龈出血，化验显示血小板 $50\times10^9/L$，ALB 30g/L，PT 18 秒。以下治疗对该患者没有意义的是

A. 脾切除

B. 脾栓塞

C. 肝移植

D. 速尿

E. 输血小板

106. 乙型肝炎后肝硬化患者，服用罗红霉素后肝功能出现多项异常，下列说法正确的是

A. 迅速停用罗红霉素

B. 详细询问患者药物不良反应病史，更换肝毒性小药物抗感染治疗

C. 应用保肝药物

D. 监测肝功能

E. 以上都正确

107. 患者女性，42 岁，确诊溃疡性结肠炎 6 年，加重伴高热及黏液脓血便 1 个月。下列哪些药物不宜应用

A. SASP

B. 锡类散灌肠
C. 氢化可的松
D. 654－2
E. 以上都不对

108. 患者女性 26 岁，因右下腹痛、腹泻 3 个月就诊，伴低热，体温波动于 37.5～38.5℃之间。结肠镜检查在末段回肠发现环形溃疡及狭窄，胸片发现右上肺陈旧结核。最可能的诊断是
A. 溃疡性结肠炎
B. 小肠淋巴瘤
C. 肠结核
D. Crohn 病
E. 阑尾炎

109. 女性，55 岁，反复发作胸骨后疼痛 2 年，为明确诊断应进行下列哪些检查
A. 运动试验
B. 食管测酸、测压
C. 胃镜
D. 胸片
E. 以上都正确

110. 女性，45 岁，反复发作腹泻 10 年，多于工作紧张时发生，伴便前腹痛，便后缓解，体重无变化，精神紧张时上述症状加重，大便每日 3～5 次，有黏液，大便常规正常，下列说法正确的是
A. 口服利复星治疗 2 周
B. 地芬诺酯
C. SASP
D. 口服泼尼松
E. 口服得舒特

111. 男，62 岁，10 年前诊断为慢性乙型肝炎，3 小时前突然呕鲜血约1 000ml来院，既往有冠心病史 10 年。查体：贫血貌，BP 90/60mmHg，P 120 次/分，肝肋下未触及，脾肋下 3cm。血红蛋白 60g/L，红细胞 2.6×10^{12}/L，血小板 55×10^{9}/L。

应采取的紧急措施不包括

A. 血管加压素静脉滴注

B. 内镜直视注射硬化剂

C. 食管静脉套扎术

D. 奥美拉唑静脉滴注

E. 输血

112. 女，38岁，间断上腹痛8年，秋季易发作，今日腹痛变为胀痛，伴呕吐，量大，呕吐物为宿食。查体上腹部有振水音，转动体位，症状不能缓解。最可能的诊断是

A. 肠系膜上动脉综合征

B. 急性胰腺炎

C. 消化性溃疡合并幽门梗阻

D. 贲门失迟缓

E. 胃溃疡

113. 肝硬化患者出现腹痛，发热，腹水迅速增加，最可能的并发症是

A. 肝破裂

B. 原发性腹膜炎

C. 自发性腹膜炎

D. 肝肾综合征

E. 门脉高压性胃病

114. 女性，45岁，6小时前突然出现上腹痛，呕吐，体温37.5℃，血淀粉酶300U，最可能的诊断是

A. 急性肠梗阻

B. 急性胆囊炎

C. 急性胰腺炎

D. 胃穿孔

E. 以上均可能

115. 女性，55岁，近半年来反复发作胸骨后烧灼样不适或疼痛，伴反食、反酸。发作无规律，查心电图ST－T非特异性改变。下列哪些方法无助于诊断

A. 口服PPI药物

B. 食管测酸、测压

C. 胃镜

D. 上消化道造影

E. ^{13}C 呼气试验

116. 男性，79 岁，上腹不适伴反酸烧心 24 年，近来伴吞咽不畅及体重下降，确诊的检查是

A. 内镜

B. 上消化道造影

C. 食管测压

D. ^{13}C 呼气试验

E. 24 小时食管 pH 监测

117. 女性，42 岁，入秋以来中上腹不适，并阵发性隐痛，有空腹痛及夜间痛，近 2 天大便发黑。急诊胃镜发现球部溃疡伴渗血，合理的治疗措施包括以下哪项

A. 内镜下局部喷洒凝血酶

B. 内镜下喷洒正肾盐水

C. 黏膜下注射 1∶20 000 肾上腺素

D. 静脉应用奥美拉唑

E. 以上都对

118. 男性，36 岁。近 2 个月有反酸，进食后上腹不适，近几天来有黑便。查体：轻度贫血貌，心肺无异常。血红蛋白 90g/L，白细胞计数 9×10^9/L，分类正常。患者的上消化道出血可能是

A. 肝硬化食管静脉曲张破裂出血

B. 十二指肠球部溃疡并出血

C. 胃小弯胃角溃疡

D. 浅表性胃炎

E. 胃黏膜脱垂

119. 男，45 岁，因饮酒剧烈呕吐，呕咖啡样物 150ml 来诊，无肝病史。查体：血压 120/65mmHg，脉搏 80 次/分，血红蛋白 145g/L，上腹部轻度压痛，肝脾肋下未触及，该患者呕血得原因可能是

A. 肝硬化食管静脉曲张破裂出血
B. 十二指肠球部溃疡并出血
C. 胃小弯胃角溃疡
D. 贲门黏膜撕裂
E. 胃黏膜脱垂

120. 女性，53 岁，胃溃疡 10 年。近 5 个月上腹痛变为无规律，恶心、腹胀、食欲减退，胃镜检查：胃窦部可见 3.5cm×3.8cm 巨大溃疡，黏膜呈增殖样改变。便潜血多次阳性。本例可能是
A. 胃溃疡
B. 胃溃疡合并胃息肉
C. 胃溃疡合并慢性胃炎
D. 溃疡型胃癌
E. 胃溃疡合并幽门梗阻

121. 男性，58 岁，上腹痛 3 年，近来出现黑便及纳差，3 个月体重下降 10kg。最可能的诊断为
A. 胃癌
B. 十二指肠球部溃疡
C. 慢性胃炎
D. 胃黏膜脱垂
E. 十二指肠球炎

122. 男性，34 岁，餐前上腹疼痛 5 年。一小时前饮酒后疼痛突然加重，呈持续性，伴大汗，不能忍受。查体：板状腹，拒按。血白细胞 $11\times10^9/L$，中性粒细胞 0.88。下列诊断最可能的是
A. 慢性胃炎
B. 溃疡病并
C. 胃癌
D. 十二指肠溃疡穿孔
E. 胃黏膜脱垂

123. 男，36 岁，2 年前行胃镜检查诊断为十二指肠溃疡，合并 Hp 感染。曾应用铋剂、甲硝唑、四环素治疗 6 天，本次因呕血

行胃镜检查诊断为：十二指肠球部溃疡，Hp（+）。该患者的治疗不周在于

A. 抗 Hp 方案错误

B. 治疗后没有马上做呼气试验明确是否杀灭 Hp

C. 应长期口服 PPI

D. 治疗后应停药 1 个月后做呼气试验以明确是否杀灭 Hp

E. 以上都不对

124. 男性，54 岁，上腹部不适 4 年，胃镜检查提示：胃窦体交界前壁黏膜呈颗粒状粗糙不平；病理学检查提示：腺体萎缩，重度非典型增生，Hp（+）。此患者最应采取的治疗方法是

A. 根除 Hp

B. 内镜介入治疗

C. 外科手术

D. 保护胃黏膜

E. 抑制胃酸

125. 男，25 岁，因反复夜间腹痛服用 H_2RA 治疗，仅可一过性好转，停药后症状再发。自服 PPI 治疗，症状改善。随后行胃镜见：十二指肠球部溃疡变形，Hp 快速尿素酶试验（—）。下列哪一项最恰当

A. 可诊断为 Hp（—）的十二指肠溃疡

B. 该患者 ^{13}C 尿素呼气试验多为阳性

C. 应从胃窦和胃体取活检标本行病理学 Hp 染色

D. 患者服用 H_2RA 后病情复发系因为服药疗程不够，应根据胃镜结果调整用药

E. 当前最佳治疗为服用 PPI 治疗 4 周并复查胃镜

126. 某男，34 岁，反复腹部灼痛 3 个月，柏油样便 2 日，为了明确其病因，首选检查是

A. 消化道钡餐

B. 结肠镜

C. 血常规

D. 胃镜

E. B 超

127. 男性，66 岁，3 个月来持续上腹隐痛；多次大便外观黄色，隐血阳性。食欲不振，消瘦。查体：面色苍白，上腹部压痛，未触及包块，肝脾未及。做哪项检查对确诊最有帮助

A. B 超检查

B. 胃镜

C. CEA、CA125

D. 结肠镜

E. 上消化道钡餐造影

128. 患者 68 岁，肝区疼痛 1 个月，行为失常 2 天，查体肝大，质硬。磁共振波谱分析可发现该患者哪些有机渗透物质的含量变化

A. 胆碱　谷氨酰胺　肌酸

B. 胆碱　苯乙醇胺　肌酸

C. 胆碱　苯乙醇胺　β羟酪胺

D. 苯乙醇胺　β羟酪胺　肌酸

E. β羟酪胺　谷氨酰胺 β羟酪胺

129. 男性，45 岁，肝硬化病史 3 年，突然呕血 300ml，黑便 3 次约 500ml，下列哪项不能出现

A. 血清尿素氮升高

B. 腹水增多

C. 脾较呕血前增大

D. 血常规中血色素正常

E. 肝性脑病

130. 一位“发热待查”患者检查如下，哪项最支持其存在门脉高压症

A. 腹壁静脉曲张

B. 肝大

C. 痔核

D. 食管下段静脉曲张

E. 腹水

131. 女性患者，45 岁，低热、盗汗、腹胀、消瘦 2 个月，查体腹部膨隆，触诊揉面感，移动性浊音阳性，血沉 70mm/h，首

先应进行的检查是

A. PPD 试验

B. 腹水沉渣涂片找抗酸杆菌

C. 腹腔镜检查

D. 胃肠钡餐检查发现肠粘连、肠结核

E. 抽取腹水明确腹水性质

132. 男性，60 岁，4 小时前脂肪餐后突感上腹部剧痛，并持续加重，呕吐两次。既往曾有反复上腹痛史，进食后缓解。检查：血压 100/70mmHg，体温 38℃，上腹部腹肌紧张。血淀粉酶 250U，尿淀粉酶 32U。应尽快行下列哪项检查

A. 胃镜

B. 腹部 B 超

C. 心电图、心肌酶

D. 禁食水，2 小时后复查血尿淀粉酶

E. 腹部透视

133. 患者 35 岁，近 6 年反复出现腹部包块，腹痛。3 天前因完全性机械性肠梗阻手术。术中发现回肠末段 10cm 节段性狭窄，后予以切除并行回肠-结肠端端吻合。病变经病理证实为 Crohn 病。术后患者发热，如果你是他的主管医生，你最担心什么

A. 术后可能会形成瘘管，吻合口难以愈合

B. 患者发热，可能并发感染

C. 并发中毒性巨结肠

D. 癌变

E. 发生消化道大出血

134. 某患者因腹泻、便血经肠镜及病理确诊溃疡性结肠炎，开始服用 SASP 6g/d，为监测药物不良反应的发生，应定期复查的是

A. 血常规

B. 便常规＋隐血

C. 肝功能

D. 尿常规

E. 结肠镜

135. 患者男性，35 岁，确诊 Crohn 病 1 年半，应用 SASP、激素、6-MP 治疗均无法控制病情，如果医疗条件允许，目前国际上推荐试用下列哪种药物

A. 环孢素 A

B. 5-ASA

C. 5-ASA 加甲硝唑

D. 5-ASA 加肠道微生态制剂

E. 英夫利昔单抗（infliximab）

136. 36 岁男性 Crohn 病患者，发生肛周脓肿，选用下列哪种药物既可以控制感染又有助于缓解 Crohn 病的病情

A. SASP

B. 糖皮质激素

C. 甲硝唑

D. 氟康唑

E. 5-ASA

137. 青年女性，腹泻伴低热 3 个月，并伴有膝关节疼痛，右下腹可触及包块。X 线钡餐检查在回盲部可见跳跃征象。最可能的诊断是

A. Crohn 病

B. 溃疡性结肠炎

C. 溃疡型肠结核

D. 肠功能紊乱

E. 阿米巴性结肠炎

138. 青年男性，低热伴腹泻半年，X 线造影提示，回盲部钡剂跳跃征。下列哪种说法正确

A. 最可能的诊断是溃疡型结肠炎

B. 最可能的疾病是 Crohn 病

C. 溃疡型肠结核不易并发肠出血

D. 腹泻是溃疡型肠结核的特异性表现

E. 低热、盗汗仅见于结核病

139. 中年女性患者，既往有肝炎后肝硬化，近半年低热、盗汗，

伴有腹痛、腹胀，查体腹部移动性浊音阳性，腹水为渗出液，血沉 60mm/h，最可能的诊断是

A. 结核性腹膜炎

B. 系统性红斑狼疮

C. 肝硬化腹水

D. 肾病综合征

E. 腹膜间皮瘤

140. 患者男性，42 岁，有长期大量吸烟史。2 周来无明显诱因出现持续高热，咳嗽、胸闷，伴有腹痛、腹泻。心率 110 次/分，脾脏肋下 2 指，肝脏未触及，移动性浊音阳性，血白细胞 $3.6 \times 10^9/L$，胸片两肺散在米粒样点状模糊影。最可能的诊断是

A. 白血病

B. 肺泡癌

C. 粟粒型肺结核合并结核性腹膜炎

D. 肝硬化腹水并自发性腹膜炎

E. 通过血行播散至肺的肿瘤

141. 中年肥胖女性，8 小时前进食涮羊肉，餐后 3 小时上腹部疼痛，呕吐 3 次。检查：血压 70/40mmHg，心率 120 次/分，上腹部压痛，肌紧张，血淀粉酶1 000U。最可能的诊断是

A. 心肌梗死

B. 急性重症胰腺炎

C. 化脓性胆管炎

D. 急性轻型胰腺炎

E. 消化性溃疡穿孔

142. 50 岁女性患者，以“急性胰腺炎”入院。治疗 2 周后，体温 38～39℃，左上腹部压痛，能触及包块。可能性最大的情况是

A. 急性胰腺炎合并急性胆囊炎

B. 急性胰腺炎迁延不愈

C. 急性胰腺炎并发脓肿

D. 急性胰腺炎合并局部腹膜炎

E. 急性胰腺炎合并假性囊肿

143. 中年男性，因急性胰腺炎入院，在恢复过程中，自行进油腻食物，后再发上腹部剧痛，注射 654 - 2 无效，并出现腹胀。以下处理应是

A. 胃肠减压＋注射吗啡＋输液

B. 胃肠减压＋输液＋哌替啶

C. 注射阿托品＋安痛定

D. 胃肠减压＋阿托品＋输液

E. 禁食＋输液＋注射吗啡阿托品

144. 老年男性，饮酒 30 年，近期出现上腹部痛向腰背部放散，进油腻食物腹痛加剧，大便中出现油珠，超声检查示主胰管 4mm。最可能的诊断是

A. 慢性胃炎

B. 慢性胆囊炎

C. 胃癌

D. 慢性胰腺炎

E. 消化性溃疡

【A3/A4 型题】

（145～148 题共用题干）

青年男性。反复腹痛半年，伴腹泻、低热。否认结核病史以及结核密切接触史。查体右下腹可触及包块，可移动，有压痛，无反跳痛。

145. 下列说法正确的是

A. 患者可确诊为肠结核，无需进一步检查

B. 患者不能除外 Crohn 病，应进一步行结肠镜检查

C. 应立即行剖腹探查

D. 患者最可能的诊断是急性阑尾炎或结肠癌

E. 该部位为淋巴瘤最常见部位

146. 为明确诊断最重要的检查是

A. 便隐血

B. 便找抗酸杆菌

C. 腹部超声
D. 结肠镜检查及活检
E. 胸片

147. 如果肠镜见纵形溃疡，溃疡之间黏膜正常，以下检查结果可能性最大的是
A. 胸片发现活动性肺结核
B. 便找结核杆菌阳性
C. PPD 试验呈强阳性
D. 钡灌肠检查发现回肠末段肠瘘
E. B 超可见腹水

148. 肠镜发现纵形溃疡后，对患者的处理正确的是
A. 立即手术
B. 立即禁食
C. 立即抗结核治疗
D. 立即使用 SASP 治疗
E. 等待病理检查结果来进一步确定诊断，然后予以相应治疗

（149～151 题共用题干）

女性，45 岁，腹部隐痛不适伴便秘 10 余年，加重半年，排便需要刺激性泻药，且伴左下腹腹胀，排出粪便后可缓解，进食量较前减少，体重有所增加。结肠镜检查未发现异常。

149. 因此首先考虑诊断
A. 结肠癌
B. 甲状腺功能低下
C. 结肠痉挛
D. 先天性巨结肠
E. 肠易激综合征

150. 但还需除外
A. 结肠痉挛
B. 更年期综合征
C. 甲状腺功能亢进
D. 先天性巨结肠

E. 甲状腺功能低下

151. 下述哪项治疗你认为最有效

A. 益生菌

B. 外科手术

C. 生物反馈

D. 去除诱因，心理治疗

E. 改刺激性泻药为膨胀性泻剂

（152～154 题共用题干）

中年男性。发现肝硬化 8 年。5 天前进餐时出现呕血，鲜红色，量约1 200ml。患者出现头晕、心慌、出冷汗等。经输血、补液和应用止血药物治疗后病情好转，血压和心率恢复正常。1 天前起出现睡眠障碍，并出现幻听和言语不清。化验检查示：血氨 130μg/dl，血糖 5.6mmol/L，尿素氮 8mmol/L。

152. 患者近一天出现的情况最可能的诊断是

A. 尿毒症

B. 脑血管意外

C. 乙型脑炎

D. 糖尿病酮症酸中毒

E. 肝性脑病

153. 消化道出血的原因最可能是

A. 胃黏膜糜烂

B. 门脉高压性胃病

C. 十二指肠溃疡

D. 食管静脉曲张破裂

E. 应激性溃疡

154. 为明确出血原因，待病情稳定后，最好行下列哪项检查

A. 钡餐透视

B. 吞线试验

C. 胃镜检查

D. 腹部 B 超

E. 腹部 CT

(155～156 题共用题干)

老年男性。突发性右侧肢体无力，伴头痛、呕吐咖啡样物300ml，排黑便 2 次。有高血压和糖尿病史 5 年。

155. 黑便原因很可能是

A. 胃癌

B. 食管癌

C. 胃溃疡

D. 应激性溃疡

E. 胃底静脉曲张破裂出血

156. 可以明确诊断的检查为

A. X 线钡餐透视

B. 大便隐血试验

C. 血常规

D. 胃镜

E. B 超

(157～158 题共用题干)

患者男性，28 岁，反复上腹痛 7 年，近 2 周来因考试上腹痛加重。3 天前出现黑便，2～3 次/日，每次约 100～150g。今晨呕吐咖啡色液体一次，量约 300ml，伴头晕，遂来急诊。既往：查体发现 HBsAg 阳性 3 年，1 个月前健康查体肝功、腹部超声均无异常发现。查体：面色稍苍白，血压 100/60mmHg，心率 108 次/分，腹软，肝脾未触及，肠鸣音活跃。

157. 最可能的诊断是

A. 食管静脉曲张破裂出血

B. 食管贲门撕裂综合征

C. 胃癌出血

D. 卓-艾（Zollinger-Ellison）综合征并发出血

E. 十二指肠球溃疡并发出血

158. 药物治疗首选

A. 氨甲苯酸

B. 硫糖铝
C. 生长抑素制剂
D. 质子泵抑制剂
E. 碳酸铝镁

（159～162题共用题干）

患者男性，54岁，确诊乙型肝炎后肝硬化5年，B超发现大量腹水1个月，近日腹围增长迅速，伴发热38.5℃，主诉全腹痛。今晨发现嗜睡，不能正确对答。检查外周血WBC 3.6×10^9/L，分叶为86％。

159. 患者病情迅速变化的最可能的原因是
A. 并发肝肾综合征
B. 并发自发性腹膜炎
C. 脑梗死
D. 消化道出血
E. 水电解质紊乱

160. 为证实上述诊断，下列哪种检查最有帮助
A. 肝脏功能检测白蛋白、胆红素
B. 肾脏功能检测
C. 腹部CT
D. 腹水穿刺检测腹水常规、生化并做培养
E. 头颅CT

161. 目前对患者最为重要的治疗措施是
A. 严格控制水钠的摄入并合理应用利尿剂
B. 应用有效抗生素
C. 口服乳果糖促进氨的排出
D. 生长抑素控制消化道出血
E. 使用改善微循环药物，控制脑梗死的发展

162. 在治疗过程中患者尿量逐渐减少，下列哪项检查最支持肝肾综合征的诊断
A. 尿渗透压＞血渗透压，尿钠＜10mmol/L，尿蛋白＜0.5g/L，血肌酐＞1.5mg/dl

B. 尿渗透压＜血渗透压，尿钠＜10mmol/L，尿蛋白＜0.5g/L，血肌酐＞1.5mg/dl
C. 尿渗透压＞血渗透压，尿钠＞10mmol/L，尿蛋白＜0.5g/L，血肌酐＞1.5mg/dl
D. 尿渗透压＜血渗透压，尿钠＞10mmol/L，尿蛋白＜0.5g/L，血肌酐＞1.5mg/dl
E. 尿渗透压＜血渗透压，尿钠＜10mmol/L，尿蛋白＞0.5g/L，血肌酐＞1.5mg/dl

（163～164 题共用题干）

患者，男，38 岁，2 年前因上腹痛经胃镜诊断为“十二指肠球部溃疡”。间断服用抑酸药物，上腹痛仍间断发作。2 个月前因工作劳累后上腹痛加重并伴反酸，医生再次行胃镜检查，发现十二指肠球部溃疡 A2 期，球部变形。患者吸烟，偶尔饮少量啤酒。

163. 下列哪种病理染色方法最适用于检测幽门螺杆菌
A. HE 染色
B. WS 染色
C. 刚果红染色
D. Giemsa 染色
E. 以上均不是

164. 患者胃黏膜 RUT 及病理检查均提示提示 Hp 阳性，你认为患者复发的最主要因素是
A. 患者吸烟
B. 患者饮酒
C. 患者生活劳累
D. 患者在服用抑酸剂时，未同时根除 Hp
E. 患者应连续长期应用抑酸药物

（165～167 题共用题干）

男性，52 岁，间断上腹部不适 8 年，胃镜提示：萎缩性胃炎；病理检查：萎缩性胃炎伴肠化生，WS 染色阳性

165. 该患者治疗药物应选择

A. 铋剂加法莫替丁

B. 碳酸铝镁

C. 铋剂加两种抗生素的三联治疗根除 Hp

D. PPI

E. 生长抑素

166. 患者治疗后复查 Hp 是否被根除，检查应停药后的时间是

A. 1 周

B. 2 周

C. 3 周

D. 4 周

E. 1 年

167. 下列哪项检查有助于患者萎缩性胃炎的分型

A. 上消化道造影

B. 抗壁细胞抗体和抗内因子抗体

C. ^{13}C-呼气试验

D. 腹部超声

E. CEA

(168～169 题共用题干)

男性，24 岁，平素体健。饮酒后呕吐，共呕吐 6 次，前 4 次为胃内容物，最后两次呕吐少量鲜血，总量约 150ml，无头晕，无心悸。

168. 为了确诊，首选检查是

A. X 线钡餐透视

B. 大便隐血试验

C. 血常规

D. 胃镜

E. 吞线试验

169. 患者消化道出血最可能的原因是

A. 胃癌

B. Mallory-Weiss 综合征

C. 胃溃疡

D. 食管静脉曲张破裂

E. 胆道出血

（170～172 题共用题干）

患者，男，45 岁。上腹隐痛不适 10 余年，近 1 年症状加重。胃镜检查示：幽门略变形，球部变形，十二指肠球后壁可见 0.4cm×0.5cm 溃疡，幽门螺杆菌（＋）

170. 下列病史中哪一种最符合患者的情况

A. 疼痛无规律性

B. 疼痛常发生于餐后 0.5～1 小时

C. 上腹痛发生于饥饿时，进食后可缓解，有夜间痛

D. 发作性绞痛

E. 上腹痛、黑便

171. 为根治幽门螺杆菌，首选下列哪种治疗方案

A. 质子泵抑制剂＋阿莫西林 7 天

B. 铋剂＋甲硝唑＋克拉霉素 7 天

C. 质子泵抑制剂＋阿莫西林＋克拉霉素 7 天

D. 铋剂＋阿莫西林 7 天

E. H_2 受体拮抗剂＋克拉霉素＋阿莫西林 7 天

172. 治疗一年后患者因工作压力大、饮酒后上腹痛再次复发，伴进食后上腹胀，并逐渐加重。入院前 1 周出现呕吐，多发生餐后 3～4 小时，呕吐量大，患者最可能的诊断是

A. 酒精性肝损害并十二指肠球部溃疡复发

B. 十二指肠球部溃疡复发并幽门梗阻

C. 球部溃疡癌变

D. 球后壁溃疡穿透至胰腺

E. 合并胃溃疡

（173～175 题共用题干）

患者，男，65 岁。20 年前因上腹痛行上消化道造影检查确诊为胃溃疡。近一年来因冠心病服阿司匹林。近 2 个月来上腹痛复发，腹痛规律性消失，服用制酸剂疗效不佳，体重下降。两周前其

爱人查体发现乳腺癌，患者焦虑、失眠。2 天前排黑便 2 次，遂就诊。

173. 为了明确诊断，应采用下列哪一项最有价值的检查

A. 胃镜＋病理

B. X 线钡餐检查

C. CT

D. 粪潜血检查

E. 血清肿瘤标志物

174. 胃镜检查发现胃窦小弯侧溃疡，直径约 2.0cm，边界清，底覆黄苔，周边黏膜不平，可见杵状皱襞，最可能的诊断是

A. 胃淋巴瘤

B. 胃良性溃疡

C. 应激性溃疡

D. 阿司匹林相关性溃疡

E. 胃癌

175. 若胃镜病理诊断为胃癌，应采用下列哪一种最佳治疗方案

A. 免疫治疗

B. 胃癌根治术

C. 介入治疗

D. 化学治疗

E. 化学治疗加中药治疗

（176～180 题共用题干）

患者男性，69 岁，饮白酒 45 年，日约 500g，糖尿病史 15 年，高血压病史 12 年，平素排便困难，近 1 周头晕，排黑便 2～3 次/日，便后黑矇一次。晨起家属发现患者不能正确对答，定向力丧失，肢体无活动障碍。查体 BP 170/80mmHg，HR 110 次/分，呼之不应，压眶无反应，瞳孔散大，结膜苍白，腹水征阳性，脾脏肋下未及。

176. 根据常规推测，下列检查结果哪项检查结果与患者的病情不符，可能不是该患者的

A. ALT 54IU/L，AST 148IU/L

B. 白蛋白 29g/L

C. 血红蛋白 60g/L

D. 颅脑 CT 额叶见一楔形低密度灶，范围较大

E. 尿素氮升高

177. 对该患者最紧急的治疗措施是

A. 立即放腹水

B. 立即应用抗生素

C. 立即补充白蛋白

D. 立即保肝、利尿治疗

E. 立即降低门脉压力，控制消化道出血，并清除肠道内积血

178. 患者意识改变最可能的原因是

A. 脑出血

B. 脑缺血

C. 脑梗死

D. 肝性脑病

E. 酒精大致的中枢神经系统损伤

179. 下列哪种用药是错误的

A. 静脉点滴高张糖和胰岛素

B. 乳果糖灌肠

C. 静脉点滴精氨酸

D. 静脉点滴谷氨酸钠

E. 肌注吗啡

180. 经治疗后患者意识恢复正常，肝脏功能指标有所好转，白蛋白已经接近正常水平但患者腹水持续不消退，下列说法哪项说法不正确

A. 应大量放腹水

B. 应警惕门静脉血栓的可能

C. 应抽腹水检查，以除外自发性腹膜炎

D. 应警惕有无并发肝癌的可能

E. 应警惕患者有无结核性腹膜炎的可能

(181～183 题共用题干)

患者，男，69 岁。发现 HBsAg 阳性 20 年，胃溃疡病史 15 年。上腹部隐痛 6 个月，6 个月内体重下降约 5 公斤。查体：贫血貌，左锁骨上可及肿大淋巴结，肝脾未及。便常规检查：隐血(＋)。超声检查：肝脏可见多发圆形低密度影，呈“牛眼征”改变。

181. 本例最可能是下列哪一种诊断
   A. 胃溃疡
   B. 胃淋巴瘤
   C. 肝癌
   D. 胃癌肝转移
   E. 胃泌素瘤

182. 为明确诊断，应采取下列哪一种检查手段
   A. X 线胃肠钡餐检查
   B. 上腹部 CT
   C. 胃镜加活检
   D. 血清 AFP 检测
   E. 血清胃泌素测定

183. 本病例应采用下列哪一种最恰当治疗
   A. 按胃溃疡治疗 1 个月
   B. 拉米夫定抗病毒治疗
   C. 按胃癌行化学治疗
   D. 放射治疗
   E. 手术切除病变部位加化学治疗

(184～185 题共用题干)

患者，男性，38 岁，上腹痛 1 周，黑便 3 天，每天排便 3～4 次，量较多，头昏，乏力，心慌。有间断上腹痛 3 年，主要为空腹痛，每次发病约持续 2～4 周可缓解，多于秋冬季节交换时发作。饮酒史 4 年，每天 2 两白酒。

184. 首先考虑的诊断是
   A. 肝硬化食管静脉曲张出血

B. 消化性溃疡出血
C. 急性胃黏膜病变出血
D. 胃癌
E. 食管贲门撕裂综合征出血

185. 为明确原因，检查首选
A. 胃镜
B. X线钡餐检查
C. 腹部B超
D. 肝功能
E. 下消化道造影

（186～188题共用题干）

患者，男性，26岁，排柏油便2天。既往无胃病史及肝病史，近期无服药及饮酒史。查体：血压70/40mmHg，心率120次/分，腹平软，无压痛，肝脾未及。

186. 下列疾病哪种可能性最大
A. 胃黏膜相关淋巴样组织淋巴瘤
B. 胃癌
C. 十二指肠球溃疡
D. Mallory-Weiss综合征
E. 胃黏膜糜烂

187. 根据患者病情，目前最重要治疗措施是
A. 急诊胃镜止血
B. 口服正肾冰盐水
C. 手术
D. 补充血容量
E. 质子泵抑制剂

188. 患者胃镜明确出血原因后，下列哪项辅助检查最必要
A. 腹部超声
B. X线钡餐检查
C. 腹部CT
D. 手术探察

E. 检查有无幽门螺杆菌感染

（189～191 题共用题干）

男，55 岁，上腹部隐痛 6 年，近半年症状加重，消瘦，胃镜提示：胃角 2.5cm×2.0cm 溃疡，质硬，Hp 阳性。

189. 下列病史中哪一种描述最符合患者病情
A. 疼痛规律性消失
B. 疼痛常发生在餐后 0.5～1 小时
C. 疼痛常发生在空腹时，进食后可缓解
D. 发作性绞痛
E. 夜间痛

190. 为鉴别溃疡的良恶性，应采用下列哪一种检查
A. 腹部超声
B. 大便潜血
C. 上消化道造影
D. 胃镜＋病理检查
E. 上腹部 CT

191. 患者应采用下列哪一种最合适的治疗方法
A. PPI＋阿莫西林＋甲硝唑
B. PPI＋阿莫西林＋克拉霉素
C. 铋剂＋阿莫西林＋甲硝唑
D. 解痉药＋H_2RA
E. 手术

（192～194 题共用题干）

男，35 岁，反复上腹痛 3 年，近 2 个月加重，常有夜间痛，曾有黑便史。

192. 为明确诊断，应选择下列哪项检查
A. 胃镜
B. ^{13}C-呼气试验
C. 上消化道造影
D. 腹部 CT

E. 腹部B超

193. 本例最可能的诊断是

A. 急性胃黏膜病变

B. 胃溃疡

C. 十二指肠溃疡

D. 胃泌素瘤

E. 胃黏膜脱垂

194. 如果胃镜诊断为十二指肠球部溃疡，Hp阳性，应采用下列哪种方法治疗

A. PPI＋克拉霉素＋阿莫西林

B. 手术

C. H_2受体拮抗剂

D. PPI

E. 铋剂

（195～198题共用题干）

患者男性，48岁，因急性机械型肠梗阻行剖腹探查术，术中发现距回盲瓣30cm的回肠狭窄，狭窄长度约10cm，未发现其他可导致梗阻的病变，未发现腹腔淋巴结肿大。术后病理回报狭窄回肠全肠壁慢性炎症，以淋巴细胞浸润为主，肌层无明显破坏。

195. 如果你是病理科医生，应积极寻找哪种病理改变以确立诊断

A. 隐窝脓肿和杯状细胞减少

B. 非干酪性（或干酪性）肉芽肿

C. 有无血管炎的表现

D. 有无异型细胞浸润并突破黏膜肌层

E. 有无嗜酸性粒细胞或中性粒细胞浸润

196. 下列哪项病史对Crohn病的诊断最有帮助

A. 间断腹泻、便血

B. 间断低热

C. 反复发作肛周脓肿

D. 盗汗

E. 间断便秘

197. 手术后1个月，患者腹泻持续不缓解，做钡灌肠显示瘘管形成，最可能的诊断是

A. Crohn病

B. 小肠恶性肿瘤

C. 回肠结核

D. 真菌感染

E. 溃疡性结肠炎

198. 若病理发现非干酪性肉芽肿，对于该患者的叙述正确的是

A. 应立即使用SASP治疗

B. 患者PPD试验一定是阴性

C. 患者发热，且ESR一定增快

D. 患者手术后一定要使用激素＋免疫抑制剂

E. 应择期进行全消化道检查，明确有无其他病变

（199～202题共用题干）

男性，74岁，慢性胃炎30年，近2周出现发作性胸痛，伴反酸，烧心，呃逆，进食发堵

199. 此时首先要进行以下哪种检查

A. 胃镜

B. 心电图

C. 胸片

D. 食管测压＋食管24小时pH监测

E. 运动平板试验

200. 若第199题检查正常，应进一步作哪一项检查

A. 胃镜

B. 心电图

C. 冠脉造影

D. 食管测压＋食管24小时pH监测

E. PPI试验性治疗

201. 若199及200题检查正常进一步作哪项检查

A. 胃镜

B. 上消化道钡餐造影

C. 冠脉造影
D. 食管 24 小时 pH 监测及食管测压
E. 上消化道造影

202. 该患者可选用哪种药物进行实验性治疗
A. 硝酸甘油
B. 洛赛克
C. 法莫替丁
D. 吗丁啉
E. 碳酸氢钠

（203～206 题共用题干）

男性，45 岁，间断腹痛、腹泻 3 年，排便 4～5 次/天，便不成形，无脓血、黏液，服黄连素、氟哌酸可稍缓解，近半月症状加重，大便 7～8 次/天，查大便常规正常，大便无脂肪滴。

203. 诊断应首选考虑
A. 肠易激综合征
B. 肠道菌群失调
C. 慢性细菌性痢疾
D. 溃疡性结肠炎
E. 肠结核

204. 用哪种检查确诊最可靠
A. 大便常规＋潜血＋查血 CEA
B. 结肠镜
C. 腹部 CT
D. 直肠肛管测压
E. 钡灌肠

205. 其他最需要排除的疾病
A. 甲状腺功能亢进
B. 糖尿病
C. 感染性腹泻
D. 慢性胰腺炎
E. 胆囊炎

206. 治疗哪种方法最适当

A. 禁食，补液

B. 对症止泻，益生菌

C. 柳氮磺胺吡啶

D. 服用糖皮质激素

E. 手术探查

（207～210 题共用题干）

女性，40 岁，肥胖，间歇性发作咽下困难 3 个月，伴反酸烧心，可因饱餐诱发。食管造影未见异常

207. 诊断首先考虑

A. 食管癌

B. 胃食管反流病

C. 贲门失弛缓症

D. 食管裂孔疝

E. 弥漫性食管痉挛

208. 对上述诊断最有帮助的检查是

A. 食管测压＋食管 pH 监测

B. 胸部 CT

C. 胃镜检查

D. 食管脱落细胞检查

E. 食管滴酸实验

209. 治疗最有效的药物为

A. PPI

B. H_2 受体拮抗剂

C. 胃黏膜保护剂

D. 促动力剂

E. 胃酶合剂

210. 可加重症状的药物

A. 抗胆碱能药物

B. 胃黏膜保护剂

C. 铋剂

D. 碳酸氢钠

E. 促动力剂

(211～214 题共用题干)

患者，女性，64 岁，胸骨后烧灼感不适 2 年，常有食物反流，反流物呈酸性，有时出现进食时胸骨后梗塞感。

211. 该患者最可能的诊断是

A. 食管癌

B. 心绞痛

C. 反流性食管炎

D. 食管贲门失弛缓症

E. 胸膜炎

212. 对确诊帮助最大的检查是

A. 胃镜

B. 食管测压＋24 小时 pH 监测

C. 食管滴酸实验

D. 上消化道造影

E. 腹部 CT

213. 该患者睡眠时应采用哪一种体位

A. 平卧位

B. 床头抬高位

C. 左侧卧位

D. 头低脚高位

E. 右侧卧位

214. 下列哪一种处理是错误的

A. 少食多餐

B. 抗胆碱能药物

C. 黏膜保护剂

D. H_2 受体阻断剂

E. 多潘立酮

（215～218 题共用题干）

患者，女，26 岁。有十二指肠球部溃疡 5 年，突感中上腹部剧烈疼痛 6 小时，继之满腹疼痛，大汗淋漓；体检：全腹有压痛，肌紧张及反跳痛，考虑有溃疡病穿孔可能。

215. 下列哪一项体征最有助于溃疡病穿孔的诊断

A. Cullen 征

B. 肝浊音上界消失

C. 板状腹

D. 腹部移动性浊音（+）

E. 腹式呼吸消失

216. 应紧急作下列哪一种检查

A. 胃镜

B. 血淀粉酶

C. 腹部 B 超

D. 立位腹平片

E. 腹腔穿刺

217. 十二指肠溃疡穿孔最常发生于哪一部位

A. 十二指肠球部小弯侧

B. 十二指肠球部大弯侧

C. 十二指肠后壁

D. 十二指肠上角

E. 十二指肠球部前壁

218. 胃溃疡穿孔最常见于哪一部位

A. 胃角

B. 胃大弯

C. 胃窦部

D. 胃贲门附近

E. 胃前壁

（219～221 题共用题干）

女性，40 岁，有慢性乙型肝炎 20 余年，1 年前胃镜发现食管静脉轻度曲张，半年来进行性腹部隆起，双下肢水肿，患者 2 年前闭经，婚后一直未孕。

219. 查体腹部明显膨隆，可用什么物理诊断方法区别其为腹水或卵巢肿瘤

A. 腹围测定

B. 移动性浊音

C. 波动感

D. 比较叩诊浊音、鼓音的部位

E. 腹部外观形态

220. 患者的闭经，不孕，可能由于

A. 雄激素过多

B. 雌激素过少

C. 肾上腺皮质激素过少

D. 醛固酮激素过多

E. 雌激素过多

221. 患者最可能的诊断是

A. 妇科肿瘤

B. 肝癌

C. 结核性腹膜炎

D. 肝硬化，腹水

E. 肾性腹水

（222～223 题共用题干）

患者男性，58 岁，诊断肝硬化 2 年，最近 2 月来消瘦、腹胀。

222. 对诊断肝细胞癌最有帮助的是

A. AKP

B. ALT

C. ALB

D. AFP

E. GGT

223. 患者出现性欲减退、乳房发育及蜘蛛痣是由于

A. 雄激素过多

B. 低钠血症

C. 雌激素过多
D. 肾上腺皮质激素过多
E. 营养不良

（224～225 题共用题干）

男性，45 岁，进食萝卜后呕血 300ml，查体：双手震颤，颈部可见蜘蛛痣，脾肋下 3.0cm。急诊胃镜检查为食管静脉重度曲张伴活动出血。

224. 最有效治疗方法
A. 静脉注射维生素 K
B. 输新鲜血浆
C. 静脉注射洛赛克
D. 服用凝血酶
E. 静脉点滴生长抑素

225. 以下哪种抢救措施是错误的
A. 急诊分流手术
B. 急诊内镜注射硬化剂
C. 静脉应用垂体加压素
D. 水合氯醛灌肠镇静治疗
E. 三腔二囊管压迫止血

（226～228 题共用题干）

男性，58 岁，发现 HBsAg 阳性二十年，近一月来出现腹胀、双下肢水肿。4 小时前突感心慌、出汗，并呕吐暗红色血液 200ml，来急诊查血压 80/55mmHg，心率 120 次/分，脾肋下 3.0cm。

226. 对该患者应立即采取的措施是
A. 冰盐水洗胃
B. 静脉输注止血敏
C. 紧急手术
D. 快速输液、输血，补充血容量
E. 口服凝血酶

227. 该病人若给予静脉滴注垂体后叶素，下列不正确的是

A. 滴注速度应为 0.1～0.3U/min

B. 可出现腹痛症状

C. 可出现尿少症状

D. 可诱发心绞痛

E. 为加快止血速度，可快速静点

228. 若患者静脉点滴垂体后叶素后仍有活动性出血，应选择的治疗是

A. 三腔二囊管压迫止血

B. 紧急手术

C. 冰盐水洗胃

D. 口服洛赛克

E. 补充维生素 K

（229～232 题共用题干）

男性，52 岁，低热，肝区胀痛 2 个月并消瘦。18 年前发现 HBsAg 阳性，8 年前被诊断为肝硬化。查体：肝脏肋下 3cm。

229. 该患者首选的影像学检查是

A. MRI

B. 超声检查

C. 同位素肝脏扫描

D. 腹部 CT 检查

E. X 线肝脏血管造影

230. 该患者尤其不能遗漏的化验项目是

A. 血清免疫球蛋白

B. ALP、GGT

C. 血沉

D. AFP

E. HBV－DNA

231. 该病人最可能的诊断是

A. 肝囊肿

B. 布加综合征

C. 原发性肝癌

D. 肝脓肿

E. 肝血管瘤

232. 如果此病人被确诊为弥漫性肝癌，目前首选的治疗是

A. 全身大剂量化疗

B. 中药治疗

C. 生物治疗

D. 放射治疗

E. 肝移植

（233～237 题共用题干）

患者 35 岁，女性，低热、腹胀 2 个月，停止排气排便 1 天，腹痛、恶心呕吐 4 小时，既往有结核病史，查体发现脐周包块，肠鸣音亢进。

233. 该患者目前的诊断可能是

A. 肠梗阻

B. 急性胃扩张

C. 中毒性巨结肠

D. 缺血性肠炎

E. 急性肠扭转

234. 接诊该患者首要的检查是

A. 血常规

B. 电解质

C. 腹部平片

D. 腹部 B 超

E. 腹部 CT

235. 为明确病因，该患者不需要的检查是

A. 血沉

B. PPD

C. 胸片

D. 腹部超声

E. 腹腔镜

236. 该患者的最终诊断可能是

A. 溃疡型结肠炎

B. Crohn 病

C. 结核性腹膜炎

D. 缺血性肠炎

E. 结肠癌

237. 该患者的最终治疗的注意事项是

A. 长期服用激素，注意减量

B. 规律服用柳氮磺胺吡啶

C. 全程规则治疗

D. 强化联合用药，延长疗程

E. 长期服用环孢素

(238～239 题共用题干)

患者男性，50 岁，便秘 1 周，淡漠少言 2 天，既往有输血史，查体可见蜘蛛痣，脾大。

238. 可能的诊断是

A. 抑郁症

B. 甲状腺功能减低症

C. 肝性脑病

D. 精神分裂症

E. 老年性痴呆症

239. 应急查的化验项目是

A. 血常规

B. 尿常规

C. 血氨加血清离子

D. 肝功能

E. 血沉

(240～245 题共用题干)

男性、65 岁，间歇上腹痛 10 年，持续并加重半年，进食后及夜间明显。入院查：心肺（一），中腹部轻压痛，左背部叩痛。辅助检查：尿淀粉酶正常，大便苏丹Ⅲ染色阳性。超声：胆囊多发结石，胰腺回声不均匀，胰腺实质内散在强回声光团伴声影。

240. 下列疾病中可能性最大的是

A. 功能性消化不良

B. 胰腺癌

C. 糖尿病

D. 慢性胰腺炎

E. 胆囊癌

241. 采集病史时应注意询问下列各项，除了

A. 饮酒史

B. 黄疸史

C. 糖尿病史

D. 急性胰腺炎

E. 胃癌

242. 对确诊最有帮助的检查是

A. 胃镜

B. ERCP

C. X线腹部平片

D. 钡餐

E. 血管造影

243. 患者腹痛加剧可用下列药物治疗，除了

A. 胰酶制剂

B. PPI

C. 胰岛素

D. 强痛定

E. 生长抑素

244. 如患者近期消瘦明显，并出现黄疸，应考虑的疾病是

A. 肝癌

B. 胰腺癌

C. 急性胆囊炎

D. 急性胰腺炎

E. 胆管癌

245. 最有诊断价值的检查是

A. 腹部 CT 检查
B. 腹部核磁检查
C. CA199
D. 超声内镜引导细针穿刺活检
E. ERCP

（246～251 题共用题干）

男性，46 岁，多量饮酒后出现中上腹部持续性疼痛 12 小时，呕吐两次。体温：37.8℃，上腹部偏左压痛。

246. 根据临床表现，应行哪一项最有价值的检查
A. 血尿淀粉酶
B. 白细胞计数及分类
C. 血脂肪酶
D. 肝功能
E. CA199

247. 如诊断为轻型胰腺炎，治疗不适当的是
A. 禁食补液
B. 抑制胃酸分泌
C. 应用生长抑素
D. 胃肠减压
E. 维持水电解质平衡

248. 如治疗 4 周后体温升至 39.8℃，上腹部出现包块，压痛，应考虑下列哪种情况
A. 急性胆囊炎
B. 败血症
C. 胰腺假性囊肿
D. 肺感染
E. 胰腺脓肿

249. 提示患者预后不良的指标是
A. 血钙升高
B. 血钙降低
C. 血糖升高

D. 血糖降低

E. 肝功能异常

250. 如患者出现呼吸困难，鼻导管吸氧不缓解，首先应考虑的诊断是

A. 肺炎

B. 心衰

C. 气胸

D. 呼吸衰竭

E. 肺栓塞

251. 对诊断最有帮助的检查是

A. 胸部 X 光片

B. 血气分析

C. 气管镜

D. 心电图

E. 凝血分析

(252～257 题共用题干)

患者，女性，35 岁，患溃疡性结肠炎，长期服用 SASP。10 小时前突发腹痛，呕吐 3 次。中上腹部压痛，血淀粉酶1 000单位(苏氏法)。

252. 首先考虑的诊断是

A. 急性胃炎

B. 急性胰腺炎

C. 急性心肌梗死

D. 急性胆囊炎

E. 胃肠道穿孔

253. 如诊断为急性胰腺炎，考虑的病因是

A. 酒精性

B. 胆源性

C. 先天性

D. 药物性

E. 特发性

254. 为尽快确定病因，首先应行的检查是

A. 腹部 CT

B. ERCP

C. 腹部超声

D. 血脂分析

E. MRI

255. 如腹痛波及全腹，并出现腹肌紧张、压痛、反跳痛，Grey-Turner 征（+），应考虑的诊断是

A. 急性重症胰腺炎

B. 急性腹膜炎

C. 宫外孕破裂出血

D. 急性胆囊穿孔

E. 肠穿孔

256. 此时最具诊断价值的辅助检查是

A. 淀粉酶

B. 血脂肪酶

C. 腹部 CT

D. 血钙

E. 血糖

257. 提示预后不良最重要的指标是

A. 血尿淀粉酶持续不降

B. 脂肪酶升高

C. 转氨酶＞400U

D. 血钙＜1.75mmol/L

E. 血清胆红素＞40mmol/L

（258～260 题共用题干）

患者女性，33 岁，因间断出现腹泻 3 个月就诊。大便 5～6 次/日，带鲜血，血与大便相混，伴里急后重。曾不规律服用利复星及诺氟沙星 7 天，效果不满意。1 周前进食海鲜后腹泻、便血加重，伴发热，最高体温 37.8℃。

258. 为明确诊断下列哪项检查最重要

A. 钡灌肠造影
B. 结肠镜加活检
C. ESR、CRP 及 PPD 试验
D. 便找结核菌
E. 便常规加潜血检查

259. 关于该患者的叙述下列哪项不正确
A. 为除外肠道细菌感染，应行便培养检查
B. 为除外细菌性痢疾等肠道感染性疾病，可以用抗生素试验性治疗
C. 患者病程不太长，进食海鲜后病情加重，伴发热，而且有里急后重，后者是细菌性痢疾的特异性临床表现，诊断细菌性痢疾成立，可立即应用抗生素治疗，无需结肠镜检查，以免加重病情
D. 虽然患者病程不是很长，但患者便血、腹泻已经 3 个月，应用抗生素效果不满意，溃疡性结肠炎的诊断不能排除，需要做结肠镜检查明确
E. 注意患者的饮食和营养，及时防治水电解质紊乱

260. 结肠镜检查发现患者的病变位于直肠、乙状结肠，黏膜弥漫性充血、水肿，多发浅溃疡和糜烂，易出血，考虑为溃疡性结肠炎，Hb 110g/L，ESR 28mm/h，血清白蛋白 36g/L。最佳治疗方案为
A. 静脉点滴甲泼尼龙 40mg/d
B. 甲硝唑静脉点滴 1g/d，口服泼尼松 40mg/d
C. SASP 口服 4g/d，SASP 肛栓 1.0g/d
D. SASP 肛栓 1.0g/d，静脉点滴甲泼尼龙 40mg/d
E. SASP 肛栓 1.0g/d，口服泼尼松 40mg/d

(261～267 题共用题干)

患者女性，39 岁，确诊溃疡性结肠炎 2 年，曾经使用激素治疗，病情平稳后以 SASP 治疗并逐渐减量至 2g/d。3 周前患者自行停用 SASP。1 周前进食海鲜后腹泻、便血复发，大便 10～15 次/日，带鲜血，血与大便相混，伴里急后重，每次排血量约 5～

10ml。伴腹胀、发热，最高体温 38.9℃。查体：贫血貌，心率 116 次/分，心肺查体（一）。腹软，略膨隆，全腹压痛，左下腹反跳痛，肠鸣音弱，0～1 次/分。

261. 下列哪项组合对判定患者的病情轻重最有帮助

A. 便常规，便培养，腹部 CT，血培养

B. 血色素，ESR，大便次数，心率，体温

C. 血色素，p-ANCA，C-反应蛋白，大便次数，心率，便常规，便培养

D. 血白细胞，血白蛋白，便常规，腹部 B 超，ESR，大便次数，体温

E. 腹部 B 超，ESR，C-反应蛋白，体温，心率

262. 下列哪项说法不正确

A. 患者腹胀，肠鸣音减弱，做结肠镜检查时应警惕中毒性巨结肠的发生

B. 患者发热，考虑为进食海鲜后肠道感染导致，应加用抗生素抗感染治疗并将 SASP 加量至 4g/d，不能使用激素，以免感染播散

C. 虽然患者腹泻严重，但是目前应慎用地芬诺酯等止泻药

D. 患者本次复发病情偏重，应禁食并给予胃肠外营养治疗

E. 及时纠正水电解质紊乱，警惕低血钾的发生

263. 检查发现患者血色素 73g/L，ESR 50mm/h，结肠镜示病变位于全结肠，对该患者完整正确的诊断是

A. 溃疡性结肠炎，暴发型，全结肠型，轻型，活动期

B. 溃疡性结肠炎，暴发型，全结肠型，重型，活动期

C. 溃疡性结肠炎，暴发型，全结肠型，中型，活动期

D. 溃疡性结肠炎，慢性复发型，全结肠型，重型，活动期

E. 溃疡性结肠炎，慢性持续型，全结肠型，重型，活动期

264. 患者腹痛加重，为缓解腹痛值班医生使用 654-2 10mg 肌肉注射来对症处理。而后患者腹痛缓解，腹泻次数减至 6～10 次/日，便血量没有减少。随后连续使用 654-2 20～60mg/d。2 天后，患者腹胀加重，诉心悸，查体：血压 90/60mmHg，体温 39.1℃，呼吸 28 次/分，腹部明显膨隆，全腹压痛，反

跳痛，肠鸣音消失，应立即进行何种检查

A. 血培养、便培养

B. 腹平片

C. 结肠镜及活检

D. 心电图及胸片

E. 胸片及腹部 B 超

265. 最可能的诊断是

A. 感染中毒性休克

B. 急性麻痹性肠梗阻

C. 低钾血症

D. 中毒性巨结肠

E. 急性肺栓塞

266. 进一步最应警惕发生的并发症是

A. 急性心力衰竭

B. 急性消化道大出血

C. 低血压休克

D. 水电解质紊乱

E. 急性肠穿孔

267. 应立即进行的处置是

A. 强心、利尿、补充血容量、维持血压稳定

B. 使用广谱抗生素控制感染

C. 立即外科手术治疗

D. 补充血容量、使用肝素抗凝溶栓

E. 加大激素用量并积极抗感染，内科治疗 24～48 小时无效应立即手术

（268～270 题共用题干）

患者，男性，36 岁，腹泻、便秘交替半年，伴低热、乏力。体检发现轻度贫血貌，右下腹轻压痛，无腹部肿块。

268. 为明确诊断，下列检查中最重要的是

A. 胸部 X 线检查

B. 结肠镜

C. 钡灌肠造影

D. ESR 检查及 PPD 试验

E. 腹部 B 超

269. 如患者消化道造影显示回盲部激惹征象，有钡剂跳跃征。最可能的诊断是

A. 右侧结肠癌

B. 慢性阑尾炎

C. Crohn 病

D. 肠结核

E. 溃疡性结肠炎

270. 下列治疗措施最恰当的是

A. SASP 及肾上腺皮质激素

B. 抗结核治疗

C. 肾上腺皮质激素及抗生素

D. 抗生素

E. 手术治疗

(271～274 题共用题干)

患者，男性，38 岁，反复右上腹疼痛 10 余年，性质为烧灼样疼痛，每年秋冬季节患病最严重，疼痛时进食或抗酸药都可以缓解。平时饮酒较多。胃液分析：BAO 8mmol/h，MAO 25mmol/h，胃泌素 87pg/ml，用雷尼替丁或奥美拉唑治疗有效，但停药半年后又有上述症状出现，近半月来疼痛加重伴反酸。

271. 根据以上病史你认为最有可能的诊断是

A. 胃癌

B. 胃溃疡

C. 十二指肠溃疡

D. 胃泌素瘤

E. 慢性萎缩型胃炎

272. 为了确定诊断，最好的检查方法是

A. 上胃肠道钡餐

B. 腹部 B 超

C. 腹部CT

D. 胃镜检查

E. 幽门螺杆菌检测

273. 该病人症状反复，10多年来上腹疼痛反复发作，虽然用H_2受体阻断药或质子泵抑制剂有效，但停药之后症状反复出现，推测最可能的原因是

A. 癌变

B. 遗传因素

C. 有幽门螺杆菌感染

D. 未能坚持服药

E. 与饮食不当有关

274. 该病人的治疗原则应该是

A. H_2受体阻断药与胃黏膜保护剂相结合

B. 质子泵抑制剂与胃黏膜保护剂相结合

C. 单用胃黏膜保护剂与抗生素相结合

D. 单用抗生素

E. 抑制胃酸分泌药与抗生素相结合

（275～278题共用题干）

患者男性，59岁，反复反酸、烧心、胸骨后痛10年余，近日感觉上述症状加重明显，伴进食哽噎感，吞咽疼痛加剧

275. 根据上述症状，以下诊断哪一项可能性最大

A. 贲门失弛缓症

B. 反流性食管炎

C. 食管癌

D. 十二指肠球部溃疡

E. 心绞痛

276. 近期症状变化，以下哪种情况可能性最小

A. 伴发食管溃疡

B. 反流性食管炎加重

C. 伴发食管狭窄

D. 伴发神经系统损害

E. 伴发 Barrett 食管

277. 此时首先要进行以下哪种检查

A. 心电图

B. 胃镜

C. 钡餐造影

D. 食管 24 小时 pH 监测

E. 运动试验

278. 若 277 题检查正常，应考虑的诊断为

A. 食管裂孔疝

B. Barrett 食管

C. 心绞痛

D. 内镜阴性的胃食管反流病

E. 贲门失弛缓症

（279～281 题共用题干）

患者女性，50 岁，因“发热、咳嗽、咳痰伴胸痛 3 天”在呼吸科住院治疗，次日出现躁动。查体：皮肤黄染，胸背皮肤可见抓痕，双侧内眦可见黄色扁平斑块，右下肺湿性啰音，腹软。腹部 CT 显示肝脏形态饱满，增大，脾脏 6 个肋单元，胆囊大小正常，胆总管内径 6mm。血 TBil 70μmol/L，DBil 50μmol/L，AlB 32g/L，TBA 25μmol/L。

279. 患者可能的诊断是

A. 右下肺炎，肺性脑病，肝癌

B. 右下肺炎，肺性脑病，壶腹癌

C. 右下肺炎，原发性胆汁性肝硬化，肝性脑病

D. 右下肺炎，自身免疫性肝炎，肺性脑病

E. 右下肺炎，原发性硬化性胆管炎，肝性脑病

280. 下列治疗中，目前对该患者最迫切需要的是

A. 吸氧

B. 乳果糖

C. 抗生素

D. 利尿药

E. 泼尼松

281. 追问病史，该患者平时可能
A. 尿色深、夜间视物不清
B. 皮肤瘙痒、粗糙
C. 牙龈出血、骨质疏松
D. 以上皆有可能
E. 以上皆无可能

(282～285 题共用题干)

患者男性，65 岁，胆囊结石病史 20 余年，近两天出现上腹部痛，渐进性加重，并向腰背部放散，伴恶心、呕吐、腹胀，大便稀。既往无高血压，糖尿病及酗酒史。

282. 诊断可能性最大的是
A. 急性肠梗阻
B. 慢性胆囊炎
C. 心肌梗死
D. 急性胰腺炎
E. 十二指肠溃疡急性穿孔

283. 以下各项对确诊帮助最不大的检查是
A. 腹部平片
B. 腹部超声
C. 腹部增强 CT
D. 结肠镜
E. 胃镜检查

284. 如患者突发意识障碍，最有可能的情况为合并
A. 感染中毒性休克
B. 胰性脑病
C. 肝衰竭
D. 糖尿病高渗昏迷
E. 低血压休克

285. 该病人首选治疗药物为
A. 禁食补液，抗感染，抑酸

B. 禁食补液，使用生长抑素等

C. 禁食补液，纠正水电解质紊乱

D. 禁食补液，控制血糖

E. 禁食补液，立即外科手术治疗

（286～288 题共用题干）

患者女性，50 岁，近 5～6 年出现大便次数增多，每日 4～5 次，多于饭后、精神紧张时发生，便前多出现腹痛，便后缓解。大便为黄稀便或水便，无脓血便，无夜间腹泻，近年体重无明显变化。

286. 根据上述症状，首先考虑该患者诊断为

A. 溃疡性结肠炎

B. Crohn 病

C. 肠结核

D. 慢性菌痢

E. 肠易激综合征

287. 你认为哪项检查对诊断帮助最大

A. 钡灌肠

B. 便常规及潜血

C. 直肠镜

D. 结肠镜

E. 便培养

288. 该患者治疗上可采用

A. 糖皮质激素

B. 复方地芬诺酯

C. 柳氮磺胺吡啶

D. 诺氟沙星

E. 抗结核药物

【B 型题】

（289～293 题共用备选答案）

A. 钡灌肠检查示横结肠充盈缺损，黏膜皱襞破坏征象

B. 钡灌肠检查示结肠袋加深，可见收缩环，结肠有激惹征象

C. 钡灌肠检查升结肠缩短纵行溃疡，病变黏膜皱襞粗乱，卵石征呈节段性分布

D. 钡灌肠检查示回盲部跳跃征，盲肠部位扭曲

E. 钡灌肠检查示肠壁边缘呈毛刺状或锯齿状，黏膜有细颗粒改变

289. 肠结核

290. 溃疡性结肠炎

291. Crohn 病

292. 结肠癌

293. 肠道易激综合征

（294～295 题共用备选答案）

A. 雌激素过多

B. 胆固醇合成减少

C. 门脉压力增高

D. 内毒素血症

E. 血氨增高

294. 肝掌与蜘蛛痣的形成因素

295. 腹水形成因素

（296～299 题共用备选答案）

A. 壁细胞

B. 主细胞

C. 黏液细胞

D. G 细胞

E. 浆细胞

下列物质分别与以上哪种细胞分泌相关联

296. 维生素 B_{12}

297. 胃泌素

298. 胃蛋白酶原

299. 黏液

（300～304 题共用备选答案）

A. 抑制蛋白酶活性

B. 胃动素受体激动剂

C. 钙离子通道拮抗剂

D. 5-羟色胺受体部分激动剂

E. 多巴胺受体拮抗剂

下列各种药物属于上述哪一类

300. 得舒特

301. 加贝酯

302. 吗丁啉

303. 红霉素

304. 替加色罗

（305～306 题共用备选答案）

A. 慢性浅表性胃炎，Hp 相关性，需根除 Hp 治疗

B. 胃 MALT 淋巴瘤，Hp 相关性，需根除 Hp 治疗

C. 慢性萎缩性胃炎，Hp 相关性，需根除 Hp 治疗

D. 急性糜烂性胃炎，Hp 非相关性，不支持抗 Hp 治疗

E. 弥漫浸润型胃癌，不支持抗 Hp 治疗

305. 男性，30 岁，间断上腹隐痛不适 3 年，胃镜提示：胃窦黏膜花斑样改变，黏膜散在片状糜烂，Hp 尿素酶试验阳性，有胃癌家族史

306. 男性，26 岁，间断发作性上腹痛 1 年，胃镜提示：胃窦黏膜轻度花斑样改变，Hp 尿素酶试验阴性，Hp 病理组织学染色阴性；该患者胃镜检查后第二天上腹痛加重，并伴有恶心呕吐，再次胃镜检查发现胃黏膜充血，轻度水肿，胃窦多处片状黏膜糜烂。

（307～309 题共用备选答案）

A. 抗内因子抗体

B. 血清胃泌素

C. 抗 Hp 血清抗体 IgG

D. CEA

E. ^{13}C 呼气实验

307. 幽门螺杆菌根治治疗后复查首选

308. 自身免疫性胃炎可检测到

309. 慢性胃炎伴胃酸分泌减少时可增高的是

（310～313 题共用备选答案）

A. 3～5 天

B. 24 小时

C. 24～48 小时

D. 2～3 天

E. 5～8 天

310. 急性失血出现贫血一般在多少小时之间红细胞稀释达到最大限度

311. 上消化道大量出血出现低热一般持续几天

312. 急性失血血尿素氮增高达到高峰后一般几日后降至正常范围

313. 上消化道出血一般多少小时出现白细胞计数升高

（314～315 题共用备选答案）

A. X 线钡剂灌肠示结肠肠壁变硬，黏膜呈颗粒样改变

B. X 线钡剂灌肠示钡剂在病变肠道呈激惹现象

C. X 线钡剂灌肠呈纵行性溃疡或裂沟或瘘管形成

D. X 线钡剂灌肠示结肠黏膜皱襞破坏征象

E. X 线检查示袋状膨出

314. Crohn 病

315. 结肠癌

（316～317 题共用备选答案）

A. 肝掌

B. 脾肿大

C. 黄疸

D. 下肢水肿

E. 肝肿大

316. 肝硬化低蛋白血症可表现

317. 门脉高压症可表现

（318～320 题共用备选答案）

A. 丁型肝炎

B. 戊型肝炎

C. 慢性乙型肝炎

D. 糖尿病

E. 阿米巴肝脓肿

318. 只有与乙肝才能形成重叠感染

319. 易合并脂肪肝

320. 可自愈

（321～324 题共用备选答案）

A. 血浆白蛋白降低，凝血功能异常

B. 血清抗核抗体阳性

C. 血清转氨酶升高

D. AFP 显著升高

E. 血浆抗线粒体抗体阳性

321. 肝细胞合成功能减低时

322. 可作为原发性胆汁性肝硬化诊断依据

323. 原发性肝细胞癌

324. 自身免疫性肝炎

（325～329 题共用备选答案）

A. 多为剑下偏右或脐上方 2～3cm 或脐与剑突连线中点空腹痛

B. 多为剑突下正中或偏左节律性餐后疼痛

C. 上腹疼痛多在餐后发生，呕吐多见

D. 上腹持续性较剧烈疼痛，放射至背部

E. 右上腹节律性疼痛，夜间痛和背部痛多见且突出

以下溃疡的疼痛一般是

325. 十二指肠球部溃疡
326. 幽门管溃疡
327. 胃溃疡
328. 球后溃疡
329. 穿透性溃疡

（330～334 题共用备选答案）

A. 慢性浅表性胃炎

B. 十二指肠球部溃疡

C. 胃癌

D. 门脉高压性胃病

E. A 型萎缩性胃炎

330. 女性，48 岁，上腹部不适 3 年，伴饱胀、呃逆，胃镜检查提示：胃窦黏膜红白相间，黏膜轻度粗糙不平，Hp（+）
331. 男性，35 岁，间断上腹痛 3 年，空腹显著，进食后可缓解，伴反酸
332. 男性，56 岁，患“胃溃疡”10 年。近 6 个月来上腹痛加重伴纳差，服用胃药不缓解，体重下降 6kg
333. 男性，60 岁，饮酒史 40 年，有呕血史。胃镜检查提示：食管静脉曲张。胃窦黏膜条状发红，呈“西瓜纹”状，体部黏膜呈“马赛克”征
334. 女性，75 岁，反复上腹部不适 10 年，近一年食欲明显下降。胃镜提示：胃黏膜变薄，黏液池胃液减少，血色素 6g/L

（335～336 题共用备选答案）

A. 消瘦，乏力，腹胀

B. 贫血，出血倾向

C. 瘙痒、黄疸，ALP、GGT 升高

D. 腹水，下肢水肿，脾大

E. 肝脏进行性肿大，AFP 升高

335. 晚期肝硬化的典型临床表现
336. 原发性胆汁性肝硬化最常见的临床表现

（337～340 题共用备选答案）
A. 氨的毒性增加
B. 氨的生成增加
C. 氨的吸收增加
D. 组织对氨的敏感性增加
E. 氨的生成减少
337. 代谢性碱中毒
338. 上消化道出血
339. 抑制肠道细菌
340. 便秘

（341～342 题共用备选答案）
A. 肠结核
B. 结肠癌
C. Crohn 病
D. 溃疡性结肠炎
E. 细菌性痢疾
341. 男性，26 岁，反复口腔溃疡一年，发现右下腹包块 3 个月。X 线钡剂灌肠见升结肠起始部有充盈缺损，肠腔狭窄
342. 女性，68 岁，便秘病史 30 年，近期加剧，服用泻药无效。超声发现右侧腹部“假肾样”肿物

（343～346 题共用备选答案）
A. 慢性浅表性胃炎
B. 十二指肠球部溃疡
C. 胃食管反流病
D. 胃癌
E. 贲门黏膜撕裂
343. 女性，30 岁，反复发作上腹痛 2 年，春秋季发作，夜间痛，

进食后好转
344. 女性，26 岁，妊娠后呕吐，呕吐三次后吐出鲜血 20ml
345. 男性，70 岁，上腹胀满，无规律疼痛，伴乏力，消瘦，大便发黑
346. 女性，50 岁，反复发作胸骨后疼痛 3 年，伴反酸烧心，饱食后加剧

（347～349 题共用备选答案）
A. A 型萎缩性胃炎
B. 慢性浅表性胃炎
C. 胃癌
D. 幽门螺杆菌相关性胃炎
E. 胆汁反流性胃炎
347. 最易发生恶性贫血的为
348. 人群中发病率最高的是
349. 可发生 MALT 淋巴瘤的为

（350～353 题共用备选答案）
A. 右上腹痛、黄疸，发热
B. 脐周阵痛，伴有压痛、肠鸣音亢进，有肠型
C. 全腹压痛，板样腹，肝浊音界消失
D. 呕吐隔夜宿食，伴有胃型及振水音
E. 胸骨下持续钝痛，腹部无体征
下述疾病的临床特点是：
350. 肠穿孔
351. 幽门梗阻
352. 急性胆囊炎
353. 急性心肌梗死

（354～355 题共用备选答案）
A. 血清铜蓝蛋白降低
B. 线粒体抗体阳性

C. 铁沉积于肝脏
D. 肝纤维化
E. 乙型肝炎
354. 肝豆状核变性可出现
355. 血色病可出现

(356～359 题共用备选答案)
A. AST↑/ALT↑>1
B. ALT↑/AST↑>1
C. 抗线粒体抗体，GGT 明显升高
D. PT↑↑，白蛋白降低
E. Ⅳ型胶原↑
356. 肝硬化失代偿期合并肝细胞严重坏死
357. 肝纤维化
358. 原发性胆汁性肝硬化
359. 肝硬化晚期

(360～361 题共用备选答案)
A. 肝铁含量增加
B. IgA 升高
C. 血清铜蓝蛋白降低
D. 胆固醇升高
E. 抗平滑肌抗体阳性
360. 自身免疫性肝炎可出现
361. 酒精性肝病可出现

(362～364 题共用备选答案)
A. 易并发肝癌
B. 部分可合并干燥综合征
C. 男性多见
D. 儿童多见
E. 老年人多见

362. 原发性硬化性胆管炎
363. 原发性胆汁性肝硬化
364. 乙型肝炎肝硬化

(365～367 题共用备选答案)
A. 白蛋白合成不足
B. 门脉压力增高
C. 肝性脑病
D. 腹泻
E. 脾亢
365. 肝硬化肝功能下降的标志之一是
366. 口服乳果糖或乳果糖灌肠可治疗
367. 肝硬化血小板减少的主要原因是

(368～371 题共用备选答案)
A. 谷氨酸钠
B. 精氨酸
C. 苯甲酸钠
D. 亮氨酸
E. 乳酸
368. 使用前可先注射 3～5g 维生素 C
369. 适用于碱中毒的肝性脑病患者
370. 抑制芳香族氨基酸进入大脑
371. 与氮源性物质结合形成马尿酸

(372～376 题共用备选答案)
A. 腹部触诊揉面感
B. 腹水淀粉酶＞300U/L
C. 腹水 SAAG＞20g/L
D. 乳糜腹水
E. 血性腹水
372. 结核性腹膜炎

373. 肝硬化门静脉高压
374. 腹腔淋巴结结核
375. 绞窄性肠梗阻
376. 急性胰腺炎

(377～381 题共用备选答案)

A. 结肠癌
B. 溃疡性结肠炎
C. 肠易激综合征
D. 习惯性便秘
E. 结核性腹膜炎

377. 男性，26 岁，大便 5～6 次/日，半年，大便带黏液，有时有脓血，伴低热，近来出现双膝关节痛
378. 女性，35 岁，大便 5～6 次/日，半年，稀便，无黏液或血便，伴午后低热，盗汗，腹痛，消瘦，B 超显示少量腹水，腹腔肠管粘连
379. 女性，40 岁，大便 5～6 次/日，10 年，为黏液稀便，无血便，多于晨起或饭后发作，伴便前腹痛，便后缓解，一般情况好
380. 男性，60 岁，大便 5～6 次/日，半年，稀便有时带血，伴消瘦，贫血
381. 男性，70 岁，便秘 20 年，1 周 1 次大便，现需服泻药方排便，无明显腹痛，一般情况好，肠镜未见异常

(382～386 题共用备选答案)

A. 反流性食管炎
B. 食管裂孔疝
C. 非糜烂性胃食管反流病
D. Barret 食管
E. 咽易感症

382. 女性，50 岁，咽部异物感 3 个月，精神紧张时加重，胃镜检查未见异常，食管测压提示 UES 压力降低

383. 男性，50 岁，胸痛伴反酸、烧心，卧位较重，胃镜示齿线至门齿 35cm，及第二贲门征，反转观察贲门口松弛

384. 女性，50 岁，胃镜检查示慢性胃炎，24 小时 pH 监测示中度胃食管酸反流

385. 女性，56 岁，胸痛伴反酸、烧心，胃镜示食管下段黏膜糜烂，齿状线呈岛状上移，黏膜呈桔红色，活检可见肠上皮化生

386. 女性，55 岁，胃镜提示食管下段条状黏膜发红糜烂，食管测压 LES 压力＜6mmHg

（387～390 题共用备选答案）

A. 进行性吞咽困难

B. 上腹痛呈慢性、周期性、节律性

C. 进食污染食物后急性呕吐，上腹痛

D. 上腹不适，进行性加重，伴消瘦乏力

E. 胸骨后烧灼样痛，反酸、烧心，伴吞咽困难

387. 胃癌表现

388. 胃食管反流病表现

389. 消化性溃疡表现

390. 急性胃炎表现

（391～395 题共用备选答案）

A. 溃疡穿孔

B. 胃溃疡癌变

C. 功能性消化不良

D. 胃溃疡合并幽门梗阻

E. 溃疡出血

391. 男，57 岁，有胃溃疡病史，今早饭后，突然出现上腹痛，拒按。查体：腹壁呈板状僵硬，肺肝界叩不清。该病人最可能的诊断是

392. 男，50 岁，上腹不适 1 个月，餐后加重，反酸，恶心，呕吐，呕吐物含有隔夜宿食，查体腹部可见蠕动波，振水音阳性。该病人最可能的诊断是

393. 男，60 岁，反复上腹痛 20 年，餐后加重，伴反酸，发作时抑酸治疗可好转，2 个月来再次腹痛发作，规律抑酸治疗 8 周无好转，伴乏力消瘦黑便。最可能的诊断是

394. 男，40 岁，慢性上腹痛 10 年，春秋季易发作，近期疼痛加重，今日早餐后突然呕咖啡样物，伴烦躁、大汗。最可能的诊断是

395. 女，39 岁，近 3 年来反复上腹不适，疼痛，频繁嗳气，钡餐和胃镜无阳性发现。最可能的诊断是

（396～400 题共用备选答案）

A. 急性胰腺炎

B. 缺血性肠炎

C. 胆道蛔虫症

D. 急性胆囊炎

E. 急性心肌梗死

396. 女，60 岁，进食肉食 4 小时后出现右上腹痛，向右肩放散。查体：体温 38℃，巩膜黄染，右中上腹压痛、反跳痛。超声显示胆囊增大，腔内可见数个强回声光团。最可能的诊断是

397. 女，20 岁，突发右上腹部钻顶样疼痛，伴恶心、呕吐，超声见胆囊腔内可见蠕动条状物。最可能的诊断是

398. 男，60 岁，有糖尿病病史，腹泻两天后突发左侧下腹部疼痛，疼痛 1 小时后排鲜血便 300ml。最可能的诊断是

399. 男，60 岁，有吸烟史，情绪激动后突发剑突下痛 1 小时，向左肩及背部放散，伴大汗、呕吐，急诊查心电图：Ⅱ、Ⅲ、AVF 导联 ST－T 略抬高。最可能的诊断是

400. 女，50 岁，有胆囊结石病史，餐后 10 小时出现上腹痛伴呕吐，腹胀，查体上腹压痛，肋腹部皮肤呈灰紫色斑。尿淀粉酶：1 200U（Somogyi 法）。最可能的诊断是

（401～404 题共用备选答案）

A. 前列腺素 E_2

B. 奥美拉唑

C. 吗丁啉

D. 法莫替丁

E. 硫糖铝

401. 抑制 H^+-K^+-ATP 酶活动

402. 保护胃黏膜

403. 作用于壁细胞 H_2 受体，为其阻断剂

404. 促进黏液分泌及胃黏膜细胞更新

(405～409 题共用备选答案)

A. 患者男性，18 岁，腹痛腹泻 2 年，伴低热，体检发现肛瘘，结肠镜示回肠末端黏膜呈铺路石样改变及纵行溃疡

B. 患者女性，26 岁，间断脓血便 3 年，加重 1 个月。多次便培养阴性，抗生素治疗无效，肠镜示乙状结肠血管纹理不清，黏膜颗粒状，轻触易出血

C. 患者男性 60 岁，左下腹痛 4 个月，便血 1 个月，体重减轻约 5 公斤，肠镜可见直径 20cm 的菜花样肿物

D. 患者女性，22 岁，右下腹痛半年，伴低热、盗汗、腹泻。查体右下腹包块，轻压痛。PPD 强阳性

E. 患者男性，40 岁，间断大便次数增多 6 年，便带黏液无脓血，进食生冷加重，查体一般状况好，腹部无压痛，肠镜未见明显异常

405. 溃疡性结肠炎

406. 肠结核

407. Crohn 病

408. 结肠癌

409. 肠易激综合征

(410～411 题共用备选答案)

A. 垂体后叶素

B. 6-氨基已酸

C. 维生素 K

D. 去甲肾上腺素

E. 奥美拉唑

410. 作用于与胆道梗阻有关的凝血功能障碍

411. 降低门静脉压的药物

(412～413 题共用备选答案)

A. 乙肝病毒感染

B. 长期大量饮酒

C. 毒物接触

D. 药物

E. 自身免疫病

412. 我国肝癌最常见原因

413. 可呈过敏性或与剂量相关性两种机理的肝损伤

(414～418 题共用备选答案)

A. 新霉素

B. 精氨酸

C. 乳果糖

D. 支链氨基酸

E. 左旋多巴

以上药物治疗肝性脑病的机制为

414. 抑制肠道内细菌生长、减少肠内氨的产生

415. 降低肠 pH 值，减少氨的吸收

416. 取代脑组织中的假性神经介质

417. 通过鸟氨酸循环使氨变为尿素

418. 纠正氨基酸失衡

(419～422 题共用备选答案)

A. 病变处可见干酪性肉芽肿

B. 病变处可见非干酪性肉芽肿

C. 病变最好发于直肠和乙状结肠，可累及全结肠

D. 便血及肠梗阻为常见表现

E. 腹泻、贫血为常见表现

419. 溃疡性结肠炎
420. 肠结核
421. Crohn 病
422. 左侧结肠或直肠癌

(423～426 题共用备选答案)

A. CEA
B. p-ANCA
C. AMA
D. APCA
E. AFP

下列疾病应重点进行哪项实验室检查
423. 结肠癌
424. 溃疡性结肠炎
425. 原发性胆汁性肝硬化
426. 肝癌

(427～430 题共用备选答案)

A. 5～10ml
B. 50～100ml
C. 250～300ml
D. 400～500ml
E. 1 000ml

427. 脉搏/收缩压大于 1kPa 时，出血量一般大于
428. 当出现呕血时，胃内储积血量一般大于
429. 当便潜血实验阳性时，出血量一般大于
430. 当出现低血容量症状时，出血量一般大于

(431～432 题共用备选答案)

A. 开放静脉，补充血容量
B. 三腔二囊管
C. 质子泵抑制剂

D. 生长抑素

E. 法莫替丁

431. 对急性大出血患者首要处理措施

432. 可降低门静脉压力

参考答案

1. C	2. B	3. C	4. E	5. E	6. C
7. C	8. D	9. C	10. D	11. D	12. D
13. B	14. D	15. B	16. D	17. D	18. E
19. B	20. D	21. A	22. E	23. C	24. D
25. B	26. D	27. D	28. C	29. D	30. B
31. C	32. D	33. E	34. D	35. A	36. C
37. C	38. B	39. D	40. A	41. B	42. B
43. E	44. C	45. E	46. E	47. A	48. A
49. D	50. E	51. C	52. C	53. D	54. C
55. B	56. B	57. C	58. D	59. D	60. A
61. C	62. E	63. D	64. B	65. C	66. E
67. D	68. C	69. A	70. D	71. D	72. E
73. A	74. D	75. A	76. D	77. E	78. E
79. E	80. C	81. C	82. C	83. E	84. E
85. B	86. C	87. C	88. D	89. D	90. A
91. B	92. C	93. C	94. A	95. E	96. B
97. B	98. A	99. D	100. A	101. B	102. D
103. A	104. C	105. D	106. E	107. D	108. C
109. E	110. E	111. A	112. C	113. C	114. E
115. E	116. A	117. E	118. B	119. D	120. D
121. A	122. D	123. D	124. C	125. C	126. D
127. B	128. A	129. C	130. D	131. E	132. E
133. A	134. A	135. E	136. C	137. C	138. C
139. A	140. C	141. B	142. C	143. B	144. D
145. B	146. D	147. D	148. E	149. E	150. C
151. E	152. E	153. D	154. C	155. D	156. D

157. E	158. D	159. B	160. D	161. B	162. A
163. B	164. D	165. C	166. D	167. B	168. D
169. B	170. C	171. C	172. B	173. A	174. E
175. B	176. D	177. E	178. D	179. E	180. A
181. D	182. C	183. E	184. B	185. A	186. C
187. D	188. E	189. A	190. D	191. E	192. A
193. C	194. A	195. B	196. C	197. A	198. E
199. B	200. A	201. D	202. B	203. A	204. B
205. A	206. B	207. D	208. A	209. A	210. A
211. C	212. A	213. B	214. B	215. B	216. D
217. E	218. E	219. B	220. E	221. D	222. D
223. C	224. E	225. D	226. D	227. E	228. A
229. B	230. D	231. C	232. E	233. A	234. C
235. E	236. C	237. D	238. C	239. C	240. D
241. E	242. B	243. C	244. B	245. D	246. A
247. C	248. E	249. B	250. D	251. B	252. B
253. D	254. C	255. A	256. C	257. D	258. B
259. C	260. C	261. B	262. B	263. D	264. B
265. D	266. E	267. E	268. B	269. D	270. B
271. C	272. D	273. C	274. E	275. B	276. D
277. B	278. D	279. C	280. B	281. D	282. D
283. D	284. B	285. B	286. E	287. D	288. B
289. D	290. E	291. C	292. A	293. B	294. A
295. C	296. A	297. D	298. B	299. C	300. C
301. A	302. E	303. B	304. D	305. A	306. D
307. E	308. A	309. B	310. A	311. B	312. C
313. D	314. C	315. D	316. D	317. B	318. A
319. D	320. B	321. A	322. E	323. D	324. B
325. A	326. C	327. B	328. E	329. D	330. A
331. B	332. C	333. D	334. E	335. D	336. C
337. A	338. B	339. E	340. C	341. C	342. B
343. B	344. E	345. D	346. C	347. A	348. B

349. D	350. C	351. D	352. A	353. E	354. A
355. C	356. A	357. E	358. C	359. D	360. E
361. B	362. C	363. B	364. A	365. A	366. C
367. E	368. A	369. B	370. D	371. C	372. A
373. C	374. D	375. E	376. B	377. B	378. E
379. C	380. A	381. D	382. E	383. B	384. C
385. D	386. A	387. D	388. E	389. B	390. C
391. A	392. D	393. B	394. E	395. C	396. D
397. C	398. B	399. E	400. A	401. B	402. E
403. D	404. A	405. B	406. D	407. A	408. C
409. E	410. C	411. A	412. A	413. D	414. A
415. C	416. E	417. B	418. D	419. C	420. A
421. B	422. D	423. A	424. B	425. C	426. E
427. E	428. C	429. A	430. D	431. A	432. D

第三部分

消化病诊疗常规

一、胃食管反流病

胃食管反流病是指胃十二指肠内容物反流入食管而产生烧心、反酸等症状，可引起反流性食管炎（reflux esophagitis，RE）、Barrett 食管（Barrett esophagus）等，以及咽喉、气道等食管以外的组织损害。

【入院评估】

（一）病史采集要点

1. 现病史　病史较长，有反复发作的特点。

（1）临床表现

1）反流症状：反酸常伴烧心，特征性表现为烧心感觉自下向上涌动。多在餐后特别是饱餐后、平卧或躯体前屈时易出现，在咽喉部及口腔内留着一种酸味和苦味，也可造成口臭和味觉减退。可有反食。

2）反流物刺激食管引起的症状：餐后 1 小时出现胸骨后或剑突疼痛，躯体前屈或用力屏气时加重。吞咽痛和吞咽困难，常为间歇性、非进行性加重，不仅进固体食物，进流质饮食也会出现。

3）食管以外刺激的临床表现：如咳嗽、哮喘及咽喉炎。但反流引起的哮喘无季节性，常有阵发性夜间咳嗽和气喘。反复发生吸入性肺炎，甚至出现肺间质纤维化。

（2）并发症：上消化道出血，食管狭窄，Barrett 食管等。

（3）注意询问腹痛发作的体位、时间、与进餐的关系。

（4）注意上消化道造影、胃镜、食管测压、24 小时食管、胃 pH 监测结果等实验室检查。

（二）体格检查要点

无特征性表现。

（三）诊断及鉴别诊断

1. 诊断要点

（1）有明显的反酸、烧心、反流症状，内镜下有反流性食管炎的表现，并排除其他病因的食管炎可诊断。

（2）有明显的反酸、烧心、反流症状，虽无反流性食管炎的内镜诊断依据，但24h食管pH监测提示胃食管反流或用质子泵抑制剂试验性治疗（奥美拉唑20mg，每天2次，连服7天）疗效显著者可诊断。

（3）对症状不典型患者应需结合内镜检查、24h食管pH监测和质子泵抑制剂实验性治疗结果进行综合分析作出诊断。

2. 鉴别诊断

（1）与其他病因的食管炎、消化性溃疡、各种原因的消化不良、胆道疾病、贲门失弛缓症以及食管癌等相鉴别。

（2）以胸痛为主要表现应与心源性胸痛和其他非心源性胸痛进行鉴别，酷似心绞痛者应作心电图和运动试验。

（3）对以哮喘为主要表现者，应与支气管哮喘鉴别。

【医嘱要点】

（一）一般医嘱

1. 护理　消化内科护理常规，视病情轻重给予Ⅱ～Ⅲ级护理。

2. 一般治疗　首先应改变生活方式和饮食习惯。避免餐后平卧和睡前2小时内进食。睡时将头抬高10～20cm，可减少胃食管反流，肥胖者需减轻体重，忌烟忌酒，慎用或停用抗胆碱能药物、多巴胺受体激动剂、钙离子通道阻滞剂等以免降低LES压。告诫患者不要穿紧身衣服和束紧身带，以免增加腹压诱发反流。

（二）实验室和特殊检查

1. X线检查　平卧或头高低脚高位进行吞钡X线透视是了解有无胃食管反流的简易方法，但诊断敏感性不高，在轻型病人常无阳性发现。在反流性食管炎患者可见下段食管黏膜皱襞粗乱、食管蠕动减弱，运动不协调或不规则收缩。该项检查还可发现是否合并食管裂孔疝、贲门失弛缓症及食管肿瘤等病变。

2. 内镜检查　内镜检查是诊断反流性的食管炎的重要手段，能直接观察食管黏膜炎症程度和有无并发症。结合病理活检有利于明确病变性质。约半数以上胃食管反流病者内镜下可见食管黏膜充血、糜烂、溃疡等改变；但相当部分患者有胃食管反流病的症状，而内镜检查无反流性食管炎的表现，此类胃食管反流病称为内镜阴性的胃食管反流病。

3. 24h 食管 pH 连续监测　有助于明确在生理活动状态下有无过多的胃酸食管反流，也有助于阐明胸痛与酸反流的关系。目前常用的观察指标为 24h 食管内 pH<4 的百分比，pH<4 的次数，持续 5min 以上的次数以及最长反流持续时间。为避免出现假阳性或假阴性，检查前 3 日应停用制酸剂和促胃肠动力药。该项检查对胃酸分泌过低和碱性胃食管反流无诊断价值。D 级食管炎此项检查相对禁忌。

4. 食管测压检查　能显示 LES 压和一过性 LES 松弛，对了解 LES 的功能状态有一定价值，但由于在正常人与胃食管反流者二组测得的 LES 压值有重叠，仅作为辅助性诊断方法。D 级食管炎此项检查相对禁忌。

（三）治疗计划

1. 抑酸剂　抑酸剂可抑制胃酸分泌，从而降低胃蛋白酶的活性，减少酸性反流物对食管黏膜的损害。推荐质子泵抑制（PPI）如奥美拉唑 20mg，每日 2 次，或兰索拉唑 30mg，每日 2 次。其他可选用 H_2 受体拮抗剂（H_2RA），如雷尼替丁 150mg，每日 2 次；高舒达 20mg，每日 2 次。

2. 促胃肠动力药物　这类药物的作用是增加 LES 压，改善食管蠕动功能，促进胃排空，减速少胃食管反流，改善患者症状。主要适应于轻、中度食管反流病患者。目前，临床多选用吗叮啉，常用剂量 5～10mg，每天 3～4 次，疗程 8～12 周。亦可与抑酸剂合用。

3. 治疗方案　推荐 PPI 治疗递减法（step down）：开始用质子泵抑制剂标准剂量或双倍剂量，治疗 8 周后改成维持治疗，维持治疗可用小剂量质子泵抑制剂或治疗量 H_2 受体拮抗剂，至少 6 个月；维持治疗也可采用按需给药。有胆汁反流者可同时使用胆汁吸附剂，如铝碳酸镁。

4. 抗反流手术治疗（见问答部分）。

5. 并发症治疗

（1）食管狭窄：内镜直视下食管扩张治疗，但扩张术后仍需药物维持治疗或抗反流治疗。

（2）Barrett 食管治疗措施：①质子泵抑制剂治疗及长程维持治疗；②有指征者可考虑抗反流手术；③内镜下清除 Barrett 食管治疗，一般采用内镜下激光和多极电凝疗法。据报道近期有效，但远期疗效尚未肯定；④Barrett 食管合并重度异型增生者一般主张食管部分切除。Barrett 食管癌变按食管癌治疗。

【病程观察】

（一）病情观察

1. 胸痛、反酸、烧心症状缓解情况。

2. 复查胃镜检查食管炎愈合情况。

3. 哮喘、咽喉炎缓解情况。

（二）疗效分析和处理

1. 推荐 PPI 治疗，开始常规量 1 日 1 次，7～14 天症状不缓解量可加倍。

2. 常规疗程 8 周要足，逐渐减药，避免突然停药。

3. 此病易复发，可采用维持治疗，最低剂量按需给药。

4. 定期复查胃镜，预防 Barrett 食管。

【预后评估】

多数预后良好，重度食管炎发展为 Barrett 食管为癌前病变。

二、消化性溃疡

消化性溃疡主要指发生于胃的慢性溃疡（GU）和十二指肠的慢性溃疡（DU），也可发生于食管下段、胃空肠吻合口的附近、空肠及有异位胃黏膜的 Meckel 憩室内。临床表现疼痛常呈节律性和周期性，可被进食或服用抗酸剂所缓解，部分患者可无症状，或以出血、穿孔等并发症作为首发症状。国外资料估计，大约 10%的人一生中患过消化性溃疡。

【入院评估】

（一）病史采集要点

1. 现病史

（1）详述起病过程：起病缓急，发病时间，主要症状疼痛的规律，节律性和周期性，程度，缓解方式，伴随症状，大便情况等。已作过检查如 X 线钡餐造影，胃镜，^{13}C-呼气试验的结果，已用的治疗及经过。

（2）询问有无并发症的发生情况：如出血、幽门梗阻、穿孔等。

（3）既往治疗的医嘱遵从情况。

2. 既往史　有无胃炎、内分泌疾病，烟酒嗜好，是否服用 NSAIDs 类药物。

3. 家族史　叙述直系亲属中有无类似发病情况及消化系统肿瘤病史。

（二）体格检查要点

1. 腹部体征　消化性溃疡缺乏特异性体征。在溃疡活动期，多数患者有上腹部局限性轻压痛，DU 压痛点常偏右或在脐上 2～3cm 处。

2. 一般情况　少数患者可因慢性失血或营养不良而有贫血。部分 GU 患者的体质较瘦弱。注意锁骨上淋巴结是否增大。

（三）诊断与鉴别诊断

1. 诊断要点

（1）疑诊：上腹部疼痛为主要症状，慢性病程、周期性发作、节律性疼痛。常与季节变化、精神刺激、过度疲劳、饮食不当有关，或有长期服用 NSAIDs 类药物等病史。疼痛可为隐痛、烧灼痛、钝痛或剧痛，进食或服用碱性药物后可缓解。并发上消化道出血时，可出现呕血及/或黑便。急性穿孔，出现急腹症症状。幽门梗阻，出现餐后腹痛、呕吐、隔夜宿食等症状。

（2）确诊：需要 X 线钡餐造影或胃镜检查证实。

2. 常见的鉴别诊断

（1）功能性消化不良：有餐后上腹饱胀、嗳气、反酸、恶心和食欲减退等症状，有时症状酷似消化性溃疡，检查可完全正常或只有轻度胃炎。与消化溃疡的鉴别有赖于 X 线和胃镜检查。

（2）慢性胆囊炎和胆石症：疼痛与进食油腻有关，位于右上腹，并放射至背部，伴发热、黄疸等典型症状不难与消化性溃疡作出鉴别；对不典型的病人，鉴别需借助 B 型超声检查或内镜下逆行胆道造影检查。

（3）胃癌：GU 与胃癌很难从症状上作出鉴别，必须依赖钡餐和内镜检查，特别是后者可在直视下取组织作病理检查。早期胃癌的内镜和 X 线表现易与良性溃疡相混淆，活检可帮助澄清。恶性溃疡 X 线钡餐检查示龛影位于胃腔之内，边缘不整，龛影周围胃壁强直，呈结节状，向溃疡隆起。

（4）胃泌素瘤：是胰腺非 β 细胞瘤，能分泌大量胃泌素。除了在典型部位发生溃疡外，在不典型部位（十二指肠降段、横段甚至空肠近端及胃大部切除后的吻合口）也可发生溃疡。这种溃疡易并发出血、穿孔，具有难治性的特点。部分患者伴有腹泻。对难治、多发、不典型部位、胃大部切除后迅速复发或伴有腹泻的消化性溃疡，应警惕胃泌素瘤的可能性。血清胃泌素测定（常＞500pg/ml）常有助于胃泌素瘤的定性诊断；超声检查（包括超声内镜检查），CT，磁共振成像，选择性血管造影术等也有助于胃泌素瘤的定位诊断。

【医嘱要点】

（一）一般医嘱

1. 护理　内科护理常规，视病情给予 1～3 级护理。

2. 饮食　软饭；如合并上消化道出血，予以禁食，活动性出血停止 4～7 天可予以免奶流食或半流食。

3. 记出入量　出血禁食时需记出入量。

4. 吸氧　合并消化道大出血时，可根据病情需要间断或持续低流量鼻导管或面罩吸氧。

5. 卧床休息。

6. 导尿（昏迷及其他必须情况）。

7. 持续心电监测（必要时）。

8. 病重或病危通知（必要时）。

（二）辅助检查

1. 化验检查

（1）血、尿、便常规，便潜血，网织红细胞（贫血患者），血型，血沉等。

（2）生化全项，电解质，HBsAg 或乙肝五项，抗艾滋病毒抗体，抗 Hp 抗体，抗 Hp－CagA，血清胃泌素，抗胃壁细胞抗体及内因子抗体，肿瘤指标，抗 HCV 等。

（3）^{13}C－呼气试验。

2. 特殊检查

（1）心电图，胸片，腹部 B 超，必要时行腹部 CT 检查。

（2）上消化道钡餐造影：龛影是溃疡的直接征象，龛影突出于胃或十二指肠腔轮廓之外，周围可出现透亮带、黏膜皱襞集中；局部痉挛、激惹现象、十二指肠球部畸形和局部压痛等为溃疡的间接征象。

（3）胃镜：内镜下溃疡可分为三个病期，每一病期分为两个阶段：活动期（A 期）溃疡基底部覆有白色或黄白色厚苔；愈合期（H 期）溃疡缩小变浅，苔变薄，四周再生上皮所形成的红晕向溃疡围拢，黏膜皱襞向溃疡集中；瘢痕期（S 期）溃疡基底部的白苔消失，呈现红色瘢痕或白色瘢痕。

（4）其他检查：快速尿素酶试验。病理组织学检查：Warthin-Starry 等特殊染色，组织学检查。

（三）治疗计划

1. 针对消化性溃疡的治疗

（1）如有焦虑不安，应予以开导，必要时可给镇静剂。服用 NSAIDs 者，应尽可能停服。

（2）质子泵抑制剂（PPI）：目前应用于临床的 PPI 有五种，常用剂量为奥美拉唑（omeprazole）20mg/d，艾美拉唑（esomeprazole）40mg/d，兰索拉唑（lansoprazole）30mg/d，潘托拉唑（pantoprazole）40mg/d 和雷贝拉唑（rabeprazole）20mg/d。十二指肠溃疡疗程一般为 4～6 周，胃溃疡为 6～8 周。

（3）H_2受体拮抗剂：第一代产品西咪替丁 400mg，bid；第二代产品雷尼替丁 150mg，bid；第三代产品法莫替丁 20mg，bid。新一代产品较前一代产品作用更强，副作用更少。十二指肠溃疡疗程一般为 4 周，胃溃疡为 8 周。

（4）抗酸剂：临床已很少用。

（5）黏膜保护剂：胃黏膜保护剂主要有三种，即硫糖铝、胶体次枸橼酸铋和前列腺素类药物米索前列醇。这些药物治疗 4～8 周的溃疡愈合率与 H_2 受体拮抗剂相似。

1）硫糖铝：常用剂量是 1.0g、qid 或 2.0g、bid，疗程 4～8 周。由于此药在酸性环境中作用强，应在三餐前及睡前 1 小时服用，且不宜与抗酸剂同服。硫糖铝副作用小，便秘是其主要不良反应。

2）胶体铋：胶体次枸橼酸铋 120mg，qid 或 240mg，bid，一般于餐前和睡前服用，4 周为一疗程。短期服用枸橼酸铋钾者除了黑便外，很少出现不良反应；为避免铋剂在体内过量积蓄，治疗不宜超过 8 周。

3）前列腺素：米索前列醇的商品名为喜克溃，口服 200μg，qid，疗程 4 周或 8 周。腹泻是其主要不良反应，孕妇忌服。

（6）根除 Hp 治疗（参见本书第一部分）。

（7）NSAIDs 溃疡的治疗和预防：对 NSAIDs 相关性溃疡，应尽可能暂停或减少 NSAIDs 剂量。如果病情需要继续服用，尽可能选用对胃肠道黏膜损害较小的药物或选择性 COX-2 抑制剂，以减少毒副反应。当不能终止 NSAIDs 治疗时，应选用 PPI 进行治疗。

对既往有消化性溃疡病史或有严重疾病、高龄等因素对溃疡及其并发症不能承受者以及同时应用抗凝药物、肾上腺皮质激素等药物者，应预防性地同时服用抗溃疡药。米索前列醇可预防 NSAIDs 诱发的溃疡，PPI 亦能起到很好的预防作用。

（8）溃疡复发的预防：维持治疗一般多用 H_2 受体拮抗剂，常用方案为标准剂量半量睡前顿服，半量维持疗效差者，也可采用全量分两次口服维持。也有用奥美拉唑 10mg/d 或 20mg 每周 2～3 次口服作为维持治疗的报道。维持治疗的时间长短，需根据具体病情决定，短者 3～6 个月，长者 1～2 年，甚至更长时间。

下列患者应考虑维持治疗：① Hp 阴性溃疡；② Hp 相关溃疡 Hp 感染未能根除；③ Hp 根除后的少部分患者。最后一种情况的具体对象有待确定，提议的对象包括：根除 Hp 后溃疡复发，长期服用 NSAIDs，有严重出血等并发症史，高龄或有严重伴随病患者等。

2. 针对并发症的治疗

（1）上消化道出血：奥美拉唑的静脉剂型已被广泛用于溃疡病出血的治疗，40mg/q12h 或 qd，或 8mg/h 溶于生理盐水 100ml 中静脉点滴，血止后改为口服。

（2）胃镜下止血。

（3）补充血容量，必要时输血。

（4）手术适应证为：①大量出血经内科紧急处理无效时；②急性穿孔；③器质性幽门梗阻；④内科治疗无效的难治性溃疡；⑤胃溃疡疑有癌变。

3. 疗效不佳的可能原因及处理

（1）Hp 未根除：耐药菌感染，可换用其他抗生素再次抗 Hp 治疗。

（2）出血治疗不满意：及时胃镜检查，溃疡累及动脉，药物疗效有限，可行胃镜下介入治疗，如钛夹，或外科手术治疗。

（3）治疗初期有效，后腹痛加重，及时胃镜检查，有无并发症的发生。

【病程观察】

（一）病情观察

1. 症状和体征的变化　应重点动态观察。

（1）腹痛程度和频率的改善情况。

（2）监测血压、心率、神志，观察呕吐情况的缓解，黑便的次数、颜色、形态及肠鸣音的变化。

（3）出入量情况。

2. 辅助检查

（1）常规和生化检查。

（2）胃镜：胃溃疡患者应复查胃镜及活检，直到溃疡完全愈合。

（3）复查 ^{13}C 呼气实验，判定是否已根除 Hp。

（二）疗效分析和处理

疗效不佳的可能原因及处理：

（1）Hp 未根除：耐药菌感染，可换用其他抗生素再次抗 Hp 治疗。

（2）出血治疗不满意：及时胃镜检查，溃疡累及动脉药物疗效有限，可行胃镜下介入治疗，如钛夹，或外科手术治疗。

（3）治疗初期有效，后腹痛加重，及时胃镜检查，观察有无并发症的发生。

【预后评估】

目前内科的治疗其预后远较过去为优，已使消化性溃疡的死亡率下降至 1%以下。30 岁以下患者的病死率几乎等于零；年长患者的死亡主要由于并发症，特别是大出血和急性穿孔患者。

三、炎症性肠病

炎症性肠病（inflammatory bowel disease，IBD）是指病因不明的慢性肠道炎症性疾病，包括溃疡性结肠炎（ulcerative colitis，UC）、克罗恩病（Crohn's disease，CD）。溃疡性结肠炎病变主要累及结肠黏膜和黏膜下层，多自直肠开始，逆行向结肠近段发展，连续分布，可累及全结肠，甚至末段回肠。Crohn病以同时累及回肠末段与邻近右侧结肠最为多家，但病变可同时涉及全消化道从口腔至肛门的任何部位，呈节段性、非对称分布。炎症性肠病的临床病程常呈缓解-复发相交替的慢性过程，甚至终生不愈，严重影响患者的生活质量。

【临床表现】

1. 起病隐匿，具有持续或反复发作的特点。

2. 症状　UC主要以腹泻为主，黏液脓血便为活动期重要表现，可伴有腹痛、里急后重、食欲不振等。CD则以间歇性腹痛为常见症状，多位于右下腹或脐周，腹泻、腹部包块、瘘管形成、肛门直肠周围病变也较常见。二者均可合并有发热、消瘦、贫血等全身症状，还可出现肠外表现表现如关节症状、皮疹、结膜炎等。UC常见合并症为中毒性巨结肠、肠穿孔、直结肠癌变，CD可合并腹腔内脓肿、吸收不良综合征等。

3. 体征　UC可见腹部压痛，以左下腹为著，重症和暴发型者可出现鼓肠，若有肌紧张、反跳痛，肠鸣音减弱应注意中毒性巨结肠、肠穿孔可能。CD也表现为腹部压痛，还可有腹部包块，多位于右下腹和脐周，如合并肛门直肠病变，可见相应体征。

【入院评估】

（一）病史采集要点

1. 起病情况及主要症状　首发症状（如腹泻、便血或腹痛）

发生时间，起病缓急，持续时间以及可能的诱因。主要症状的特点，如溃疡性结肠炎患者腹泻为慢性、便中带血、抗生素治疗无效或效果不显著。

2. 重要的伴随症状　是否有发热以及胃肠道外的表现如关节症状、皮疹等。Crohn 病患者还应询问是否有肛周病变。

3. 既往腹部 B 超、内镜等影像学检查结果。

4. 询问主要治疗的药物，剂量、疗程、疗效以及副作用，尤其是复发的患者，应仔细询问即往服用激素及 SASP 的剂量、疗程、减药的过程以及维持治疗的情况。

（二）体检要点

注意腹部检查有无压痛、反跳痛，肠鸣音是否有改变。还应注意是否有贫血、关节病变、是否有皮疹，Crohn 病患者还应注意是否有肛周病变、腹部包块。

（三）诊断及鉴别要点

1. 诊断标准

（1）UC 的诊断是一个排他性诊断，在确诊前应除外导致慢性腹泻的其他疾病。诊断标准要求符合如下条件：

1）临床表现：有持续或反复发作的腹泻、黏液血便伴腹痛、里急后重和不同程度的全身症状。可有关节、皮肤、口腔及肝胆等肠外表现。

2）结肠镜检查：病变多从直肠开始，呈连续性、弥漫性分布，表现为：①血管纹理模糊、紊乱、充血、水肿、质脆、出血及脓性分泌物附着。亦常见黏膜粗糙，呈细颗粒状。②病变明显处可见弥漫性多发糜烂或溃疡。③慢性病变者可见结肠袋囊变浅、变钝或消失，假息肉、桥形黏膜等。

3）钡剂灌肠检查：主要表现为：①黏膜粗乱及（或）颗粒样改变；②肠管边缘呈锯齿状或毛刺样，肠壁有多发性小充盈缺损；③肠管短缩，结肠囊袋消失呈铅管样。

4）病理学检查：有活动期与缓解期：①活动期：a. 固有膜内弥漫性、慢性炎性细胞及中性粒细胞、嗜酸性粒细胞浸润；b. 隐窝急性炎性细胞浸润，尤其上皮细胞间中性粒细胞浸润、隐窝炎，甚至形成隐窝脓肿，可有脓肿溃入固有层；c. 隐窝上皮增生，杯状细胞减少；d. 可见黏膜表层糜烂、溃疡形成，肉芽组织增生。②缓解期：a. 中性粒细胞消失，慢性炎性细胞减少；b. 隐窝大小形态不规则，排列紊乱；c. 腺上皮与黏膜肌层间隙增大；d. 潘氏细胞化生。

5）手术切除标本：病理检查可发现肉眼及组织学上溃疡性结肠炎的特点。

（2）CD 的诊断标准：中青年患者有慢性反复发作性右下腹或脐周痛与腹泻、腹块、发热等表现，辅助检查发现炎症病变主要在回肠末段与邻近结肠且呈节段性分布者，应考虑本病。诊断要点为：①非连续性或节段性病变；②铺路石样表现或纵行溃疡；③全壁性炎症病变；④非干酪性肉芽肿；⑤肛裂、瘘管；⑥肛门部病变。

2. 完整诊断　UC 的完整诊断包括临床类型、严重程度、病变范围、病情分期及并发症。

（1）类型：可分为初发型、慢性复发型、慢性持续型、暴发型。

（2）严重程度：（参见本书第一部分）。

（3）病变范围：可分为直肠、直乙结肠、左半结肠、全结肠、区域性结肠炎。

（4）病情分期：分为活动期、缓解期。

（5）并发症：中毒性巨结肠、癌变等。

3. 鉴别诊断　首先是 UC 和 CD 之间的鉴别。同时 UC 主要应与慢性细菌性痢疾等慢性感染性肠病、缺血性结肠炎、结肠肿瘤等鉴别。CD 主要应与肠结核、肠道淋巴瘤、肠道肿瘤等鉴别。

【医嘱要点】

（一）一般医嘱

1. 护理　消化科护理常规，需禁食的患者记出入量。

2. 饮食　少渣饮食，病情重的患者可酌情禁食。

（二）辅助检查

1. 化验检查　贫血常见，活动期白细胞升高，血沉加快、CRP 升高，血清白蛋白常有下降，便潜血阳性。应常规进行粪便病原学检查排除感染性肠炎，包括常规致病菌培养、寻找阿米巴滋养体、便找霉菌（主要用于长期使用激素和抗生素的患者）（以上检测均应至少3次）等。此外还应进行C-反应蛋白、电解质、肝功能、肾功能等常规生化检查。部分患者可出现自身抗体阳性，其中p-ANCA和ASCA分别对UC和CD相对特异，有助于二者之间鉴别。

2. 特殊检查

（1）结肠镜检查：直观地显示肠道病变，并可以取活检获得病理学资料，是诊断UC的重要手段，CD结肠病变也可观察，此时应注意回肠末端病变情况。结肠镜下活检进行病理学检查有助于诊断。UC病变表现为持续性、弥漫性分布，弥漫性充血水肿，血管纹理模糊，质脆、出血，多发溃疡，假息肉及桥状黏膜。CD病变呈节段性分布，见纵行溃疡，伴鹅卵石样增生，肠腔狭窄，假性息肉，病变肠段之间黏膜外观正常。

（2）钡灌肠检查：可显示肠道病变。

上述两种检查方法在重症患者的急性期可能成为中毒性巨结肠的诱因，应慎用。

（3）CT：主要用于Crohn病患者，可显示全肠壁的增厚、腹腔脓肿。也可用于诊断是否合并中毒性巨结肠，显示结肠的扩张。

（4）Crohn病患者应进行全消化道检查（包括胃镜、肠系造影、结肠镜）。腹平片可用于明确是否合并中毒性巨结肠或肠梗阻。

（三）治疗原则

1. 一般治疗　适当休息，保证热量供应，必要时给予要素饮食。纠正电解质紊乱。若饮食不能保证患者的能量供应，应静脉补充能量。

2. 药物治疗

（1）5-氨基水杨酸（5-ASA）类：包括柳氮磺胺吡啶（SASP）和其他5-ASA制剂。SASP是治疗IBD的基本药物，适用于轻、中型患者或重型经糖皮质激素治疗已有缓解者。用法：一般起始量4g/d，效果不佳可增量至6g/d，如大便习惯、外观、镜检正常，继续用药3～4个月，逐渐减量（减量过程开始可快，速度逐渐放慢），减至2g/d时，维持1年以上。

（2）糖皮质激素：主要是用于重症和暴发型UC患者以及活动期CD患者。可用氢化可的松静脉用药或甲泼尼龙，病情缓解后换用同等量口服激素。换用口服时先将静脉激素量减半同时加等量口服激素，一周后再换另一半。口服泼尼松，一般常用起始剂量为每日1～1.5mg/kg（我国的常用总量约40～60mg/d），病情完全缓解（一般2～8周）减量，一般每周减1/2～1片，减至每天30mg时加上5-氨基水杨酸（5-ASA）制剂。激素减至10～15mg/d时维持一段时间。

琥珀酸钠氢化可的松100mg、泼尼松龙10mg/d或地塞米松5mg/d＋生理盐水100ml保留灌肠，qd，病情好转后改2～3次/周，疗程1～3个月。

（3）其他免疫抑制剂：一般用于激素治疗效果不佳或激素依赖的慢性持续型病例。主要包括环孢素A、硫唑嘌呤（AZA）、6-巯基嘌呤（6-MP，为硫唑嘌呤的代谢产物）、甲氨蝶呤（MTX）。环孢素A临床易常用，需检测血药浓度，一般2～4mg/(kg·d）静点，缓解后换用伊木兰。硫唑嘌呤2～2.5mg/(kg·d）或巯嘌呤1.5mg/(kg·d)，药物显效时间约需3～6个月，维持用药一般1～2年。

3. 手术治疗　多数患者内科治疗可缓解，仅少数患者需外科手术治疗。全结肠切除可治愈溃疡性结肠炎，但不能根治Crohn病，手术后复发率高，而且术后易形成瘘管、腹腔脓肿。因此，应严格掌握手术适应证。手术指征如下：①癌变；②急性肠穿孔；③机械性完全性肠梗阻；④急性肠道大量出血，内科保守治疗无效；⑤内科治疗无效或需大量激素方可维持疗效的患者。腹腔脓肿或瘘管形成的Crohn病患者，如果内科保守治疗无效、无法控制症状时也可考虑手术治疗。

【病情观察】

（一）病情观察

1. 一般症状和体征的变化　观察大便次数、性状、腹部症状、体征。

2. 定期复查便常规、便培养、便球杆比、便找霉菌、血常规、电解质、肝功能、肾功能。病程长、病变广泛的溃疡性结肠炎患者应定期复查肠镜以及时发现癌变。

（二）疗效分析和处理

治疗效果不满意或复发时应考虑以下可能：①激素或 SASP 用量不足；②减药过快；③维持剂量不足或疗程过短；④合并细菌或真菌感染。若确实内科治疗不满意，应及时手术治疗。

【预后评估】

本病一般呈慢性病程，大部分患者反复发作，轻型及长期缓解者预后较好。急性暴发型、有并发症及年龄超过 60 岁预后不良，慢性持续活动或反复发作频繁者预后较差，但如能合理选择手术治疗，可望恢复。UC 病程漫长者癌变危险性增加，应注意随访。

四、肝硬化

肝硬化是由一种或多种病因长期或反复作用，在肝细胞广泛变性和坏死的基础上，以弥漫性肝纤维化、再生结节和假小叶形成为特征的慢性肝病。

【病因】

在我国以病毒性肝炎所致的肝硬化为主，国外以酒精中毒多见。

1. 病毒性肝炎　主要为乙型及丙型病毒性肝炎，甲型、戊型病毒性肝炎一般不发展为肝硬化。

2. 血吸虫病。

3. 慢性酒精中毒。

4. 药物及化学毒物　如长期服用异烟肼、甲基多巴等，或长期反复接触某些化学毒物如四氯化碳、磷、砷、氯仿等可引起。

5. 营养障碍　炎症性肠病、长期营养不良等可以引起吸收不良和营养失调、肝细胞脂肪变性和坏死等。

6. 循环障碍　如慢性充血性心力衰竭、缩窄性心包炎、布加综合征等，可致肝脏长期淤血，最终形成肝硬化。

7. 胆汁淤积　肝内或肝外淤胆可以引起原发性或继发性胆汁性肝硬化。

8. 免疫系统紊乱　如自身免疫性肝炎可以最终发展为肝硬化。

9. 代谢性疾病　因为遗传或先天性酶缺陷，其代谢产物沉积于肝脏引起肝细胞坏死和结缔组织增生，如 Wilson's 病（肝豆状核变性，为铜沉积）、血色病（铁沉积）及 α_1 抗胰蛋白酶缺乏症。

10. 隐源性肝硬化。

【病理】

根据结节形态分为三型：①小结节性肝硬化：结节直径一般在

3～5mm，最大不超过1cm；②大结节性肝硬化：多由大片肝坏死引起，结节粗大，直径在1～3cm，最大可达5cm；③大小结节混合性肝硬化：为上述两型的混合型。

【临床表现】

肝硬化的起病与病程发展一般均较缓慢，可隐伏3～5年或数十年之久，其临床表现可分为肝功能代偿与失代偿期，但两期分界并不明显或有重叠现象。

（一）肝功能代偿期

症状较轻，常缺乏特异性。肝功能正常或轻度异常。

（二）肝功能失代偿期

1. 肝功能减退的临床表现

（1）全身症状：一般情况与营养状况较差，消瘦乏力。皮肤干枯粗糙，面色灰暗黝黑。常有贫血、舌炎、口角炎、夜盲、多发性神经炎及水肿等。

（2）消化道症状：多表现为纳差、腹胀、恶心及呕吐，对脂肪和蛋白质耐受性差，易腹泻。这些症状与肝硬化门静脉高压时胃肠道淤血水肿、消化吸收障碍和肠道菌群失调等有关。

（3）出血倾向及贫血：可表现为鼻衄、牙龈出血、皮肤紫癜和胃肠道出血等倾向。这与肝脏合成凝血因子减少、脾功能亢进引起血小板减少及毛细血管脆性增加有关。

（4）内分泌失调：肝功能减退时对雌激素的灭活能力减弱，女性常有闭经及不孕，体征表现为上腔静脉引流的区域如面部、颈、胸、上肢出现蜘蛛痣和（或）毛细血管扩张以及肝掌。同时，肝功能减退使之对醛固酮和抗利尿激素灭活能力下降，引起继发性醛固酮和抗利尿激素增多，导致水钠潴留、尿量减少和水肿。

2. 门脉高压症的临床表现　构成门脉高压症的三大临床表现包括脾大、侧支循环的建立和开放、腹水。尤其是侧支循环的建立和开放对诊断具有特征性价值。

（1）脾大：脾脏因长期淤血肿大，上消化道大出血时，脾脏可暂时缩小。晚期脾大常伴有白细胞、血小板和红细胞计数减少，称为脾功能亢进。

（2）侧支循环的建立和开发：临床上常见的有三支重要的侧支开放：①食管胃底静脉曲张。②腹壁静脉曲张。③痔静脉扩张。

（3）腹水：为肝硬化最突出的临床表现（形成机制参见本书第一部分）。

【并发症】

1. 上消化道出血　最常见的并发症。

2. 肝性脑病　为最严重的并发症，死亡率高。

3. 感染　肝硬化患者抵抗力低下，容易并发细菌感染，如肺炎、胆道感染、大肠杆菌败血症以及自发性腹膜炎等。

4. 肝肾综合征。

5. 肝肺综合征（hepatopulmonary syndrome）　表现为严重肝病、肺血管扩张和低氧血症。

6. 原发性肝癌　若患者短时间内出现肝脏迅速增大，肝区疼痛加重，肝表面发现肿块或出现血性腹水应警惕原发性肝癌。

7. 电解质和酸碱平衡紊乱　常见的有低钠血症、低钾血症与代谢性碱中毒。

【入院评估】

（一）病史采集要点

1. 现病史

（1）起病情况：首发症状（或体征）发生的时间、起病缓急、程度如何、持续时间，以及可能的病因或诱因。

（2）主要症状（如腹胀、呕血、黑便等）和伴随症状的特点和演变（包括性质、部位、程度、持续时间以及伴随症状和主要症状的关系）。

（3）主要体征（黄疸、肝脾肿大、腹壁静脉曲张等）出现的时间及其发展过程。

（4）首次出现腹水的时间、程度及其进展情况。

（5）何时发现食管静脉曲张，有无出血史。

（6）是否出现过肝性脑病，诱因如何。

（7）既往乙肝和丙肝血清标志物的检查结果。

(8) 首次出现肝功能异常的时间及其进展过程。

(9) 既往腹部B超、CT、内镜、上消化道造影等影像学检查结果。

(10) 主要治疗（乙、丙肝的抗病毒治疗，腹水治疗等）的药物、剂量、疗程、疗效以及副作用如何。

2. 既往史　有无慢性病毒性肝炎、自身免疫性疾病、长期服用损害肝脏药物及毒物接触史。有否手术和输血史。

3. 个人史　有无长期酗酒史。

4. 家族史　直系家族中有无类似发病情况，有无遗传代谢疾病如肝豆状核变性、血色病等病史。

(二) 体检要点

注意检查有无肝病面容、黄疸、颜面部毛细血管扩张、蜘蛛痣、肝掌、胸腹壁静脉曲张分布特点及其血流方向、男乳女化、肝脾大小、腹水征、扑翼样震颤等。

(三) 诊断与鉴别诊断要点

1. 诊断要点

(1) 肝硬化

1) 有慢性肝炎（病毒性、药物性、自身免疫性等）、长期酗酒等病史。

2) 有肝功能减退及门脉高压症的临床表现。

3) 肝功能试验及影像学检查有阳性发现。

4) 肝脏病理学检查有假小叶形成。

5) 肝脏储备功能诊断（即Child-Pugh分级）。

(2) 肝肾综合征（HRS）（参见本书第一部分）。

(3) 自发性细菌性腹膜炎（SBP）（参见本书第一部分）。

2. 鉴别诊断

(1) 与表现为肝肿大的疾病鉴别：慢性肝炎、肝癌等。

(2) 与能引起门脉高压症的非肝病性脾肿大的疾病鉴别：骨髓增生性疾病，如骨髓纤维化、慢性白血病等。

(3) 与引起腹水的疾病鉴别：如结核性腹膜炎、间皮细胞瘤、卵巢肿瘤等。

(4) 与能引起窦后性门脉高压症的疾病鉴别如：Budd-Chiari

综合征，慢性缩窄性心包炎等。

（5）与肝硬化并发症的鉴别

1）食管胃底静脉曲张破裂出血：应与消化性溃疡鉴别。

2）肝性脑病：应与低血糖、尿毒症、药物中毒、精神病鉴别。

3）肝肾综合征：应与慢性肾炎、急性肾小管坏死等鉴别。

【医嘱要点】

（一）一般医嘱

1. 护理　肝硬化护理常规（有腹水及消化道出血者记出入量）。

2. 饮食　以高热量、高蛋白、高维生素易消化食物为宜；有腹水或水肿时应适当限盐或水；有肝性脑病倾向者应限制蛋白质；有食管静脉曲张者应避免粗糙饮食；戒酒。

3. 休息　代偿期患者，应适当减少体力活动；失代偿期患者应卧床休息。

（二）辅助检查

1. 化验检查

（1）常规：血尿便常规、便潜血、血沉、电解质、AFP。

（2）乙肝、丙肝血清标志物、HBV-DNA、HCV-RNA。

（3）肝功能评价：转氨酶、胆红素、AKP、GGT、ALB、凝血分析、血脂、胆碱酯酶等。

（4）免疫球蛋白、抗体过筛（疑自身免疫疾病者，应检查相关自身抗体）。

（5）肝纤维化的血清学指标：PⅢP、Ⅳ型胶原等。

2. 特殊检查

（1）腹水检查：WBC计数及分类（特别是PMNL）、血清-腹水白蛋白梯度（SAAG）、腹水总蛋白浓度、比重、腹水ADA、肿瘤相关抗原及细胞学检查。

（2）上消化道造影观察有无食管胃底静脉曲张。

（3）胃镜检查了解食管胃底静脉曲张的程度以及确定出血部位、病因等，必要时进行止血治疗。

（4）腹部超声检查了解有无门脉高压症的表现及其并发症，并排除肝脏占位性病变。

(5) 腹部CT或MRI检查，进一步了解肝硬化门脉高压症的表现及排除肝脏占位性病变。

(6) 放射性核素显像：主要了解门体分流的程度（分流指数和心/肝血流比测定）及间接测量PVP。

(7) 门脉压力（PVP）测定：了解门脉高压的程度。主要测量指标包括：肝静脉楔压（WHVP）、游离肝静脉压（FHVP）、肝静脉压力梯度（HVPG）。

(8) 肝脏病理学检查：确诊肝硬化并有助于病因诊断。

（三）治疗计划

1. 一般治疗

(1) 支持治疗：失代偿期患者进食减少，宜给予葡萄糖、多种维生素、胰岛素、氯化钾、肌苷及消化酶类。

(2) 保肝治疗：不宜滥用品种繁多的保肝药，以免加重肝脏负担，损害肝细胞功能。

2. 腹水的治疗

(1) 卧床休息、限制钠盐的摄入：肝硬化腹水的治疗，不必限制水的入量，但是患者必须限钠，给无盐或低盐饮食，每日摄入钠盐500～800mg（氯化钠1.2～2.0g）。约有15%的患者通过卧床、钠摄入的限制，可产生自发性利尿，使腹水减退。腹水减退后，仍需限制钠的摄入，防止腹水再次出现。在肝硬化患者中，慢性低钠血症很常见，但患者很少因此而死亡。而过快纠正低钠血症会导致出现更严重的并发症，因此，只有当血钠<120～125mmol/L时，才需要补充高张钠。

(2) 利尿药：通过促进肾脏排钠，清除体内滞留的水分，达到消除腹水的目的。常用于腹水治疗的利尿剂为螺内酯和呋塞米。一般采取以下治疗方案：先用螺内酯100g/d，数天后再加用呋塞米40mg/d；或一开始即联合应用螺内酯100mg/d和呋塞米40mg/d。如果用药4～5天后利尿作用不明显，可按比例将两种药物的剂量逐渐加大，最大的剂量至螺内酯400mg/d和呋塞米160mg/d。如仍无利尿反应，则说明对利尿剂抵抗：①应根据患者的体重变化调整用药剂量，腹水伴有周围组织水肿者，每日体重减轻不应>

1.0kg；无周围水肿的腹水者，每日体重减轻不应＞0.5kg。②结合24小时尿钠排泄量来指导利尿剂的使用。尿钠排泄量＜78mmol/d时，说明利钠不足，应加大利尿剂剂量；尿钠排泄＞78mmol/d时，提示摄钠过多（＞2g/d），应嘱病人进一步限钠。

（3）腹腔穿刺大量排放腹水（large volume paracentesis，LVP）加扩容治疗：现在LVP作为一种快速、安全、有效的治疗顽固性腹水的方法，已被广泛接受。单次大量放腹水，随后给予限钠和利尿剂治疗是缓解张力性腹水的最好方法。《2004年美国肝病学会关于肝硬化腹水的治疗指南》指出单次放腹水5L是安全的，并不需要在放腹水后补充胶体液。如放腹水量大于5L，在放腹水后应输注扩容剂白蛋白（每放腹水1L，补白蛋白8g）。放腹水6L可去除780mmol Na^{+}，即10天的钠潴留量，而10L腹水可除去约17天的钠潴留量。为了防止腹水再发，应严格限钠摄入并立即应用利尿剂治疗。但多次反复放腹水不作为一线治疗。

常用的扩容剂为白蛋白，也有人曾用下列扩容剂替代白蛋白治疗：①中分子右旋糖酐（Dextran 70），每排放1L腹水用8g；②低分子右旋糖酐（Dextran 40），用量同上，但扩容效果不佳，部分病人发生低钠血症和（或）肾功能损害；③聚胶明肽（Polygeline or 3.5％Emagel），一次性静脉滴注150ml/L。由于合成的胶体扩容剂在体内的半衰期低于24小时，血管内存留时间短，故不能满意地预防排放腹水后的循环功能紊乱。因此在腹水排放量超过5L时仍应用白蛋白扩容。

（4）腹水超滤浓缩回输。

（5）腹腔-颈静脉引流，又称Le Veen引流法。

（6）经颈静脉肝内门体分流术（TIPS）。

（7）肝移植：可以明显改善包括顽固性腹水在内的许多严重肝病的预后，国外肝移植术后3～5年生存率已达70％以上。随着我国肝移植的开展，有条件者行肝移植术是较好的选择。

（8）顽固性腹水的治疗（参看本书第一部分）。

3. 食管胃底静脉曲张出血的治疗（参见本书第一部分）。

4. 自发性细菌性腹膜炎（SBP）的治疗　怀疑自发性细菌性腹膜炎的患者在得到培养结果之前就应根据经验治疗。一般开始治疗的标准为：①具备自发性细菌性腹膜炎的临床表现或腹水中 PMNL＞250/μl。②细菌性腹水，并且其蛋白浓度＜10g/L。

(1) 一般治疗：①严格卧床休息，给予足量的热量及维生素，防止负氮平衡和水电解质失衡。②维持肠道微生态平衡，保持大便通畅，应用有利于保持肠道菌群平衡的活菌制剂。

(2) 抗菌治疗：抗菌治疗的使用原则是：①在未得到病原学报道之前，用针对革兰阴性菌的药物。②如一种药物治疗无效，可联合针对厌氧菌和革兰阳性细菌的药物。③用药量要根据肝肾功能状况适当减少。④注意保护肝肾功能。目前常用的抗生素有：

1）头孢菌素类：第二、三代头孢菌素类抗菌谱广，肾毒性小，治疗剂量与中毒剂量之间的距离很大，安全性大，且能迅速进入腹腔内达到杀菌浓度，临床疗效肯定。目前三代头孢菌素是用于治疗 SBP 的首选药物，一般多选用头孢噻肟或头孢三嗪、头孢他啶、头孢哌酮，常用剂量为头孢噻肟每次 2g，每 8 小时 1 次。

2）青霉素类：一些青霉素类与β内酰胺酶抑制剂组成的复合制剂如阿莫西林-克拉维酸、哌拉西林-他唑巴坦等亦有较好的疗效。

3）氨曲南类：属单胺菌素类，特点是抗菌谱窄，对包括多重耐药的革兰阴性菌有强大的杀菌作用，不易引起体内菌群失调。

4）喹诺酮类：喹诺酮类是新一代抗生素，主要对革兰阴性杆菌有效，其肾毒性小，使用较安全，目前常用的有环丙沙星、氧氟沙星和诺氟沙星。

5）特殊病原菌感染时抗菌药物的选择：如临床证实或怀疑厌氧菌混合感染，可考虑选用克林霉素或甲硝唑；如为耐甲氧西林葡萄球菌感染可用万古霉素；真菌感染可用氟康唑或两性霉素 B。前者与后者相比具有作用强，肾毒性小等特点。

多种致病菌混合感染或一种抗菌药物治疗效果不佳的病原菌不明确的感染，应联合应用抗菌药物，常用的联合用药方案有庆大霉素或阿米卡星加哌拉西林，庆大霉素加第三代头孢菌素，喹诺酮类加甲硝唑。对β内酰胺类抗生素过敏者，可用阿米卡星加环丙沙星。对已有肾功能障碍的 SBP 可用第三代头孢菌素或有抗革兰阴性杆菌作用的青霉素类，如哌拉西林或舒氨西林。

5. 肝肾综合征（HRS）的治疗

（1）合理扩充血容量：应掌握扩容的量及速度，宜以尿量、血压、CVP 作为监测指标，避免过度扩容引起心肺并发症，常用扩容剂为白蛋白、新鲜血浆等。

（2）在扩容的基础上大量放腹水。

（3）降低门脉压力的药物：血管加压素衍生物通过收缩脾脏血管，而间接提高肾脏的灌注压，改善肾脏血流；生长抑素衍生物对脾脏血流动力学也具有一定影响。

（4）降低肾血管阻力的药物：如米索前列醇、小剂量多巴胺等。

（5）门腔分流术：外科门腔分流术、TIPS 等。

（6）肾脏替代治疗。

（7）原位肝移植术。

6. 肝性脑病的治疗参见有关部分。

【病程观察】

（一）病情观察

1. 一般症状和体征的变化　食欲不振、腹胀、乏力、大便性状、黄疸等。

2. 定期复查肝功能（转氨酶、胆红素、白蛋白、凝血分析等）、电解质等。

3. 腹水　①重点观察出入量情况（尿量、钠和水的限制、腹围、体重）。②定期监测血电解质和尿电解质。③定期复查 B 超。

4. 食管胃底静脉曲张出血　①重点观察生命体征（脉搏、血压）。②呕血（或引流物）和黑便的量、颜色和频度；腹部体征（腹胀、肠鸣音等）。③定期检查三腔管的压迫及压力情况（是否过紧、过松，有否剑下压痛等），及时记录并观察引流物的量、颜色。④定期监测血常规和便潜血。⑤注意观察降门脉压药物的副作用（如垂体后叶素对心脏、腹腔血管的影响）。

5. 自发性细菌性腹膜炎　主要观察发热、腹胀、腹痛、尿量等改善情况。抗生素治疗 48h 后行腹穿检查 PMNL 计数和腹水培养，作为指导调整抗生素治疗的依据。并定期监测血常规及血尿电解质。

6. 肝肾综合征　观察指标同腹水的治疗。另外，定期监测肾功能改善情况及可能的心肺并发症。

7. 肝性脑病的治疗观察内容见有关部分。

（二）疗效分析和处理

1. 肝功能改善不佳　患者是否合并重症肝炎（如 HBV-DNA 阳性，合并重叠感染等），患者是否严格戒酒，是否有并发症（如感染，SBP 等），并除外可能损害肝脏的药物。

2. 腹水控制不满意　出入量控制是否适当，是否严格限制水和/或盐的摄入，利尿剂的配伍和剂量是否合适，是否存在严重的低蛋白血症，是否合并 SBP，是否有肾脏器质性病变、门静脉系统血栓等。

3. 食管胃底静脉曲张出血未控制　出血部位的诊断是否明确，是否需要调整降门脉压药物的剂量及种类，是否需要改变治疗方式，患者是否存在严重的凝血功能障碍，必要时补充凝血因子，是否已确定内科治疗无效，而需外科手术治疗。

4. SBP 感染未控制　诊断是否正确，是否为继发性腹膜炎，根据腹穿结果（PMNL 计数及细菌培养）判断应用抗生素的种类、用量、间隔及疗程，是否需要联合用药。

5. HRS 的肾功能改善不理想　是否诱因未去除（如感染），是否为利尿剂用量过度，是否存在严重电解质紊乱未纠正，扩充血容量是否合理（需以尿量、CVP 监测之），是否合并器质性肾功能损害。

【预后评估】

根据 Child-Pugh 分级来预测患者预后情况，并指导选择恰当的治疗方案，是否决定进行肝移植手术。

五、肝性脑病

肝性脑病是严重肝病引起的、以代谢紊乱为基础的中枢神经系统功能失调的综合病征，其主要临床表现包括神经和精神方面的异常，如意识障碍、行为失常和昏迷。目前分为三型（参见本书第一部分）。

【入院评估】

（一）病史采集要点

1. 现病史

（1）详述起病过程：主要症状如神志或性格行为改变及其演变，已做过的检查及其治疗经过。

（2）询问肝硬化的相关症状，如呕血、黑便、乏力、牙龈出血、腹胀等。

（3）注意询问急性肝炎的相关症状，如黄疸、乏力。

（4）询问有无肝癌的相关症状。

（5）注意询问有无肝性脑病的相关诱因，如上消化道出血、大量排钾利尿、大量放腹水、高蛋白饮食、使用安眠镇静药或麻醉药、便秘、尿毒症、外科手术、感染等。

2. 既往史　围绕肝硬化的病因或急性肝炎的病因询问。

3. 个人史　询问肝炎接触史、饮酒史，血吸虫病疫区到访史等。

4. 家族史　询问有关肝脏的相关遗传病史。

（二）查体要点

1. 一般状况　生命体征，精神状况，面容，有无肝臭等。

2. 肝硬化相关体征　蜘蛛痣、肝掌、腹壁静脉曲张、腹水、脾脏大小。

3. 肝性脑病体征　注意扑翼样震颤、腱反射、肌张力以及其他病理征。

4. 其他相关体征　黄疸。

（三）诊断及鉴别诊断要点

1. 诊断要点　有肝硬化病史，肝性脑病诱因，出现精神症状或行为改变，查体有神志障碍、肝硬化体征、扑翼样振颤、血氨升高、脑电图异常等可以考虑肝性脑病的诊断。对于急性肝炎的患者，一般具有急性肝衰竭的表现。

2. 常见的鉴别诊断　应与其他可引起精神异常和/或昏迷的疾病鉴别，如糖尿病酮症酸中毒、低血糖、尿毒症、脑血管病、中枢神经系统感染、镇静催眠药过量、缺氧及精神疾病。

【医嘱要点】

（一）一般医嘱

1. 护理　肝性脑病护理常规，根据病情，一般应为Ⅰ～Ⅱ级。

2. 饮食　低蛋白饮食，蛋白以植物蛋白为主，热量供给以碳水化合物为主。如存在腹水，应同时予以低盐饮食。

3. 记出入量（必要时）。

4. 导尿（昏迷患者或其他需要导尿的情况）。

5. 病重通知。

（二）辅助检查

1. 化验检查

（1）血、尿、便常规，便潜血，血沉。

（2）生化 20，血氨，血气分析，乙肝五项，蛋白电泳，凝血功能等。

（3）腹水检查。

（4）肝癌标志物：AFP。

2. 特殊检查

（1）心电图、胸片。

（2）B 超：显示肝脏形态、大小，脾脏，了解门静脉系统。

（3）脑电图。

（4）胃镜，或消化道造影：评价食管胃底静脉。

（三）治疗计划

1. 消除诱因　治疗肝性脑病首先要寻找并去除诱因，如积极控制感染；控制消化道出血；纠正低钾低氯性碱中毒；慎用或减量应用安眠、镇静等药物，禁用吗啡及其衍生物、副醛、水合氯醛、呢替啶及速效巴比妥类；注意纠正水、电解质和酸碱平衡失调。

2. 减少肠内毒物的生成和吸收（参见本书第一部分）。

3. 促进有毒物质的代谢清除，纠正氨基酸代谢的紊乱（参见本书第一部分）。

4. 促使肝细胞再生　从幼年动物肝脏提取促肝细胞生长素，对于急性重症肝炎及其引起的肝性脑病有一定的疗效。

5. 人工肝支持治疗　人工肝支持的目的是清除体内积聚的毒物、提供正常的由肝合成的物质，它还能提供肝细胞再生的条件和时间，也是等待肝移植患者的过渡疗法。

6. 其他治疗　对于许多目前尚无其他满意治疗方法可以逆转的慢性肝病，肝移植是一种公认有效的治疗。介入疗法或手术可永久性或暂时地堵塞门体分流管道。

【病程观察】

（一）病情观察

1. 症状和体征的变化

（1）神志、性格、行为。

（2）腹水、肝臭、扑翼样震颤。

2. 辅助检查

（1）生化、常规检查。

（2）血氨、血气分析、凝血功能。

（3）腹部超声。

（二）疗效分析和处理

1. 注意饮食有无给予低蛋白、植物蛋白。

2. 注意诱因有无去除（如出血、感染等）。

3. 注意原发病有无得到治疗。

【预后评估】

诱因明确且容易消除的预后较好；肝功能较好，分流术后由于进食高蛋白引起的门体分流性肝性脑病预后好。有腹水、黄疸、出血等倾向的患者肝功能差，预后差；暴发性肝衰竭所致的肝性脑病预后差。

六、急性胰腺炎

急性胰腺炎是指多种病因引起在胰腺内存在被激活胰酶，引起胰腺局部炎症反应为主要特征，伴或不伴有其他器官功能改变的疾病，多为胆源性及酒精性。分轻型和重症，前者多见，预后良好；后者少见，但病情凶险，可并发多器官功能衰竭。

【病因】

1. 胆石症与胆道疾病。

2. 大量饮酒和暴饮暴食。

3. 胰管阻塞　如胰管结石或蛔虫、胰管狭窄、肿瘤等。

4. 手术与创伤　腹腔手术，特别是胰胆或胃部手术或腹部钝挫伤。

5. 内分泌与代谢障碍　任何引起高钙血症、高脂血症的疾病。

6. 感染　如急性流行性腮腺炎、传染性单核细胞增多症、柯萨奇病毒感染等。

7. 药物　噻嗪类利尿剂、硫唑嘌呤、糖皮质激素、四环素、磺胺类等。

8. 其他　十二指肠球后穿透性溃疡、邻近乳头的十二指肠憩室炎、血管性疾病等，少部分原因不明者称为特发性胰腺炎。

【临床表现】

1. 常在饱食、脂餐或饮酒后发生，或合并有胆石症或胆囊炎发作、高脂血症等历史。

2. 症状　突发性中上腹持续性刀割样钝痛，阵发性加重。疼痛向腰背部放射，弯腰抱膝位可减轻疼痛，伴恶心、呕吐、腹胀及中度以上发热；重症胰腺炎患者可出现休克和重要脏器功能衰竭，如急性呼吸衰竭、消化道出血、胰性脑病、败血症等表现。

3. 体征　可有腹胀、中上腹压痛、肠鸣音减弱。重者肋腹部出现青紫斑（Grey-Turner 征）或脐周出现青紫斑（Cullen 征）、腹水，部分患者可出现黄疸。

【入院评估】

（一）病史采集要点

1. 现病史

1）诱因：油腻食物、饱食、饮酒。特殊用药史、创伤手术史。

2）腹痛性质、时间、部位，是否放射，缓解方式；近期有无消瘦。

3）伴随症状：腹胀、恶心、呕吐、发热等。

2. 既往史　胆囊炎、胆石症、高脂血症、糖尿病、胆道蛔虫等病史，既往是否有胰腺炎发作史。

3. 个人史　饮酒史、外伤手术史。

4. 家族史　胰腺炎家族史。

（二）体格检查要点

常规检查生命体征，着重检查腹部压痛、反跳痛、肌紧张，是否有 Murphy's 征，听诊肠鸣音，叩诊移动性浊音，观察是否有皮肤巩膜黄染以及腹部皮肤是否存在 Grey-Turner 征和 Cullen 征。

（三）诊断及鉴别要点

1. 诊断要点

1）急性胰腺炎的诊断：有高脂饮食、饮酒诱因，或胆道疾病史，突发持续性上腹痛，恶心呕吐，血尿淀粉酶显著升高，B 超、CT 出现相应表现。

2）病情评估：根据病情轻重可分为轻型急性胰腺炎和重型急性胰腺炎（具体见本书第一部分）。

3）病因诊断：如胆源性。

4）发病情况：初发或复发。

5）并发症的诊断（具体见本书第一部分）。

2. 鉴别诊断

（1）急性胃肠炎。

（2）胆石症、急性胆囊炎。

（3）肠梗阻。

(4) 急性心肌梗死。

(5) 胃肠道穿孔、急性腹膜炎。

要重点注意以胰腺炎为首发的胰腺癌。

【医嘱要点】

(一) 一般医嘱

1. 消化内科护理常规，依病情轻重给予特级护理、Ⅰ～Ⅲ级护理，必要时下病重或病危通知。重症患者给予吸氧。

2. 补液及营养支持　保持血容量，应积极补充液体及电解质(钾、钠、钙、镁等)。重症者营养支持尤为重要。因胰腺炎可出现组织间及浆膜腔积液，一般补液量宜偏大。病人血压偏低或平素高血压现血压正常，一般说明液量不足。

3. 抑制胰液分泌及抑制胰酶活性

(1) 禁食、胃肠减压 (短期，1～2天)：腹胀、腹痛缓解即可停止。轻症病人，腹部症状和体征消失，肠鸣音和血尿淀粉酶恢复正常，可逐渐恢复饮食，重症者尽早进行空肠插管，过渡到肠内营养。

(2) 生长抑素及其类似物奥曲肽：全面抑制消化道激素的分泌，减少内脏血流及促进肠道水与电解质的吸收，对重症患者效果明确。生长抑素 (somatostatin)：500μg 小壶滴注，随以 250μg/h 持续静点。善得定 (sandostatin)：100μg 小壶滴注，随即 25～30μg/h 静点，病情好转后可 100μg 皮下注射，4～6 小时一次。

(3) 胰酶抑制剂：对多种胰酶有抑制作用，宜早期使用。FOY (加贝酯)：每日 100～300mg 溶于生理盐水 500～1 500ml中，以每小时 2.5mg/kg 速度静脉滴注，2～3 日病情好转后逐渐减量。

4. 止痛　主张使用哌替啶，不推荐使用吗啡和胆碱能受体拮抗剂，如 654-2，因为后两者可能分别造成 Oddi 括约肌收缩和加重麻痹性肠梗阻。

5. 抗生素　重症者常规使用抗生素，有预防胰腺坏死合并感染的作用。选用抗革兰阴性杆菌为主的广谱抗生素，常用喹喏酮类、三代头孢或亚胺培南-西司他丁联合甲硝唑。

6. 内镜治疗　对于胆源性胰腺炎有梗阻者，应早期 (发病 24

小时内）行十二指肠乳头切开取石或鼻胆管引流术。

7. 手术治疗　适应证为：

（1）诊断未明确，与其他急腹症难于鉴别。

（2）重症胰腺炎经内科治疗无效者。

（3）胰腺炎并发脓肿、假囊肿、弥漫性腹膜炎、肠麻痹坏死时。

（4）胆源性胰腺炎处于急性状态，需外科手术解除梗阻时。

（二）辅助检查

1. 实验室检查　血、尿淀粉酶高于正常 3 倍为诊断本病标准，但特异性不强。血淀粉酶起病后 6～12 小时开始上升，48 小时开始下降，持续 3～5 天。尿淀粉酶在 12～24 小时开始上升，下降较慢。血尿淀粉酶同工酶测定，显示以胰型淀粉酶升高为主，有利于和高血尿淀粉酶症的鉴别。血清脂肪酶升高，在起病后 24～72 小时开始，持续 7～10 天，特异性较好。白细胞轻至中度升高，合并细菌感染时可明显升高。生化检查可出现暂时性血糖升高、低钙血症、高甘油三酯血症、转氨酶、胆红素升高、肌酐尿素氮升高等。病情较重患者行血气分析检测。

2. 腹平片　可排除其他急腹症，如内脏穿孔等。

3. B 超　胰腺弥漫肿大，其内均匀低回声，亦可见胰周无回声渗液区、囊肿、脓肿等，还可判断有无胆道结石。

4. 腹部 CT　对明确诊断及确定局部并发症极有价值。可见胰腺肿大、低密度坏死区、假性囊肿等。

5. MRCP　对于胆源性胰腺炎，怀疑胆道梗阻者有助于明确诊断。

【病情观察】

观察患者腹部症状和体征，于入院时和入院后 48 小时内进行病情评估，计算 Ranson 评分。监测血压、脉搏、呼吸、血气、神志、淀粉酶、B 超、电解质（钾、钠、钙）、二氧化碳结合力、血常规、超声等，重症患者怀疑胰腺坏死感染者，必要时复查腹部 CT。

【预后评估】

取决于病变程度和有无并发症。轻者短期内恢复，无后遗症，重者病情凶险，预后差，死亡率较高，幸存者多遗留胰腺功能不全。影响预后的因素包括年龄、血压、低白蛋白、低氧血症、低血钙及各种并发症。

七、上消化道出血诊治常规

上消化道出血是指发生于屈氏韧带（Treitz）以上的出血。最常引起上消化道出血的病因是消化性溃疡、食管胃底静脉曲张破裂、急性糜烂出血性胃炎、胃癌、食管贲门黏膜撕裂综合征等。

【病因】

上消化道疾病及全身性疾病均可引起上消化道出血。

（一）上消化道疾病

1. 食管疾病　反流性食管炎，食管憩室炎，食管溃疡，食管癌，食管损伤（物理损伤：食管贲门黏膜撕裂，又称 Mallory-Weiss 综合征；器械检查、异物或放射性损伤。化学损伤：强酸、强碱或其他化学制剂引起的损伤）。

2. 胃十二指肠疾病　消化性溃疡、急性胃炎（非甾体类抗炎药物或酒精引起的急性胃黏膜损害）、胃黏膜脱垂、胃癌、胃血管异常（血管瘤、动静脉畸形、胃黏膜下恒颈动脉破裂又称 Dieulatoy 病变）、十二指肠炎、胃手术后改变、其他病变（息肉、胃扭转、憩室炎、胃石、胃或十二指肠结核、胃或十二指肠克隆病、胃肠嗜酸粒细胞增多症、胃或十二指肠异位胰腺组织等）。

（二）门静脉高压引起的食管胃底静脉曲张破裂或门脉高压性胃病

1. 肝硬化。

2. 门静脉阻塞　门静脉炎，门静脉血栓形成，门静脉受邻近肿块压迫。

3. 静脉阻塞　肝静脉阻塞综合征（Budd-Chiari 综合征）。

（三）上消化道邻近器官或组织的疾病

1. 胆道出血　胆管或胆囊结石，胆道蛔虫病，胆囊或胆管癌，术后胆总管引流造成的胆道受压坏死，肝癌、肝脓肿或肝动脉瘤破入胆道。

2. 胰腺疾病累及十二指肠　胰腺癌，急性胰腺炎并发脓肿溃破。

3. 动脉瘤破入食管、胃或十二指肠，主动脉瘤、肝或脾动脉瘤破裂。

4. 纵隔肿瘤或脓肿破入食管。

（四）全身性疾病

1. 血液病　白血病，血小板减少性紫癜，血友病，弥散性血管内凝血及其他凝血机制障碍。

2. 血管性疾病　动脉粥样硬化，过敏性紫癜，遗传性出血性毛细血管扩张，弹性假黄瘤等。

3. 尿毒症。

4. 结缔组织病　结节性多动脉炎，系统性红斑狼疮或其他血管炎。

5. 急性感染　流行性出血热，钩端螺旋体病等。

6. 应激相关胃黏膜损伤（stress-related gastric mucosal injury）　各种严重疾病引起的应激状态下产生的急性糜烂出血性胃炎乃至溃疡形成统称为应激相关性胃黏膜损伤，可发生出血，发生大出血以溃疡形成时多见。

【临床表现】

1. 呕血和黑便　凡出血后因血液刺激引起恶心呕吐的，便可有呕血表现。若出血后立即呕出，血液呈鲜红色；若血液在胃内停留一段时间，经胃酸作用后再呕出，则呈咖啡渣样的棕褐色。血液除吐出外，更多的是从肠道排出。由于血红蛋白经肠内硫化物作用形成黑色的硫化铁，所以，排出的血液一般都是柏油样黑便。只有当出血量大，血液在肠道内通过很快时，排出的血液才呈暗红色，或偶尔呈鲜红色。一般而言，当出血量大时，有黑便又有呕血；当出血量小时，常常仅有黑便。如果出血部位在十二指肠，呕血较少见。

2. 出血引起的全身症状　若出血速度慢，量又少，一般无明显全身症状，仅在长时间出血后出现贫血。若出血量多又快，则可出现心慌、出冷汗和面色苍白，甚至血压下降等急性失血表现。出血量 400ml 以内可无症状，出血量中等可引起贫血或进行性贫血、头晕软弱无力，突然起立可产生晕厥、口渴，肢体冷感及血压偏低等。大量出血达全身血量 30%～50%（约1 500～2 500ml）即可产生休克，表现为烦躁不安或神志不清、面色苍白，四肢湿冷、口唇发绀、呼吸困难、血压下降至测不到，脉压差缩小（小于 3.33～4kPa）及脉搏快而弱（脉率大于 120 次/分）等，若处理不当，可导致死亡。急性出血患者为正细胞正色素性贫血，在出血后骨髓有明显代偿性增生，可暂时出现大细胞性贫血，慢性失血则呈小细胞低色素性贫血。

3. 氮质血症　上消化道大量出血后，由于大量血液蛋白质的消化产物在肠道被吸收，血中尿素氮浓度可暂时增高，称为肠源性氮质血症。

4. 原发疾病的症状　上消化道出血最常见的病因是溃疡病、食管胃底静脉曲张破裂、胃癌、食管癌或十二指肠癌、急性胃黏膜损伤出血等。若为溃疡病出血，则出血前常有上腹疼痛史；若为食管胃底静脉曲张破裂出血，则有肝硬化病史及肝硬化的临床表现。

【入院评估】

（一）病史采集要点

1. 现病史

（1）呕血、黑便发病时间、颜色、频度、量及其演变过程；出血后有无周围循环衰竭的相关症状伴发，如乏力、头晕、晕厥、心慌、气短等；既往有无类似出血发作。

（2）发作出血前有无上消化道症状发作，如上腹痛、恶心、呕吐、反酸、烧心、大便习惯改变、黄疸等，以及它们在出血后的变化；有无消化性溃疡、肝硬化、应激状态等病史。

（3）有无发病诱因，如剧烈呕吐、饮酒、服用 NSAIDs、含有利舍平的复方降压药、抗凝血药等。

（4）有无进食动物血，服用碳粉、铁剂、铋剂等。

（5）出血前后有无发热、食欲、体重、小便性状的改变，有无鼻衄、牙龈出血等。

（6）入院前的诊治措施及其效果。

2. 既往史　有无肝病、糖尿病、高血压、冠心病、心肺功能不全、脑血管病、肾功能不全、凝血功能障碍、手术等病史。

3. 个人史　有无药物过敏、酗酒、血吸虫流行区长期居住史等。

4. 家族史　直系亲属中有无类似发作史。

（二）体格检查要点

1. 首先检查生命体征，尤其是血压、心率；注意神志情况，有无神志淡漠或不清。

2. 有无巩膜黄染。

3. 皮肤黏膜检查　有无皮肤、黏膜苍白；有无面色晦暗，蜘蛛痣，肝掌等。

4. 有无浅表淋巴结肿大，尤其注意有无锁骨上肿大淋巴结。

5. 腹部检查　有无腹壁静脉曲张，有无压痛、肿块及其部位和范围，有无肝脾肿大，有无移动性浊音，有无血管杂音以及肠鸣音强弱等。

（三）诊断及鉴别要点

1. 诊断要点

（1）拟诊上消化道出血：有呕血、黑便表现，尤其是有呕血者，可作出上消化道出血的诊断。若患者发作出血前有消化性溃疡、肝硬化等病史或有其典型症状，更支持上消化道出血的可能。提示上消化道出血的表现还有肠鸣音增强、血中 BUN 增高。注意排除呼吸道出血，即咯血，排除口、鼻、咽喉部出血，排除大便变黑的其他原因，如动物血、碳粉、铁剂、铋剂等。

（2）拟诊出血的最可能原发病：如十二指肠溃疡合并出血、食管胃底静脉曲张破裂出血等。

（3）确认有无发生失血性休克：若有周围循环衰竭，应做出诊断。

（4）确认有无失血性贫血：根据血色素进行轻、中、重度划分。

2. 鉴别诊断

（1）下消化道出血：下消化道出血一般为鲜红色或暗红色血便，不伴呕血。部分上消化道大出血也可表现为暗红色血便，部分下消化道出血也可呈柏油样黑便。若患者无呕血，有时上、下消化道出血很难区分开来，紧急情况下可借助胃管鉴别。

（2）出血病因鉴别：食管胃底静脉曲张破裂出血有肝硬化门静脉高压病史或其临床表现，但肝硬化门静脉高压患者溃疡病发病率相当高，同样可以导致出血。消化性溃疡出血大多在出血前有典型溃疡病发作史，但要注意无痛性溃疡的可能。急性胃黏膜糜烂出血一般有服用 NSAIDs 等药物史或有应激状态史。胃癌可能有消瘦、触及上腹包块等表现。食管贲门黏膜撕裂综合征发作前有明显的呕吐或干呕史。血管性病变如 Dieulafoy 病发作出血前无上腹部症状和体征。

3. 出血严重程度的估计和周围循环状态的判断　一般成人每日消化道出血 ＞5～10ml 便潜血试验可出现阳性，每日出血量 50～100ml 可出现黑便。胃内储积血量在 250～300ml 可引起呕血，一次出血量不超过 400ml 时，因轻度血容量减少可由组织液及脾脏储血所补充，一般不引起全身症状。出血量超过 400～500ml，可出现全身症状，如头昏、心慌、乏力等。短时间内出血量超过 1 000ml，可出现周围循环衰竭表现。其严重程度的估计最有价值的指标是血容量减少所导致周围循环衰竭的临床表现，如果患者由平卧位改为坐位时出现血压下降（下降幅度大于 15～20mmHg）、心率加快（上升幅度大于 10 次/分），已提示血容量明显不足，是紧急输血的指征。若收缩压低于 90mmHg、心率大于 120 次/分，伴有面色苍白、四肢湿冷、烦躁不安或神志不清表示患者则已进入休克状态，属于严重大量出血，需积极抢救。

【医嘱要点】

（一）一般医嘱

1. 消化内科护理常规，依出血程度和周围循环情况给予特级护理、Ⅰ～Ⅲ级护理。

2. 饮食　禁食（活动性出血期间），出血停止后据原发病给予相应饮食。

3. 记出入量（活动性出血和禁食期间）。

4. 卧床休息（活动性出血期间，尤其是有周围循环不稳定和有贫血症状者）。

5. 吸氧（有周围循环不稳定和贫血症状者）。

6. 导尿（必要时）。

7. 持续心电监测（心率、血压、氧饱和度）或定时测血压、心率等（有周围循环不稳定或近期再出血高危险者）。

8. 病重或病危通知（结合原发病有休克或中、重度急性贫血者或再出血风险较大、预后较差者）。

（二）辅助检查

1. 化验检查

（1）血常规＋网织红细胞，便常规＋便潜血，尿常规＋尿八项，血沉，血型。

（2）生化，电解质分析，抗体过筛，血凝分析，HBsAg，抗-HIV，抗-HCV，抗-Hp，输血者检查血梅毒抗体。

（3）消化道肿瘤过筛指标（根据不同的病因考虑），如CEA，CA19-9，CA242，AFP等。

（4）怀疑有肝病者做血PⅢP、Ⅳ型胶原、乙肝五项、HCV-RNA等检查。

2. 其他常规检查　心电图、胸部正位片、腹部超声。

3. 特殊检查

（1）胃镜检查：首选，待周围循环稳定时尽快检查，有诊断、治疗、预测再出血的作用。

（2）其他与诊断病因有关的检查，如上消化道钡餐、血管造影、腹部CT、同位素检查等根据需要选用。

（三）治疗计划

1. 失血性周围循环衰竭的复苏治疗

（1）补液和吸氧：有周围循环衰竭者应立即进行复苏治疗，首先开放静脉通道（根据病情可开放多达2～3条），尽快输入盐水（或糖盐水）或乳酸林格液或血浆代用品（706代血浆）等稳定生命体征。危重者给予中心静脉插管，有利于快速补液和监测中心静脉压。在稳定生命体征后要注意防止补液过量，尤其是有心肺功能不全患者更应小心。失血性休克患者迅速补充1 000ml液体一般不会引起补液过量。经鼻导管或面罩吸氧（根据失血程度和速度选择高、低流量)。值得注意的是，失血性休克原则上不宜使用升压药物，而应尽快补充血容量。

(2) 输血：有输血指征者应尽快交叉配血，根据急性失血的情况决定输血量。输血的指征是：①补充血容量治疗的同时仍继续大出血者；②有休克者；③有组织缺氧表现者（如诱发心绞痛）；④血色素水平低于 70g/L 或血球压积低于 20%～25%，再发大出血风险较大者。肝硬化病人宜用新鲜血，非肝硬化病人无凝血功能障碍者可以输入压积红细胞。输血后 15～30 分钟复查血常规。

2. 止血治疗

(1) 食管胃底静脉曲张破裂大出血的止血措施：任何上消化道大出血患者应尽快确立有无食管胃底静脉曲张破裂出血可能，因为本病往往出血量大、再出血率高、死亡率高，在止血措施上有其特殊性。

1) 降低门静脉压力：可以用垂体加压素 0.1～0.4U/min 持续静脉输注，注意其副作用，可能引起腹痛、脏器缺血、血压增高等，有高血压及心、脑血管病变者不宜使用。或生长抑素类似物如善宁≥25μg/h 持续静点，首次应用时应予 100μg 静脉小壶注入（或天然肽天然生长抑素首剂 250μg 静脉小壶，继以 250μg/h 持续静脉滴注）。

2) 改善凝血功能：可以交替输入纤维蛋白原或凝血酶原复合物，静脉应用维生素 K_3 等。

3) 抑制胃酸分泌：根据情况可以用 H_2 受体拮抗剂或质子泵抑制剂，如高舒达（20mg 静脉小壶，bid）、洛赛克（40mg 加入 100ml 生理盐水静点 30 分钟，qd 或 bid）。

4) 三腔二囊管压迫：对以上治疗效果不佳者应及时应用。

5) 出血曲张静脉的内镜下硬化或套扎治疗。

6) 放射介入治疗：TIPS、栓塞胃左静脉。

7) 外科治疗。

(2) 非食管静脉曲张出血的止血治疗：止血措施主要有：

1) 抑制胃酸分泌：根据情况可以用 H_2 受体拮抗剂或质子泵抑制剂，如高舒达（20mg 静脉小壶，bid）、洛赛克（40mg 加入 100ml 生理盐水静点 30 分钟，qd 或 bid）。

2）口服止血药：如凝血酶500～1 000U加入20ml生理盐水定时口服，对弥漫性病变出血可能有效。或云南白药1g，qid等。

3）内镜治疗：由专业医生决定。内镜所见有活动性出血或暴露血管的溃疡可选用热探头、高频电凝、微波或注射治疗等。

4）手术治疗：内科积极治疗仍大量出血不止危及病人生命，需急请外科会诊，决定手术治疗。

5）介入治疗：由专业医生决定。无法进行内镜治疗，又不能耐受手术，可考虑在选择性肠系膜动脉造影找到出血灶的同时进行局部血管垂体加压素滴注或血管栓塞治疗。

（3）预防再出血治疗：治疗原发疾病。

【病情观察】

判断活动性出血停止或基本停止的指标有：①患者呕血消失，便血消失或转成黑便，黑便由不成形转成形，黑便量逐渐减少，黑便颜色逐渐变浅直至消失；②一般状况和生命体征（神志、心率、血压、呼吸、尿量）稳定，无体位性低血压；③血色素或血球压积保持稳定，无进行性下降；④有血BUN升高者逐渐恢复正常；⑤增强的肠鸣音逐渐恢复正常；⑥大便潜血转阴说明出血完全停止。对以上指标应结合应用，综合分析。若出现与以上指标相反的情况，说明仍有活动性出血或再出血发作。但要注意，即使出血停止，黑便完全排出可能需要多达数天时间。严密监测生命体征、尿量、神志等，观察出血情况，定时监测血常规，根据情况复查便常规和大便潜血等。

【预后评估】

除食管胃底静脉曲张破裂出血外，绝大部分（约80%～85%）急性上消化道出血短期内可自然停止，仅有15%～20%患者持续出血或反复出血。应早期识别再出血及死亡危险性高的患者，并加强监护和积极治疗。提示预后不良危险性增高的主要因素有：①高龄患者（>60岁）；②有严重伴随病（心、肺、肝、肾功能不全、脑血管意外等）；③出血量大或短期内反复出血；④特殊病因和部位的出血（如食管胃底静脉曲张破裂出血）；⑤内镜下消化性溃疡有活动性出血或有近期出血征象表现如血管暴露及有血凝块附着的溃疡。

第四部分

腹部查体注意事项

腹部查体按视、听、叩、触的顺序进行。医生站在病人右侧。

1. 视诊注意事项

(1) 光线充足柔和，暴露充分。不检查部位注意遮盖。

(2) 为观察有无细小的隆起和波动，视诊者的视线与腹平面呈切线方向观察。

(3) 视诊顺序自头侧至足侧。

(4) 腹部平坦：平卧时腹壁处于肋弓至耻骨联合假想的平面或略低于此平面。

(5) 如外形膨隆一定描述脐的情况。

(6) 描述腹式呼吸。

(7) 有腹壁静脉曲张，应注意其分布区域及血流方向。皮肤色白及皮肤变薄的人也可观察到腹壁静脉，但走行直，不应称为腹壁静脉曲张。

2. 听诊注意事项

(1) 沿腹主动脉自上而下听血管杂音。由于肾脏在不同的人高低有差别，肾动脉在双上腹部腹直肌外缘与肋缘最低点或肋缘中点交点处听。双侧髂总动脉沿脐与髂前上棘连线听诊。

(2) 肠鸣音主要在右下腹部及脐周听诊，听诊时间要够，知道正常、活跃、亢进、减弱及消失的概念。听不到肠鸣音时可用手指轻叩或搔弹腹壁。

(3) 搔弹音：当肝脾下缘触及不清楚时，可以此法来测定肝脏或脾脏的下缘。其是利用实质脏器对音的传导性能高于空腔脏器的原理。方法：左手将听诊器置于肋弓上，右手置于估计肝脾下缘下方位置，向听诊器方向不停地做“Z”字形划动，当听到声音突然变大时，说明到了肝（或脾）缘。

3. 叩诊注意事项

(1) 叩诊肝脏上下界，测量上下径。尤其是肝病病人更为重要。肝上缘为所叩出结果，下缘按触诊结果，如触诊不清可参考搔弹音及叩诊结果（一般所叩肝下缘比实际高 1～2cm）。如肝脏不大，下界测量至肋缘，结果写肝上下径小于 12cm。

(2) 胃泡鼓音区：左前胸下部肋缘以上，半圆形或半月形，正常成年人长径 9～11cm，高度 3～6cm。用存在、缩小、消失描述。

(3) 移动性浊音：病人平卧，沿脐水平线向左侧腹部叩诊，叩到浊音时（一般无腹水病人为腰大肌前缘）让病人右侧卧位，左手中指仍在原处，沿脐水平线向右侧腹部叩诊，叩至浊音处让病人向左侧卧位，再次叩至左侧腹部。如原浊音处变为鼓音即为移动性浊音阳性。

注意：

A："浊音移动，恒在下方"，为移动性浊音阳性。

B：判断腹水边缘，不仅要发现声音的改变，还要注意手指感觉的变化。

C：一旦声音变浊，左手手指马上停止移动嘱病人翻身。

D：由于粪便及肠内容物的影响，有些无腹水的病人可能在腰大肌前缘内侧即可叩出浊音，此时即要让病人变换体位，如在原处叩诊仍为浊音，为移动性浊音阴性。

E：由于腹水的移动要有一定时间，因此病人改变体位后要等待5～10秒再叩诊。

F：大量腹水时，鼓音区范围很小，平卧时在脐周围，病人侧卧后可能原处仍为浊音，此时应继续向腹部的最高点叩诊，可寻找到小范围的鼓音区。

4. 触诊注意事项

(1) 腹壁浅触诊：腹部浅触诊要用全手掌面来触诊整个腹部，切忌用手指或指尖，用力要轻。一边触摸一边与病人交谈以分散病人的注意力，避免病人由于精神紧张而导致腹肌收缩。浅触诊主要用来感受病人腹壁的紧张度。

(2) 肝脏触诊：用中指及示指指尖桡侧触，触诊移动方向与肋缘垂直。触诊过程为：先让病人呼气放松腹壁，将右手放于腹直肌外缘与脐水平线交界处做下压动作，然后嘱病人吸气抬起腹壁，让腹壁将指尖顶起（千万不能主动将手上抬），手指抬起的方向应向上同时有向前的意识，以利于触及肝边缘。手在原处嘱病人呼气放松，手同时有下压动作以利于再次触及肝边缘。将手的位置上移1cm，开始下一个周期。

(3) 脾脏触诊：脾脏肿大一般向右下腹方向，亦可能沿锁中线向左下腹。因此脾脏触诊应分别沿以上两个方向进行。方法参考肝脏触诊，脾肿大要做三测量。

(4) 腹部深触诊：从左下腹开始沿逆时针方向触诊至中下腹，然后触诊中央部分。深触诊的目的是看是否有压痛及腹部包块，因此不能遗漏任何部分。一般用双手触诊法，在下压的同时有一个左右滑行的动作以利于肿块的发现。

(5) 若腹部触诊发现包块，应做以下描述：位置应具体，如右下腹部脐与髂前上棘连线中点，必要时画出简图。大小：如15cm×8cm。边界：是否清楚。表面是否光滑，软硬度。有无压痛。移动度。触摸后大小位置是否有变化。有无搏动。

(6) 胆囊触诊：在胆囊区可触及肿大胆囊，一般表面光滑，如质地硬要考虑胆囊癌。Murphy 征：将五指张开，拇指与其余四指垂直放于右季肋部，拇指成钩状压向胆囊，嘱病人深吸气，如出现疼痛，为胆囊压痛阳性，如因疼痛突然停止吸气，为 Murphy 征阳性。

(7) 肾及输尿管疾病压痛点

1) 季肋点（前肾点）：第十肋骨的前缘。

2) 上输尿管点：脐水平线腹直肌外缘。

3) 中输尿管点：髂前上棘水平腹直肌外缘。

4) 肋脊点及肋腰点：肋脊点：背部第 12 肋骨与脊柱交角的顶点。肋腰点：第十二肋骨与腰肌外缘交角的顶点。

在平素工作中，要将查体知识融会贯通运用于临床。如一个病人怀疑其脾脏肿大，可同时运用搔弹音、脾上下界叩诊、胃泡鼓音区、触诊来进行判断。